"十四五"时期国家重点出版物出版专项规划项目

重大新发突发公共卫生事件
中医药社区防控创新实践

主编　仝小林

上海科学技术出版社

内 容 提 要

中医药是我国抗击新型冠状病毒肺炎疫情的特色和亮点之一,特别是在武汉疫情暴发期间,中医药发挥了重要作用,其中仝小林院士领导并创立的"武昌模式"是最具理论和实践意义的一项贡献。"武昌模式"借助互联网技术支撑所创立的以"中医通治方＋社区＋互联网"为核心,通过政府主导、社区运作、通方治疗、专家指导、志愿者辅助以及信息支持,采用中医药早期、全面介入新发突发传染病的疫情防控,通过大数据、互联网让中医药服务变成数字化医学,是对中医药防控传染病现代化的数字中医药模式的探索。

本书从"武昌模式"的形成和具体内容、实施途径及操作方式、纳入的科学研究、优势及意义、思考与展望等角度,对"武昌模式"防治新冠肺炎疫情进行阐述,系统地总结了运用中医药社区防控手段应对重大新发突发公共卫生事件的经验,为未来类似事件的处理提供范本,对国家相关卫生政策的制定具有重要参考价值,是中医药发展史上这一里程碑式事件的详尽记录。

本书可供中医临床医生、中医院校师生参考阅读。

图书在版编目（ＣＩＰ）数据

重大新发突发公共卫生事件中医药社区防控创新实践/
仝小林主编. -- 上海 : 上海科学技术出版社,2022.7
ISBN 978-7-5478-5568-3

Ⅰ. ①重⋯ Ⅱ. ①仝⋯ Ⅲ. ①中国医药学－应用－公共卫生－突发事件－卫生管理－研究－中国 Ⅳ.
①R199.2

中国版本图书馆CIP数据核字(2022)第093244号

重大新发突发公共卫生事件中医药社区防控创新实践
主编　仝小林

上海世纪出版(集团)有限公司
上海 科 学 技 术 出 版 社 　出版、发行
(上海市闵行区号景路 159 弄 A 座 9F - 10F)
邮政编码 201101　　www.sstp.cn
上海雅昌艺术印刷有限公司印刷
开本 787×1092　1/16　印张 18.25
字数 350 千字
2022 年 7 月第 1 版　2022 年 7 月第 1 次印刷
ISBN 978 - 7 - 5478 - 5568 - 3/R・2431
定价：128.00 元

编　委　会

主　编

仝小林

副主编

刘保延　李晓东　王　辉　连凤梅　赵林华　王　涵

编　委（按姓名拼音排序）

艾艳珂	安学冬	巴元明	包婷婷	陈　娟	陈　荣	陈　洲	陈启谷
陈艳黎	邓根林	丁齐又	段丽云	范志伟	付　星	顾成娟	郭　义
郭杏林	何丽云	何绍斌	胡健聪	胡先明	黄　莺	黄晶晶	金　德
金籽杉	柯　佳	李　辉	李恒飞	李洪皎	李凌香	李姗珊	李少红
李之豪	林　杰	林先锋	刘　佳	刘　泉	刘　燕	刘鼎明	刘芙蓉
刘红梅	刘扬扬	刘育明	卢晨霞	罗　丽	吕　艺	马　毅	毛　昕
闵晓俊	欧阳卡尼		彭　佳	彭　苗	秦培杰	任　朦	邵建柱
舒　瑶	宋　斌	孙　丰	孙　静	唐　程	陶军秀	田发念	田佳星
万　砺	汪书章	王　斌	王　超	王卫清	王文斌	文天才	吴　霞
吴浩然	吴小兰	吴之平	向　益	肖　洁	肖明中	谢　华	熊亚娟
徐　曦	许辛寅	闫世艳	杨　帆	杨　杰	杨　柳	杨　露	杨海琴
杨浩宇	杨映映	杨铮志	余　乐	翟艳会	张　浩	张　婧	张　磊
张　清	张　昕	张　颖	张国红	张国松	张小平	赵生慧	赵怡坤
赵艺如	郑艳玲	周　金	周容戎	周小莉	周雪忠	周亚娜	朱　绘
朱金月	朱向东	邹慧兰					

王序

　　瘟疫,自古以来就是人类的公敌,人类的历史亦是一部与瘟疫抗争的血泪史。我国是瘟疫多发的国家,据《中国疫病史鉴》记载,从西汉至清代,我国至少发生过 321 次较大规模的瘟疫。中华民族运用中医药抗击瘟疫的历史有两千多年,其间总结了大量的抗疫防疫经验,中医人从发病原因、发病机制、临床表现、证候分类、治法治则、方药配伍等多个角度阐述了中医对疫病的认知。

　　纵观中医治疗疫病的历史,对瘟疫的致病特点有一个不断深入的认知过程。秦汉以降,医家较多认为"四时不正之气""非其时而有其气",即异常的气候条件是疫病发生的重要原因,这些异常的气候条件无外乎"过或不及"的"寒、热、燥、湿",如《伤寒论·伤寒例》中言:"凡时行者,春时应暖而反大寒,夏时应热而反大凉,秋时应凉而反大热,冬时应寒而反大温,此非其时而有其气,是以一岁之中,长幼之病多相似者,此则时行之气也。"宋金元时期,地域环境因素亦为医家所重视,认为秽浊、恶臭等不洁的地域环境亦是疫病发生的重要原因之一,如宋《管见大全良方》中言:"瘴疾之盛,多在两广,不问老少贵贱,沾此疾者,少有生全……盖极南之地暄热,下潦上雾,毒气熏蒸,而成斯疾……彼方之人,不造厕室,不问男女,皆是野溷,遇天气暄热,则臭秽之气,遍熏街路,人吸其气,安得不成病乎?"及至元代,医家们则发现了疫病病因的特殊性,元代医家王履指出瘟疫乃"感天地恶毒异气"。明代吴又可在《温疫论》中言:"夫温疫之为病,非风、非寒、非暑、非湿,乃天地间别有一种异气所感……伤寒与中暑,感天地之常气;疫者,感天地之疠气。"杨栗山在《伤寒温疫条辨》中言:"春温、夏暑、秋凉、冬寒,此四时错行之序,即非其时有其气,亦属天地之常,而杂气非其类也。杂气者,非温、非暑、非凉、非寒,乃天地间另为一种疵疠旱潦之毒气。"由此观之,中医对瘟疫之邪有"疫气""疠气""戾气""杂气"之称,而杂气是一种极微小的物质,人的感官不能发现,所谓"气无所可求,无象可见,况无声复无臭……其来无时,其着无方"。表达了戾气是来势凶猛、变化迅速、病死率高的急性传染病。医家在重视"环境"因素的同时,亦开始重视"戾气"这一"种子"因素,使中医对疫病病因的认识初步有了对特异病原的认识。

综上所述,可知疫病之因包括"环境"因素(异常的气候条件和秽浊的地域环境)和"种子"因素(戾气)两个层面,共同侵袭机体而发为疫病。其中之"种子"因素是疫病发生的必要条件,赋予了疫病"染易"的特征;"环境"因素则决定了疫病的属性,如秽浊的地域环境赋予了疫病"浊"的属性,寒冷的气候条件赋予了疫病"寒"的属性(寒疫),温热的气候条件赋予了疫病"温"的属性(温疫),但是没有"种子"的"环境"因素只能引起普通的伤寒病、温热病、湿热病而已,如《文十六卷》中言:"不传染而有热无寒者是曰温,传染而有寒有热者是为疫……温热暑湿皆就一人之病言,疫则必以病之传染言,如其温热暑湿之四证而并为一时所传染,则温为温疫,热为热疫,暑湿为暑湿之疫。"另外,在这些属性当中,"浊"是疫病的共性,如《临证指南医案》中言:"夫疫为秽浊之气,古人所以饮芳香,采兰草,以袭芬芳之气者,重涤秽也。""寒热燥湿"属性的确定则需要医者结合发病时的气候条件及病者的四诊信息来鉴别。

"戾气"虽为疫病发生的直接原因,但很难找到直接灭除"戾气"的特效药物,即使在现代医学体系中,亦很难在短时间内找到针对某一"病原体"的特效药。因此,明晓疫病的属性特征,从"环境"因素入手,并及时纠正病家的"内环境状态",使正气来复,以自身之"正气"祛除"戾气",是中医抗疫的重要思想。

疫病之治,重在初期。寒热燥湿之辨,如针对"浊",可用芳香、辛香、解毒类药物以辟秽、化浊、解毒;针对"寒热燥湿",可以观"象"定性,寒者热之,热者寒之,祛湿润燥……逆性施治则可矣。如寒疫发展至阳明则与温疫气分证无异,寒湿疫化热之后则与湿瘟无异。因此,疫病之治,初期为要,后期则寒热混杂,变数纷繁,当观其所逆,随证施治。在疫病初期,结合发病时的"环境"因素及病家的四诊信息来确定疫病的"寒热燥湿"属性,进而开具针对初病患者的"通治方"是中医抗疫的重要举措之一,如李东垣开具的普济消毒饮,吴又可开具的达原饮,余师愚开具的清瘟败毒饮,以及神术散、不换金正气散、升降散等抗疫名方,均为"通治方"的代表。

己亥末,庚子初,新型冠状病毒肺炎席卷武汉,仝小林院士临危受命,以中央指导组专家、国家中医药管理局医疗救治专家组共同组长之职,于己亥年除夕夜抵达江城武汉,指导抗疫防疫工作。在此期间,仝院士秉持"守正创新"的原则,首先结合武汉当时湿冷的气候特征及病家"寒湿困肺、碍脾"的证候特征,将此次武汉新型冠状病毒肺炎疫情从中医角度定性为"寒湿疫",并带领团队系统阐述了"寒湿疫"的病机演变、分期辨治等内容。在此基础上,开具了针对新型冠状病毒肺炎疑似患者及轻型和普通型确诊患者的"通治方"——"寒湿疫方"。同时,还创新性地将"通治方"与互联网等现代高科技相结合,制定了以"中医通治方+社区+互联网"为特征的"武昌模式",将抗疫防疫的关口前移至社区,重心下沉至基层。由于互联网技术的应用,大大提高了"寒湿疫方"的发放效率,同时为后期的疗效反馈、疗效分析、患者管理等工作提供了极大的方便。据官方数据显示,"武昌模式"在武昌区取得了突出的抗疫效果,被推广至孝感、黄冈、鄂州等疫区。总之,"武昌模式"继承了中医用"通治方"抗疫的精华,发挥了社区作用,使疫情防治关口前移,患者得以及时救治,从而降低了发病率、转重率和病死率。

　　在重大突发传染病高发的今天,特效药物短时间内难以研发,我们中医人极有必要从中医药宝库当中去系统挖掘中医抗疫的理法方药及抗疫经验,如何去"继承",如何去"创新",是我们中医人的使命。仝小林院士牵头制定的"武昌模式"即为中医"守正创新"的代表。仝院士主编的《重大新发突发公共卫生事件中医药社区防控创新实践》一书即将出版,问序于余,不甚欣喜,乐为之序。祝愿世界各国的抗疫工作都能取得伟大胜利,祈愿世界平安。

2022 年 1 月

邬序

　　传染病是人类的公敌,疫苗和特效药物虽然是遏制传染病流行的有效手段,但在面对新发的传染病(如 COVID‑19、SARS、MERS 等)突袭时,短时间内难以研制出有针对性的疫苗和特效药物进行应对。因此,在面对新发传染病的快速流行甚至暴发时,传统、经典的防治对策与新技术结合尤为重要,特别是联防联控、医疗卫生多学科协同作战显示出了巨大的成效。当然,历史悠久的中医药具有独特的优势。

　　众所周知,中医药在防治传染病方面具有坚实的理论支撑和丰富的临床实践经验。在过去的两千多年间,中医药迎战了无数次不同规模的"瘟疫",为中华民族的繁衍生息做出了巨大贡献。时至今日,传统中医跟现代医学有机融合,形成了我国特有的中西医结合医学体系,为众多重大疾病的防治提供了独具特色且行之有效的防治策略。在此次新型冠状病毒肺炎疫情防治中,我国中西医结合防疫策略所取得的抗疫成绩,为全世界作出了一种特色鲜明的典范。

　　仝小林院士是一位杰出的中医内科专家。在疫情暴发初期,他临危受命,除夕之夜奔赴武汉一线指导中医药抗疫工作。抗疫期间,他守正创新、实事求是,提出了诸多具有指导性和开创性的学术观点和诊疗策略:在国内率先提出从"寒湿疫"出发认识和治疗新冠肺炎,系统构建了"寒湿疫"中医诊疗体系;拟定了通治方"寒湿疫方(武汉抗疫一号方)",率先在武汉受灾最重的武昌区大规模发放,并通过与政府、社区、互联网多方协作,共同建立了"武昌模式"。同时开展了中医药防治新冠肺炎全周期的临床研究,为中医药防治新冠肺炎提供了系列证据。

　　在仝小林院士应对新冠肺炎疫情的诸多创举中,其领导并创立的"武昌模式"是最具有理论和实践意义的一项贡献。"武昌模式"源于中医"治未病"的思想,面对疫情集中暴发、缺乏特效药物和疫苗、大量高风险人群无法得到及时诊治的危急情况,以"中医通治方＋社区＋互联网"为框架的"武昌模式"将防控重心前移、下沉至社区,不仅大大降低了高危人群发病率、阻断轻症患者病情加重,还为政府决策提供了实时的数据支撑。"武昌模式"的核心是通过中医"望闻问切"快速找到新冠肺炎的病机特点和演变规律,确定共性治疗方案（即通治方），第一时间通过社区大规模集中用药，让尽可能多的高风险人群和患者得到及时干预，截断疫情的恶化。在疫情防治常态化背景下，"武昌模式"为中医药有效参与传染病疫情防控，特别是像新冠肺炎疫情这样的新发突发传染病的防控，提供了一套切实可用的实施方案。

　　本书将"武昌模式"的缘起、实施、发展，以及在"武昌模式"指导下的中医药抗疫成绩进行了全景式总结，内容翔实，编排层层递进，让人切身感受到我国人民危急时刻万众一心抗击疫情的澎湃热情，是道路自信、理论自信、制度自信、文化自信和历史自信的一次生动实践。该书既是对中医药社区防控应对重大新发突发公共卫生事件的实践总结，又对其他地区乃至今后应对类似的疫情提供了可供参考的抗疫范本，具有极高的理论和现实意义。期待"武昌模式"在今后抗击新冠肺炎疫情的防控工作中得到进一步的应用，并不断积累高质量的科学证据，为人类最终战胜新冠肺炎做出更大的贡献。最后，祈愿全球早日战胜新冠肺炎疫情，世界重归康泰安详，共享美好生活。

2022 年 1 月

自序

　　武昌拥有1800年的建城历史,史上曾有夏、鄂渚、夏口、江夏、郢城、鄂州等称谓,如今不仅是武汉的中心城区,更是湖北省政府所在地。武昌之名,源于"以武而昌",这里自古便是区域政治文化中心和军事战略要地,1911年在这里爆发的武昌起义,掀开了中国人民救亡图存、振兴中华的帷幕。这样一座英雄的城市,不仅造就了武昌区人民不怕苦、不服输的性格,也在他们的血脉中写下敢闯敢试、敢为天下先的精神。

　　己亥末庚子初,新型冠状病毒肺炎疫情暴发,武汉市武昌区首当其冲。除夕之夜,我抵达武汉前线,那时疫情正在集中暴发期,驰援武汉的医疗队人数不多,火神山、雷神山医院还没有建成,各定点医院发热门诊濒临崩溃,医疗资源挤兑严重。而在拥有125万常住人口的武昌区,情况更加危急,截至2020年1月29日,确诊感染人数已超600余人,密切接触者数量成倍增加,潜在感染者也绝非少数,社区还有大量发热、疑似患者和轻型确诊患者没有得到有效救治,如果不加以控制,后果将不堪设想。

　　社区是疫情防控的桥头堡,如果不能在社区将疫情有效扼制住,再多的隔离医院也不够用。因此,从公共卫生防传播、控源头的角度来讲,阻断社区疫情发展是最有效的防控手段。对社区大量疑似发热患者、确诊轻症患者大规模使用中药治疗,是一项挑战与风险并存的提议。一是如何让数以万计的患者短时间内都喝上中药,靠中医医生一个个诊脉开方,显然是不现实的;二是中医治疗急性传染病,最重要的是给疾病定性,一旦整个病性判断错了,病方用错了,便是人命关天的事儿;三是如何准确指导患者用药,并获得患者用药后的反馈。令我感动的是,当我向武昌区政府详细说明这些挑战时,他们并没有犹豫,而是表明一定尽力保障提议的实施。于是我和武昌区政府、湖北省中医院一拍即合,立刻行动。为了尽快让每一个患者用上中药,阻断社区疫情的蔓延,我们与当地专家充分讨论后,决定仿照古代大疫之时大锅熬药、群体救治的模式,根据疫病性状拟定出中医通治方"寒湿疫方",又称"武汉抗疫一号方",通治范围是新冠肺炎轻症、普通型、疑似患者和居家隔离的发热患者,于2020年2月3日由政府主导率先在武昌区大范围免费发放。同时与中国中医科学院首席研究员刘保延教授合作,从APP开发,到医生招募,再到随访流程设计、数据接入、数据分析，通过搭建网络平台，对接来自全国的中医志愿者，让武昌区用药的隔离人员，以及发热、疑似和确诊患者能够通过网络，实时反馈用药信息，得到专业的用药指导和建议。患者只需扫描中药汤剂外包装上的二维码后录入基本信息，就可得到后方医生一对一的用药指导及咨询。"中医通治方＋社区＋互联网"这一模式覆盖了武昌区所有隔离点和社区卫生服务中心，并从武昌区开始，逐渐推广应用到孝感、黄冈、郑州、西安、吉林等地区，被称为"武昌模式"。

实践证明，"武昌模式"是在社区构筑新发突发传染病第一道防线的有力支撑，也是中医药早期、全面介入新发突发传染病、发挥中医药潜在优势的行之有效的方式。截至2020年3月2日，"寒湿疫方"在武汉累计发放72.3万剂，救治5万余人次。武昌区卫生健康委员会资料显示，发放中药14日后，新增确诊人数首次出现断崖式下降，并维持在低位水平，有效抑制了疫情蔓延。一项队列研究显示，服用"寒湿疫方"的患者无一例加重，而非暴露组有19例转为重型（19/291，6.5%）。面对疫情集中暴发、没有特效药物和疫苗、医疗资源严重挤兑、大量高风险人群无法得到及时诊治的危急情况，以"中医通治方＋社区＋互联网"为框架的"武昌模式"将防控重心前移、下沉至社区，不仅大大降低了高危人群发病率、阻断轻症患者病情加重，还为政府决策提供了实时的数据支撑。

中医药是我国建设重大公共卫生事件应急防控体系不可或缺的组成部分，"武昌模式"探索了中医药防控传染病的现代化之路，为走出符合中医药特点的自身发展道路提供了示范。

2021 年 12 月

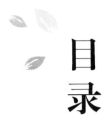

目录

第三篇 "武昌模式"的优势和意义

第四篇　"武昌模式"中的科学研究

第五篇　"武昌模式"的展望

第一篇

"武昌模式"的形成

第一章
新冠肺炎疫情初期态势

第一节　武汉市新冠肺炎疫情初期
发展态势与防控策略概述

一、新冠肺炎疫情初期的几个时间点

2019 年 12 月 31 日,武汉市卫生健康委员会发布"武汉市卫健委关于当前我市肺炎疫情的情况通报",这是官方最早关于新型冠状病毒肺炎(简称新冠肺炎)疫情的通报。从通报中我们可以得知以下主要信息:一是肺炎病例与华南海鲜城有关联;二是 27 例病例中有 7 例病情严重,有 2 例病情好转拟于近期出院;三是病例临床表现主要为发热,少数患者呼吸困难,胸片呈双肺浸润性病灶;四是所有病例均已接受隔离治疗。这则通报最早描述了新冠肺炎的相关情况,由于新冠肺炎为新发突发的传染病,武汉市有关部门在该病暴发伊始对其了解尚不深入。此后国家相关部门高度重视,调集各方力量,深入调查研究,2020 年 1 月 9 日,国家公布发现新型冠状病毒。

2020 年 1 月 20 日,钟南山院士指出:新型冠状病毒可以肯定是人传人的。同日,习近平总书记对新冠肺炎疫情作出重要指示,强调要把人民群众生命安全和身体健康放在第一位,坚决遏制蔓延势头,李克强总理也作出批示。此次疫情防控也于 1 月 20 日从地方性防控上升到国家高度。2020 年 1 月 23 日,为了更好地防控疫情,武汉市封城,城市公交、地铁、轮渡、长途客运暂停运营,机场、火车站离汉通道暂时关闭,这标志着武汉保卫战正式开始。2020 年 2 月 13 日,中共中央决定,应勇同志任湖北省委书记。2 月 14 日,中央指导组作出发起湖北保卫战、武汉保卫战全面总攻的决定。

我们将 2019 年 12 月 31 日至 2020 年 2 月 13 日理解为发生于中国湖北省武汉市的新冠肺炎疫情发展的初期,即指始于新冠肺炎疫情首次通报,止于中央作出湖北保卫战、武汉保卫战全面总攻的决定之前的这段时期。

二、新冠肺炎疫情初期的发展特征

对新冠肺炎疫情初期发展的特征分析是十分必要的,任何一场疫情,研究其处于敌我

交争前的存在状态对科学防控、科学救治具有很大的指引作用。

1. 新发突发　新冠肺炎疫情的出现,具有极高的新发性和突发性。直至目前为止,都没有任何可靠的证据证明第一例新冠肺炎患者因何种病毒宿主而被传染。新型冠状病毒是一种迄今为止人类并不完全了解的病毒,与其他冠状病毒具有相似性却又不同,而且没有临床特效药可以用来治疗。

2. 传播迅速　从官方通报数据可知,2019 年 12 月 31 日,武汉市总计有 27 例新冠肺炎患者。2020 年 2 月 14 日,武汉市总计有 37 914 例新冠肺炎患者。仅 43 天,数量达 1 400 余倍增长。传播速度之快,超乎中华人民共和国成立以来任何一场疫情。传播如此迅猛,给疫情防控带来了极大的难度。

3. 波及区域广泛　从武汉发现首例不明原因肺炎至 2020 年 2 月 13 日,疫情分布由武汉一地发展到全国。2020 年 1 月 29 日,西藏出现首例新冠肺炎病例,至此,新冠肺炎疫情波及全国各个省市及自治区。波及面之广前所未有,远远大于 2002 年的非典疫情。疫情防控战也由武汉保卫战上升到动员全国力量的人民战争。

4. 传播方式多样　新型冠状病毒主要通过呼吸道飞沫和密切接触传播,接触病毒污染的物品也可造成感染。在相对封闭的环境中长时间暴露于高浓度气溶胶情况下存在经气溶胶传播的可能。患者咳嗽、喷嚏、说话时的飞沫和呼出气体,近距离接触直接吸入可以导致感染。飞沫混合在空气中,形成气溶胶,吸入后可以导致感染。飞沫沉积在物品表面,接触污染手后,再接触口腔、鼻腔、眼睛等处黏膜,也可以导致感染。由于疫情初期,人们对新型冠状病毒传播方式缺乏认识,疏于防控,传播方式的多样性造就了传播速度如此之快。

5. 人群普遍易感　新冠肺炎疫情初期,据《人民日报》报道,武汉市年龄最小的新冠肺炎患者为在武汉儿童医院住院的一名 15 天新生儿。据中新网报道,年龄最大的新冠肺炎患者为武汉市第三医院光谷院区的一位 104 岁老人。可见,新型冠状病毒人群普遍易感。

6. 危害性极大　从 2020 年 2 月 14 日官方通报数据得知,武汉市总计病亡人数多达 1 123 例,新型冠状病毒传染性强,疫情初期致死率高,对人类的身体健康与生命安全具有极大的威胁。此外,这次疫情对经济社会活动的影响也是无法估量的。自 2020 年 1 月 23 日开始,湖北省全省旅行社暂停经营活动;省内大专院校、中小学、幼儿园推迟开学时间;省内党政机关、企事业单位、驻军及武警部队所属人员出差取消;各地招商引资活动一律暂停;省内进出武汉的客运航班、旅客列车、客运汽车、客轮一律暂时停运。全民闭户,停止一切生产社会活动。

三、新冠肺炎疫情初期的防控举措

习近平总书记强调,做好疫情防控工作,直接关系人民生命安全和身体健康,直接关系经济社会大局稳定,也事关我国对外开放。我们要按照坚定信心、同舟共济、科学防治、精准施策的要求,切实做好工作,同时间赛跑、与病魔较量,坚决遏制疫情蔓延势头,坚决打赢疫情防控阻击战。

新冠肺炎疫情初期,通过国家卫生健康委员会发布的《关于新型冠状病毒感染的肺炎防控方案》(第二至四版),结合各级防疫指挥部针对湖北保卫战、武汉保卫战所发布的防控措施,采取的防控举措主要如下。

1. 组织领导　各级卫生健康行政部门在地方党委政府的领导下,加强对本地疫情防控工作的指导,组建防控技术专家组,按照"预防为主、防治结合、科学指导、及时救治"的工作原则,组织有关部门制订并完善相关工作和技术方案等,规范开展新冠肺炎的防控工作。

2. 病例发现与报告　通过医疗机构落实肺炎监测工作。医疗机构开展新冠肺炎的监测工作,对于不明原因发热、咳嗽等症状的病例,询问发病前 14 天内的旅行史或可疑的暴露史,了解本人近期有无赴新冠肺炎疫情发生地区的旅居史,有无哺乳动物、禽类等接触史,尤其是野生动物接触史,以及有无与类似病例的密切接触史。发现新冠肺炎疑似病例、确诊病例时,当即进行网络直报。

3. 流行病学调查　疾控机构接到辖区内医疗机构或医务人员报告新冠肺炎疑似病例、确诊病例后,立即按照相关新冠肺炎流行病学调查方案进行调查。落实了解病例基本情况、发病与诊疗情况、可能感染来源、确定密切接触者判定等工作。

4. 标本采集与检测　收治病例的医疗机构采集病例的相关临床标本,将标本送至当地指定的疾控机构、医疗机构或第三方检测机构实验室进行相关病原检测。

5. 病例救治及院内感染预防控制　病例收治在指定医疗机构后,承担新冠肺炎病例救治的医疗机构,负责做好医疗救治所需的人员、药品、设施、设备、防护用品等保障工作。同时,按照有关标准,做好院内的隔离、消毒、防护等工作。

6. 做好密切接触者的跟踪与管理　由县(区)级卫生健康行政部门组织、协调密切接触者的追踪和管理。对确诊病例的密切接触者实行居家或集中隔离医学观察,每天至少进行 2 次体温测定,并询问是否出现急性呼吸道症状或其他相关症状及病情进展。密切接触者医学观察期为与病例末次接触后 14 天。

7. 宣传教育　开展舆情监测,普及疫情防控知识,及时向公众解疑释惑,回应社会关切,做好疫情防控风险沟通工作。同时,及时进行对重点人群、重点场所以及大型人群聚集活动的健康教育和风险沟通。

8. 医疗卫生机构专业人员培训　对医疗卫生机构专业人员开展新冠肺炎病例的发现与报告、流行病学调查、标本采集、实验室检测、医疗救治、院感防控、密接管理、个人防护等内容的培训,提高专业人员防控和诊疗能力。

9. 实验室检测能力及生物安全防护　各省级疾控机构、具备实验室检测能力的地市级疾控机构以及指定的医疗卫生机构做好实验室诊断方法建立和试剂、技术储备,随时按照实验室生物安全规定开展各项实验室检测工作。

10. 特定场所的消毒   及时做好病例(疑似病例和确诊病例)和无症状感染者居住过的场所,如住宅、医疗机构隔离病房、转运工具以及医学观察场所等特定场所的消毒工作,必要时应及时对物体表面、空气和手等消毒效果进行评价。

11. 重点场所、机构、人群的防控   强化多部门联防联控工作机制,最大程度减少公众聚集性活动,因地制宜落实车站、机场、码头、商场等公众聚集场所和汽车、火车、飞机等密闭交通工具的通风、消毒、测体温等措施。加强学校、托幼机构等集体生活单位的防治工作,做好晨检制度和因病缺勤登记制度。加强流动人口较多城市的防治工作,做好春节期间和节后人口流动压力倍增的防控准备。加强农村外出返乡的农民工、学生、经商等人员的健康教育。

12. 科学分类实施防控策略   对于不同疫情形势地区,采取不同的防控策略。对于未发现病例的社区,实施采取"外防输入"的策略。对于出现病例或传播链清楚的暴发疫情社区,采取"内防扩散、外防输出"的策略。

第二节   武昌区新冠肺炎疫情初期流行病学特征

2019 年 12 月武汉市暴发新冠肺炎疫情,2020 年 1 月 20 日,新型冠状病毒肺炎(corona virus disease 2019,COVID - 19)被纳入《中华人民共和国传染病防治法》规定的乙类传染病,按甲类传染病管理。武昌区是武汉市中心城区,人口密度高,且辖区内有多家大型省部属三甲医疗机构。最早确定的 9 个定点发热门诊数量全市第一,在疫情初期医疗资源紧缺阶段,接纳了大批武昌区以外的发热患者就诊,尽管已采取多种防控措施,但疫情仍然大规模暴发流行。疫情早期的流行特征表明,新冠肺炎具有不同以往的传播特征。

一、研究对象

为了解新冠肺炎在武昌地区的流行特征,为其他地区如何缩短流行时间降低峰值,提供有益防控参考。在疫情直报系统"中国疾病预防控制信息系统",选取 2020 年 3 月 19 日之前传染病信息系统中报告的武昌地区所有新冠肺炎病例,每个病例都由首诊医院和区级疾控中心录入系统。参与国家卫生健康委员会办公厅印发《新型冠状病毒肺炎诊疗方案(试行第 1~7 版)》分为确诊病例、临床诊断病例(限湖北)、疑似病例(武汉 3 月 5 日清零)、无症状感染者(阳性检测)。临床分型有轻型、普通型、重型、危重型。

二、研究方法

采用描述性流行病学研究方法,对收集的武昌区 7 556 例新冠肺炎监测数据进行回顾分析,分别描述其时空特征、人群特征、发病诊治时效性、临床症状等特征。具体包括:确诊病例数、临床病例数、疑似病例数、阳性检测例数、轻型病例数、普通型病例数、重型病例数、危重型病例数、死亡人数、区域分布、性别、年龄、临床症状、居住情况等内容。利用SPSS 22.0 分析数据,计数资料以百分比表示,正态分布计量资料以 $\bar{x} \pm s$ 表示;数据可视化使用 ArcGIS 10.2 软件绘制彩色地图。

三、研究结果

(一) 病例基本情况

截至 2020 年 3 月 19 日武昌区报告 COVID‐19 病例 7 547 例,其中确诊病例 5 448 例(占 72.19%),临床诊断病例 2 009 例(占 26.62%),无症状感染者 90 例(占 1.19%)。确诊病例中,年龄(56.65±16.25)岁,年龄范围 2 天龄～105 岁,男性 2 634 例(占 48.35%),女性 2 814 例(占 51.65%),离/退休人员 2 492 例(占 45.74%)。死亡 430 例,确诊病例的病死率为 7.89%(430/5 448);从发病至确诊间隔时间平均为 11 天。临床分型以轻型和普通型为主(占 75.11%,4 092/5 448)。

(二) 时空分布

1. 时间分布

(1) 发病时间分布:按发病时间绘制流行曲线图,见图 1‐1‐1A。1 月 24 日至 1 月 26 日为第一个流行高峰,2 月 1 日至 2 月 5 日形成第二个流行高峰,2 月 11 日出现单日发病量增加,然后逐渐下降,疫情得到控制。

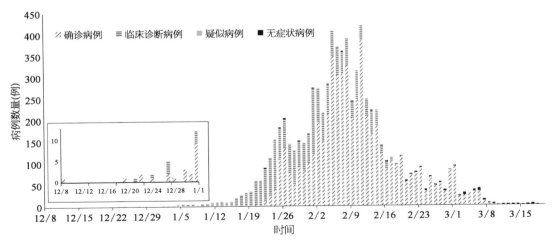

图 1‐1‐1A　武汉市武昌区防疫策略与新冠肺炎四类病例按发病日期曲线图

(截至 2020 年 3 月 19 日 24 时)

（2）确诊时间分布：武汉市武昌区新冠肺炎 7 556 例患者包括确诊、临床、疑似和阳性病例，按发病日期和确诊日期绘制流行曲线图，见图 1－1－1B。从发病到确诊平均间隔 11.47 天，1 月 24 日之前为 17.27 天，1 月 24 日至 2 月 14 日之间为 9.89 天，2 月 14 日以后间隔时间快速缩短至 4.77 天，2 月 19 日之后为 3.60 天。

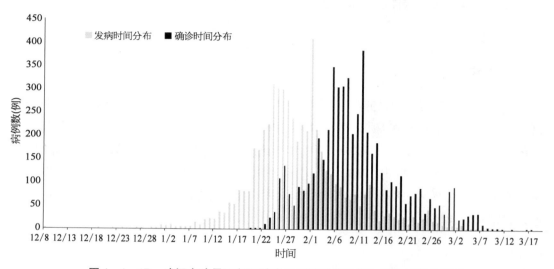

图 1－1－1B　武汉市武昌区新冠肺炎病例按发病日期和报告日期曲线图
（截至 2020 年 3 月 19 日 24 时）

2. 地域分布　武昌区是武汉市中心城区，政治、经济中心，省政府所在地，人口密度大，面积 82.4 平方千米，下辖 14 个街道。对武汉市武昌区报告病例发病日期进行回顾性分析，还原新冠肺炎确诊病例在 6 个不同时段的空间地理分布变化情况，见图 1－1－2。1 月 3 日之前 40 例散发病例，积玉桥、南湖、珞珈山无病例；1 月 21 日至 1 月 31 日 10 天内中南路街（412 例）和水果湖街（449 例）病例数增加较快，且各街道均有发病病例；1 月 31 日至 2 月 14 日确诊病例持续快速升高，达到总病例数 93.2%，随后新增病例逐渐减少；截至 3 月 19 日发病人数最多的街道为水果湖街（1 320 例）和中南路街（1 159 例），发病率较高的街道有黄鹤楼街（1.46%）、紫阳街（0.88%）和杨园街（0.68%）。

（三）人群特征

1. 年龄分布和性别比　确诊病例男女性别比例分别为 1∶1.1（47.82∶52.18），男女发病率差异在统计学上有显著性（$\chi^2 = 36.87$，$P < 0.001$），确诊病例中位年龄为 56 岁，最小年龄 2 天，最大年龄 105 岁。发病年龄基本呈正态分布（56.65±16.25），见图 1－1－3B。男女两性主要发病年龄段类似，见图 1－1－3A、表 1－1－1。

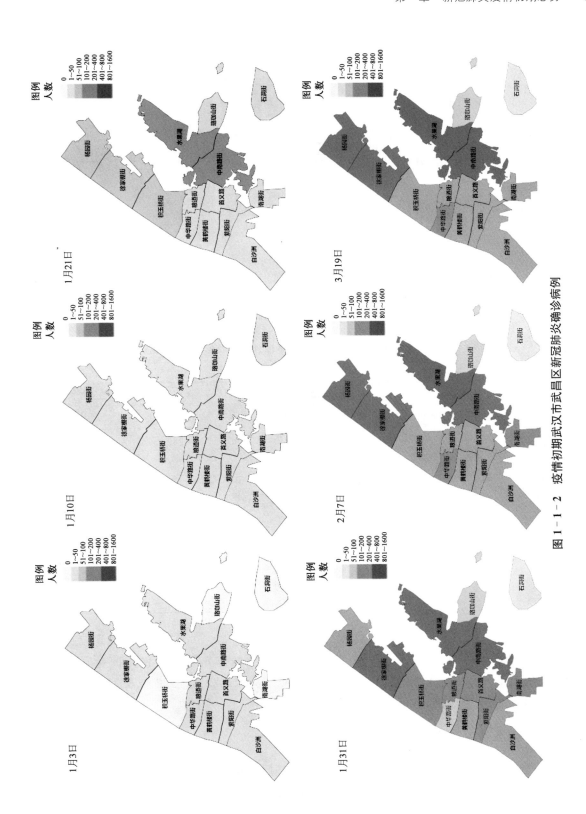

图 1-1-2 疫情初期武汉市武昌区新冠肺炎确诊病例

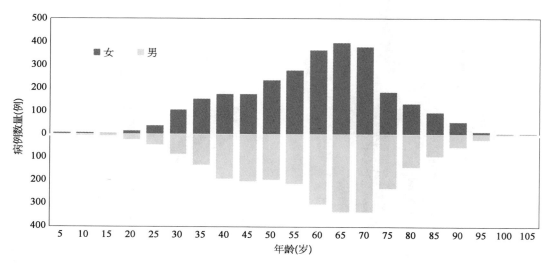

图 1 - 1 - 3A　新冠肺炎病例性别、年龄分布图

（截至 2020 年 3 月 19 日 24 时）

表 1 - 1 - 1　武汉市武昌区 7 556 例新冠肺炎确诊、临床、疑似、阳性检测病例年龄分布

（截至 2020 年 3 月 19 日 24 时）

年龄（岁）	确 诊 病 例		临 床 诊 断		疑 似 病 例		阳 性 检 测	
	人数	构成（%）	人数	构成（%）	人数	构成（%）	人数	构成（%）
0～	22	0.4	19	0.95	1	11.11	2	2.22
6～	314	5.76	157	7.81	0	0	13	14.44
15～	655	12.02	302	15.03	0	0	19	21.11
30～	807	14.81	356	17.72	0	0	11	12.22
40～	1 158	21.26	401	19.96	0	0	17	18.89
50～	1 445	26.52	474	23.59	3	33.33	19	21.11
60～	1 035	19	290	14.44	5	55.56	9	10
70～	5 448	100	2 009	100	9	100	90	100
合计	5 448	100	2 009	100	9	100	90	100

　　2. 职业分布　报告病例中,退休人员为 3 192 例（42.29%）,除此之外,前 5 位发病职业依次为家务及待业者（946 例）、干部职员（592 例）、医务人员（545 例）、商业服务人员（405 例）、工人（222 例）,分别占全部感染者的 12.53%、7.83%、7.22%、5.36%、2.94%。另外,学生群体（104 例）占全部感染者的 1.38%。

　　（四）医务人员病例

　　截至 2020 年 3 月 19 日,医务人员感染新型冠状病毒例数为 545 例（占 7.22%,545/7 547）,分布在 95 家 COVID - 19 定点医疗机构中。其中确诊 365 例,死亡 5 例（确诊 4

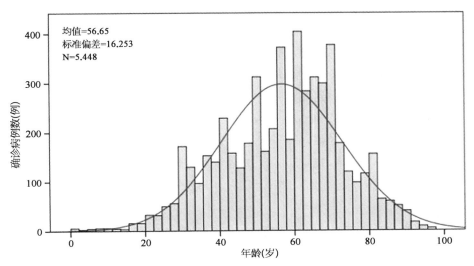

图 1 - 1 - 3B　新冠肺炎确诊病例年龄正态分布图

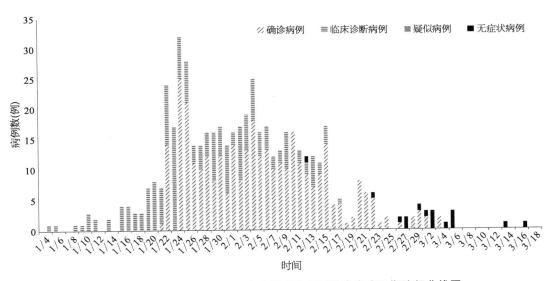

图 1 - 1 - 4　武汉市武昌区医务人员感染新冠肺炎发病日期流行曲线图

（截至 2020 年 3 月 19 日 24 时）

例,临床诊断 1 例),死亡占 0.92%(5/545)。医务人员发病高峰期出现在 1 月 25 日,医务人员有 424 例(占 77.80%,424/545)发病时间集中在 1 月 16 日至 2 月 6 日,见图 1 - 1 - 4。

（五）临床分型

5 448 例确诊病例在报告新冠肺炎时的临床分型以轻型和普通型为主,轻、普通、重和危重型分别为 2 018 例(占 37.0%)、2 074 例(占 38.1%)、1 174 例(占 21.6%)和 145 例(占 2.7%)。

（六）死亡病例分析

截至 2020 年 3 月 19 日 24 时,观察 430 例死亡病例从发病、确诊至死亡有 3 个时间点,发病高峰期为 2 月 1 日至 2 月 6 日,死亡高峰期为 2 月 10 日至 2 月 14 日,从发病到确诊时间的中位数为 8 天,发病到死亡时间的中位数为 16 天。确诊病例从发病、确诊至死亡的生存时间符合 Weibull 分布($\beta=1.482$,K-S 检验的 $P=0.0633$,服从假设检验)。死亡病例的年龄中位数为 73 岁,病死率为 7.89%（430/5 448）,男性病死率（10.09%,266/2 634）高于女性（5.82%,164/2 814）,差异有统计学意义,见图 1-1-5。

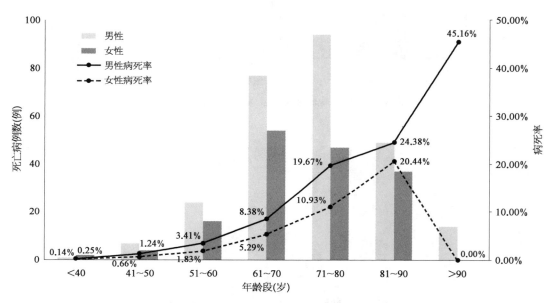

图 1-1-5　武汉市武昌区新冠肺炎死亡病例性别、年龄及粗病死率图
（截至 2020 年 3 月 19 日 24 时）

死亡年龄中位数为 73 岁,80～89 岁年龄组粗病死率最高为 22.51%,见表 1-1-2。新冠肺炎死亡病例在确诊时,重型病例占 35.8%,危重型病例占 19.5%,普通型病例 22.4%,轻型病例 22.1%,其中重症病例的粗病死率为 12.9%,危重病例的粗病死率为 57.2%。

表 1-1-2　武汉市武昌区死亡病例性别、年龄段分析

年 龄 段	男性病死例（率）	女性病死例（率）	χ^2	P
<40	1(0.14)	2(0.25)		
41～50	7(1.24)	4(0.66)		
51～60	24(3.41)	16(1.83)	52.40	<0.001
61～70	77(8.38)	54(5.29)	7.33	<0.01

续　表

年 龄 段	男性病死例(率)	女性病死例(率)	χ^2	P
71～80	94(19.67)	47(10.93)	13.17	<0.001
81～90	49(24.38)	37(20.44)		
>90	14(45.16)	0(0.00)	11.38	<0.001
总计	266(7.36)	160(4.07)	38.35	<0.001

四、分析

对武汉市武昌区报告的 7 556 例新冠肺炎病例进行流行病学特征描述和探索性分析,新冠肺炎确诊病例年龄呈正态分布;轻型和普通型病例占 75.11％。死亡病例集中在 60 岁以上患者(占 87.44％)。

武汉市新冠肺炎疫情 1 月下旬开始暴发性流行,武昌区发病高峰不同于湖北省以外发病高峰,武昌区第 1 个发病高峰为 1 月 24 日至 1 月 26 日,湖北省以外地区发病高峰为 1 月 24 日至 1 月 28 日,2 月 5 日到达峰值后,开始下降,武昌区则在 2 月 11 日达高峰,随后快速下降。根据武汉市防疫策略及措施启动时间观察发病日期曲线,1 月 23 日武汉市封城,1 月 24 日启动一级响应,1 月 25 日发布定点医疗机构。武昌区第 1 个流行高峰为 1 月 24 日至 1 月 26 日,第 2 个流行高峰为 2 月 1 日至 2 月 5 日,武昌区定点医疗机构超负荷接诊,无法及时收治与隔离,感染病例数激增。2 月初方舱医院启用并接收轻症病例,定点医院收治重症病例,为保证及时救治和有效隔离,2 月 9 日指挥部下令"应收尽收",成立收治组,救治重症患者,降低病死率,2 月 11 日指挥部颁布 11、12 号令,规定"发热患者不得跨区就诊和小区封闭管理",流行曲线下降,3 月 18 日首次报告单日无新增确诊病例,有效控制了疫情。

从人群分布特征分析结果看,武昌区报告病例男性患者少于女性患者,与此前其他机构研究结果男性患者多于女性患者有所不同;在年龄分布上,呈正态分布,人群普遍易感;在职业分布上,前 5 位发病患者从高到低依次为家务及待业者、干部职员、医务人员、商业服务人员、工人。家务者时常出入菜场,干部在封城期间参与抗疫工作,医务人员和商业服务人员可能接触患者,提示新冠肺炎病例有职业暴露风险;从时空地域分析结果看,发病人数水果湖和中南路街道最多,发病率高的街道有黄鹤楼、紫阳、杨园,其中黄鹤楼、紫阳、杨园、中南路和水果湖街道分别是新冠定点发热门诊武汉大学人民医院、武汉市第三医院、武汉市武昌医院、武汉市第七医院和武汉大学中南医院所在地,提示武昌辖区内发病密集地区与新冠定点医疗机构分布密集相关;对死亡病例分析发现男性患者病死率明显高于女性,在 80～89 岁年龄组粗病死率最高,重症病例的粗病死率为 12.9％,危重病例的粗病死率为 57.2％。因此,要关注老年且有基础性疾病的这类人群,做好早发现、早诊断、早治疗,从而降低病死率。

　　从发病时间至确诊时间越短,表示卫生系统处置及诊断速度越快,公众对新冠肺炎防治知识知晓度越高。整体新冠肺炎患者从发病到诊断平均间隔 11.47 天,1 月 24 日之前 17.27 天,1 月 24 日至 2 月 14 日之间为 9.89 天,2 月 14 日至 19 日间隔时间缩短到 4.77 天,2 月 19 日之后为 3.60 天;医务人员从发病到诊断平均间隔 10.29 天;死亡病例平均间隔 9.73 天;分析上述数据,1 月 24 日之前因检测试剂不足、诊断标准过于严苛及公众对新冠肺炎认知不足等原因导致确诊时间较长,1 月 24 日至 2 月 14 日确诊时间略有缩短,仍然存在医疗资源紧张、就医秩序暂时混乱等因素影响。2 月 14 日之后确诊时间大幅缩短,就医流程通畅,医疗资源相对丰富,政府调控发挥良好作用。新冠肺炎患者从发病到诊断平均间隔时间最短的是死亡病例,充分说明市、区指挥部在有限资源情况下充分调配医疗资源,保障人民生命安全。建议今后继续做好疫情信息发布、大众健康宣传、建立合理有序的分级诊疗流程。

　　医务人员在本次疫情中贡献卓越,武汉市武昌区有 545 例医务人员感染新冠病毒,存在因职业暴露造成感染。其中,死亡 5 例(0.9%),重症病例 79 例(14.9%),病死率和重症率低于其他病例,主要原因为医务人员对新冠病毒认知度相对较高,且年龄较轻。

　　截至 2020 年 3 月 19 日武汉市已有 2 天零报日,总体疫情形势持续向好。但仍然存在核酸检测阳性的无症状感染者及出院康复后复阳患者,提示武汉武昌地区病毒传播风险仍存在,考虑后期复工后大量人员流动与接触,增加了新冠肺炎传播风险。可见随着疫情的发展,后期应进一步加强对核酸检测阳性无症状感染者的密切接触者追踪和管理工作,对于前期隔离和确诊患者,建议将长期跟踪监测和全程康复管理作为下一步防控工作的重点,进一步完善武昌区防控策略,全面控制疫情。

第二章
社区疫情防控的需求

第一节　疫情暴发初期超极限医疗
需求和疫情扩散风险

　　此次抗击新冠肺炎疫情,中国中医科学院首席研究员仝小林院士临危受命,担任中央指导组专家、国家中医药管理局医疗救治专家组共同组长、国务院中医药专班临床救治组组长、国务院联防联控机制外事组及中国红十字会中医专家组组长,领衔中医药抗击疫情的工作。2020 年 1 月 24 日,仝小林院士抵达武汉时,武汉疫情的漫漫长夜才刚刚开始。那时,驰援武汉的医疗队人数不多,火神山、雷神山医院还没建成,各定点医院发热门诊被大量患者冲击得濒临崩溃,医疗资源十分紧缺。仝小林到达武汉后,深入发热门诊、急诊、社区卫生服务中心实地了解病情、诊治患者、研究治疗方案。看着患者们在湿冷的环境中排着长队就诊,他深感不安。"社区如果不把那些轻症甚至疑似、发热患者控制住,一旦发展成为重症都必须住院的话,再多的医院也不够! 从防控工作来说,必须从社区阻断疫情",仝小林迅速得出上述判断。但面对社区大量患者,靠中医医生一个个诊脉开方,是无法实现的。"只有抓准核心病机,拟出中药通治方,大规模用药,才能做到关口前移、重心下沉,把疫情阻断在社区,坚守住第一道防线,"仝小林说,"特殊时期,应该先让每一个患者都吃上中药,阻断疾病向重症发展。"患者空前积压、医疗资源挤兑严重的至暗时刻,从找到核心病机、拟出中药通治方,到社区大规模用药,产生显著疗效,看似简单的闭环,武昌区每一步都走得很不容易。

第二节　落实"四早"防控总要求

　　2020 年 2 月 26 日,为统筹做好疫情防控和经济社会秩序恢复两项工作,国务院应对新冠肺炎疫情联防联控机制综合组印发了《关于切实做好新冠肺炎聚集性疫情防控工作的紧急通知》。该通知从压实防控责任、落实"四早"措施、加强技术指导等 3 个方面,对各地应对新冠肺炎聚集性疫情提出要求。聚集性疫情的处置关键是抓好早发现、早报告、早隔离、早治疗"四早"措施的落实,确保疫情防控措施落实是企事业单位复工复产的前提条件,专业防控只能加强不能削弱。各地要严格按照新冠肺炎防控方案的要求,加强对重点地区、重点场所、重点人群的疫情监测评估,做好防范和应对准备。各单位、各部门发现新冠肺炎疑似情况,要立即采取强有力的措施并及时主动报告。一旦发生疑似疫情,辖区卫生健康部门要迅速组织开展流行病学调查、疑似病例救治、密切接触者管理,落实区域消毒等各项措施,有效处置聚集性疫情,防止疫情进一步扩散蔓延。

2020年3月10日,中共中央总书记、国家主席、中央军委主席习近平亲赴湖北省武汉市考察新冠肺炎疫情防控工作。实地考察结束后,习近平主持召开会议,听取中央指导组、湖北省委和省政府关于疫情防控工作汇报,强调要全面落实高度重视轻症患者救治,落实"四早"要求,让患者在隔离点和发病之初就得到及时治疗。要做好出院患者康复医疗工作,包括器质功能恢复和心理疏导调适,有针对性做好人文关怀。要加强医护力量和医疗资源统筹,兼顾其他患者的日常就医需求,逐步恢复正常医疗秩序。

全面落实早发现、早报告、早隔离、早治疗的"四早"措施,首先需要做好社区防控。社区是疫情防控的桥头堡,要做到治疗关口的前移,就要将轻症、疑似病例扼杀于萌芽之时。在缺乏特效抗病毒药物的时期,中医药成了首选的干预手段。《国务院中医药发展战略规划纲要(2016—2030年)》提出要发挥中医药在治未病中的主导作用、在重大疾病治疗中的协同作用、在疾病康复中的核心作用。中医药参与新发、突发传染病社区防控是对上述要求的生动实践,凸显了中医药参与重大疫情防控的重要意义。

第三节　在社区筑起第一道防线的中医药抗疫实践

面对任何一个新发突发传染病,首先要控制源头,而控制源头一定要从社区开始。2020年1月29日,当仝小林院士向武昌区政府和湖北省中医院提出共同开展社区中药防控的提议时,三方一拍即合,并马上行动。当天,仝小林院士就带领湖北省中医院的中医专家医疗队,前往武昌,向社区隔离点密切接触人群发放藿香正气滴丸、金花清感颗粒、连花清瘟胶囊等中成药,此举起到了积极的预防作用。2020年2月2日,武汉市新冠肺炎防控指挥部医疗救治组发布《关于在新型冠状病毒感染的肺炎中医药治疗中推荐使用中药协定方的通知》,要求对在院确诊和疑似患者轻中症患者,推荐使用抗新型冠状病毒感染的肺炎通治方——中药协定方,即仝小林院士拟定的"寒湿疫方"。文件印发后,武昌区副区长向悦立即协调本地药企九州通药业,连夜熬制中药通治方——"寒湿疫方",通过社区卫生服务中心向民众大范围免费发放。第一批中药发放的同时,武昌区紧急向江苏连云港市求援。连云港市康缘药业,3天内生产了约4.2万人14天用量的中药颗粒剂,全部免费捐赠。颗粒剂更便于储存、转运和服用,大大缓解了中药短缺的局面。疫情暴发后,水果湖街社区卫生服务中心将大量的通治方药物运往辖区隔离点,抑制了疫情的蔓延。水果湖街社区卫生服务中心还通过家庭医生团队为签约居民、封控小区内的健康居民免费提供通治方药物，累计服务 2 000 余人次，筑牢疫情"防线"。

新发突发传染病很难快速找到有效药物、研制出疫苗，在此期间中医可第一时间介入，通过望、闻、问、切迅速摸清疾病的共性规律，找到核心病机，拟定通治方，第一时间就可在社区内用药，服用中药通治方，高危人群可预防，轻症可阻断，重症可减轻，为治疗留出很长的缓冲时间，起到很好的防控作用。此外，在恢复期治疗上，仝小林院士通过在中医院建立新冠肺炎中医康复门诊，如湖北省中医院设立的新冠肺炎患者康复门诊，制定了一套以药物、针灸、推拿、按摩，以及太极拳、八段锦相结合的综合治疗方法，使中医在新冠肺炎患者恢复期治疗中发挥优势。

第三章
"武昌模式"的形成

第一节　中医院士专家团队顶层设计

中医治病,首先要抓住重点病机,否则药不对症,事倍功半。通过一线诊疗,仝小林院士发现患者多有咳嗽发热、食欲不振、乏力、腹泻、恶心呕吐等症状,故而将新冠肺炎两个主要的病位定位在肺和脾。肺和脾都属"阴脏",内外双重的寒湿状态破坏了人体内环境的平衡,故而从中医角度,仝小林院士将新冠肺炎命名为"寒湿疫"。重点病机确定后,仝小林院士与当地专家团队联合研制了一个通治方——"寒湿疫方"。通治方由槟榔、煨草果、厚朴、苍术、生麻黄、杏仁、羌活等 20 余味中药组成,治疗原则就是宣肺化湿,解毒通络。考虑到疾病的演变和病程变化,仝小林院士在通治方的基础上做了一个"九加减",就是根据 9 种不同的症状,对通治方进行加减。但在社区大范围发药时,"九加减"增加了制成颗粒剂的难度。仝小林院士经过深思熟虑后又改成了"四加减",即根据主症的不同,拟定出分别针对发热、咳喘、纳差、气短乏力等症状的 4 个加减方,与主方合并使用。以发热患者为例,如果患者吃了 3 天通治方后,发热症状改善不够明显,医生可在通治方基础上加用甲方,整体加重麻黄和石膏用量,还增加柴胡和芦根,以达到退热效果。通治方在抗疫中的应用,并没有违背辨证施治、一人一方的传统,而正是辨证施治灵活性的具体体现。关键是能否根据患者的具体症状,抓住、抓准重点病机和传变规律,形成有效的通治方。"这是在当时的情况下,最贴近于辨证施治、一人一方的做法,尽可能做到精准用药",仝小林院士说。有效的通治方是"武昌模式"的重点,"大水漫灌"加"精准滴灌",同病同治加辨证施治,应对新发传染病,中医药的特色和优势得以彰显。

第二节　社区中医药服务网络与
外部医药资源充分结合

自 2011 年首次创建为全国基层中医药工作先进单位以来,武昌区的中医药服务网络和内涵建设一直走在全国前列,中医药也深受当地百姓喜爱。近年来,武昌区不仅建立了区域性中医医联体和中医专科联盟,组织基层社区卫生服务机构60名骨干中医师拜师湖北省中医院国家级名老中医,传承名老中医学术思想和临床经验,还加强了社区卫生服务中心的中医基础设施建设,也正是这些看似普通的工作,却在汹涌的疫情前筑起了坚固的屏障。在拥有125万常住人口的武昌区,截至2020年1月29日确诊感染人数已超600余人,密切接触者人数也在成倍增加,潜在感染人数也绝非少数,社区还有大量发热、疑似患者和轻型确诊患者没有得到有效救治,如果不加以控制,后果将不堪设想。面对井喷式的暴发,武昌社区医疗的承载力面临巨大考验,迫切需要释压。当新冠疫情风暴式席卷武昌时,武昌区紧急拉响了社区警报,依靠原有的社区、中医药、互联网基础,打响了武汉保卫战社区防控的"第一枪"。

中药企业鼎力相助,社会力量持续发力。武昌区是武汉疫情的重灾区,大量患者急需中药治疗,在这个关键时刻,许多优秀的企业倾囊相助,如九州通药业、康缘药业、天士力医药集团、以岭药业等都免费赠送了大量急需药品,这些企业成为抗击新冠肺炎疫情的一支重要力量。2020年2月2日,国家中医药管理局前线总指挥部和湖北省卫生健康委员会、武汉市卫生健康委员会决定:尽快在社区发药,让每一个社区的居家患者吃上中药。武昌区马上协调九州通药业,2月3日,由湖北省九州通药业代煎出的27 000袋"寒湿疫方"率先在武昌区各社区卫生服务中心及隔离点开始发放,对患者实施救治。同时,武昌区紧急向江苏省连云港市求援,连云港市康缘药业接到关于代加工生产仝小林院士研发的新冠肺炎协定方的委托后,第一时间成立新冠肺炎中药协定方生产专项组,紧急部署原料采购、生产计划、生产软件编制、质量备案等工作,停下所有的生产线,全力以赴生产协定方。此次专家开出的中药协定方中的很多药材都不是康缘药业的常备药物,采购和生产的难度可想而知。康缘药业工艺攻关小组在6个小时内完成了主方及4个加减方共5个品种制剂处方的工艺攻关,1 000多名生产人员,24小时排班,开足马力全力赶制防疫防控药品。康缘药业3天内生产了"寒湿疫方"及4个加减方约4.2万人份14天用量的中药颗粒剂,全部赠送武昌区,2月8日,满载专家中药协定方药物的红色重卡驶达湖北武汉洪山体育馆方舱医院,为治疗一线送上了急需的药物。

第三节 互联网信息化平台做支撑

仝小林院士对传染病的中医诊疗有非常丰富的临床经验:20世纪80年代读博期间,他就跟随"国医大师"周仲瑛治疗流行性出血热;2003年在中日友好医院参与SARS救治,担任中医、中西医结合组组长。此次抗疫,仝小林院士作为国家中医药管理局医疗救治专家组共同组长,领衔中医药抗疫工作,责任重大,在社区大范围发药,一旦整个病性判断错了,药方用错了,可是人命关天的大事儿,仝小林一时心理压力颇大!在决定大范围发药后,迫切需要解决两个问题:一是患者服药后反馈,二是中医师用药指导。2020年2

月2日23时许,全小林院士拨通了中国中医科学院首席研究员、中医药数据中心主任刘保延的电话。"全院士跟我讲了他的想法,希望搭建咨询平台对接全国的中医医师,让武昌区用药的隔离人员,以及发热、疑似和确诊患者能够通过网络,实时反馈用药信息,得到专业的用药指导和建议。"刘保延当晚就开始行动,从APP开发,到医生招募,再到随访流程设计,数据接入、数据分析,确保万无一失。"我们采取临床科研一体化策略,在互联网、移动终端等技术支撑下,将国际上通行的患者结局注册登记与志愿者主动随访相结合,以患者救治为先,同时收集用药者服药后身体状况变化,及时反馈给前线专家进行处理。严格审核每一位志愿者的执业资格,并制定了志愿者工作服务手册,要求他们严格参照执行,以保障良好的服务。"刘保延透露,为了确保远程用药指导贴近一线救治实际,他们和前方专家保持密切联系,在手册中尽可能列举了用药者可能提到的问题,并附上经前线专家认可的解答,为志愿者提供参考。"居家隔离用药的患者由于无法及时联系到一线医生,容易焦虑恐慌。通过电话与APP远程交流,他们不仅可以得到专业指导,还能在沟通中缓解焦虑、消除恐慌。"刘保延说,及时的信息反馈能起到很好的预警作用,一旦发现用药者有病情加重倾向,志愿者会第一时间对接前线医生介入治疗。

第四节　分级诊疗发挥强有力作用

武昌区拥有125万常住人口、144个社区,疫情一度非常严峻,对社区医疗资源提出巨大考验。武昌区副区长向悦说:"当时大家认为,也许一时变不出病床、变不出医护、变不出防护物资来,但是可以让患者吃上中药。""轻症和疑似患者能不能在社区治疗,从而减轻医院的压力?社区如果能把那些轻症甚至疑似患者控制住,医院和发热门诊的压力会大大缓解。切断疫情源头,社区是第一关",全小林院士说。社区卫生服务中心将大量通治方颗粒剂运往辖区隔离点,通过家庭医生团队为签约居民、封控小区内的健康居民免费提供通治方药物。社区发挥桥头堡作用,形成了联防联控、群防群控的强大力量。

2020年2月3日,"寒湿疫方"开始发放使用。用药者通过扫描印在通治方包装上的二维码,填写病情和用药情况,生成病情日志。志愿者通过电话或微信询问并记录用药者病情,依据志愿者反馈的情况,一线医生对用药者情况做出判断并及时进行用药调整。截至3月5日,"寒湿疫方"的应用已见成效,3 698名发热、疑似和确诊患者服药后,其中90%以上的发热、咳嗽、咳痰、乏力、气短、情绪紧张、纳差、腹泻症状消失。发热患者的平均退热天数是1.74天。刚开始发药时,社区当中观望或拒绝领药的人不在少数,但随着药效显现,领药的人越来越多。截至3月25日,扫描二维码进入APP注册登记管理的隔离人员12 051人,其中服用"寒湿疫方"的4 579人,完成病情日志27 884份,由于服药后不适停服药的只占7.85%。参与随访的医生志愿者达690人,累计协助患者4 571人,与患者电话沟通3万多次。可见在社区推广使用"寒湿疫方",对控制新冠肺炎患者病情有积极作用。

从社区收集到的确诊病例数据显示,服用"寒湿疫方"2天以上的没有1例转重。从2月3日开始发放药品,经过14天(病程周期),确诊人数出现断崖式下降,并维持在低位水平。对确诊轻型和疑似患者中药干预治疗作用明显。重症患者的死亡病例逐步下降,并保持低位水平。出院后康复期隔离患者14天核酸复阳情况,中医药综合干预组复阳率显著低于无干预对照组。除了应收尽收、应治尽治等得力防控措施之外,中医药对新冠感染的控制产生了明显的效果,中药通治方+社区+互联网的"武昌模式"在此次抗疫中打了一场漂亮的翻身仗。仝小林院士说,"武昌模式"是在面对突发重大公共卫生事件、常态化医疗体系供应不足时的关键举措,发挥社区作用,用中医药进行防控,使疫情防治关口前移,患者得到及时救治,从而降低转重率、病死率。

武昌区政府副区长向悦总结"武昌模式"的成功经验是:中医有基础,现实有困境,治疗有专家,科技有支撑,上级有要求,外围有支援,实证有效果。"'武昌模式'是武汉抗疫前线出现的一个奇迹。"湖北省中医院李晓东副院长认为:"'武昌模式'是一个从疾病预防、治疗到康复全链条的治疗模式。"仝小林院士认为:"'武昌模式'是我国在面对新发、突发重大公共卫生事件时,社区中医药防控的一种创新模式,尤其是在疫苗及特效药未出现之前,先以中医定性,再以通治方治病,使疫情防治关口前移。"

实践证明,"武昌模式"是在社区构筑新发突发传染病第一道防线的有力支撑,也是中医药早期、全面介入新发突发传染病,发挥中医药潜在优势的行之有效的方式,是建立独具特色公共卫生重大事件防控体系不可或缺的组成部分,是政府治理体系建设、治理能力提升的重要内容。同时,大量的数据显示,"武昌模式"是一种"数字中医药"模式,是通过大数据、互联网让中医药服务变成数字化医学,让复杂的中医药诊疗规律通过人工智能、数据挖掘等得到总结、优化,中医药疗效得到客观真实评价,使中医药"循证医学"得到发展。以社区为基础,通过互联网不仅可以很好构建起新发突发传染病的防控体系,也可以成为优质中医药资源下沉基层,中医药医联体运维、分级诊疗、双向转诊、名中医师带徒等的有力工具,成为中医药国际合作的纽带和有力平台。"武昌模式"探索了中医药防控传染病的现代化之路,为走出符合中医药特点的自身发展道路提供了示范。

第二篇

"武昌模式"的"三大要素"

第一章
核心：中医通治方

第一节　中医通治方在抗击瘟疫中的运用

2019 年 12 月以来，新冠肺炎疫情在全球不断蔓延，2020 年 3 月 11 日，世界卫生组织（WHO）总干事谭德塞在日内瓦总部宣布，WHO 将新冠肺炎认定为"大流行病"（pandemic）。随后新冠肺炎波及世界多个国家，作为最早发现疫情的国家之一，在全球疫情愈加猖獗之际，中国不仅在国际上最早控制了疫情的扩散，而且国内生产生活已逐步恢复正常。我国的"抗疫阻击战"成绩突出，中医药的全程参与功不可没，中医药防治新冠肺炎成为我国此次抗疫的亮点与特色。在武汉抗疫一线，中医药抗疫最鲜明的特点之一就是"通治方"的运用。

一、中医对瘟疫的基本认识

（一）瘟疫的概念

瘟，《辞源》解释为："疫病，人或牲畜家禽所生的急性传染病。"许慎的《说文解字》中记载："疫，民皆疾也。"瘟疫，即具有强烈传染性并能引起流行的急性传染病，是中医对传染病的总称。中医古籍中一般称为疫、疠、疫疠、瘟、瘟（温）疫、温病、伤寒、时气等，早在《黄帝内经》中就有霍乱、大风（麻风）、温病、温厉、大厉、疟、黄疸等瘟疫名称的记载，成为中医对瘟疫认识的起源。

（二）瘟疫的病因

疠即疠气，为瘟疫的病因，又称疫疠之气、毒气、异气、戾气或杂气，为具有强烈传染性的致病邪气，故《说文解字》解释："疠，恶疾也"，《素问·六元正纪大论》记载："厉大至，民善暴死。"

（三）瘟疫的致病特点

1. 传染流行性强　《素问·刺法论》中载："余闻五疫之至，皆相染易。"明代医家吴又可在《温疫论·原病》中讲："此气之来,无论老少强弱,触之者即病。"瘟疫作为具有独特致病因素的疾病,疫疠之气具有强烈的传染性和广泛的流行性,多从口鼻、体表侵犯人体,人群普遍易感。

2. 发病急传变快　疫疠之气毒力强,常挟风、寒、暑、湿、燥、火等外邪共犯人体,虽兼所挟六淫病邪之性,却非一般病邪可比,来势凶猛,发病急速。侵犯人体后,可不由浅入深、循经发展,而多在短期内迅速传变、深入脏腑、耗伤气血、病及表里、变证丛生。

3. 病状表现相似　《素问·刺法论》言瘟疫:"无问大小,病状相似。"虽然疠气种类繁多,但一种疠气只能引起一种疫病。因病因相同,故同一种瘟疫的致病特点、病程演变及临床表现,尤其是主要症状具有高度的相似性,常呈现出群体性发病的特点。

4. 危重死亡多发　汉末曹植的《说疫气》曾描述当时疫病的惨状:"建安二十二年,疠气流行,家家有僵尸之痛,室室有号泣之哀,或阖门而殪,或覆族而丧。"医圣张仲景在《伤寒论·序》中记载:"余宗族素多,向余二百,建安纪年以来,犹未十稔,其死亡者三分有二,伤寒十居其七。"隋唐时期,"人感乖戾之气而生病,则病气转相染易,乃至灭门,延及外人"(《诸病源候论》)。可见瘟疫因其邪气甚毒,传变迅速,深入脏腑,重伤元气,故而危重症多,病死率高,严重危及患者生命。

二、瘟疫防治须"辨病论治"结合"辨证论治"

(一)"辨病论治"是瘟疫防治的主要模式

"辨病论治"有两个概念:一是通过望、闻、问、切收集临床症状和体征,通过综合分析后,确立中医的"病",然后立以专方;一是通过临床症状、体征及实验室检查,确诊为西医某"病",然后用以专药。

由于瘟疫致病具有发病急骤、波及面广、传变迅速、致病深重等特点,这与一般病邪导致的常见病、多发病具有很大的差异。面对短时间内出现的大量患者,要想靠有限的医疗资源,逐一诊察,四诊合参,实现对每位患者的个体化"辨证论治"显然是不现实的。同时,面对瘟疫初发,虽然有证可辨,但由于对疾病的诊断及本质缺乏深入的了解,施治也未必能获得满意的疗效。只有通过先对一定数量的典型病例详细诊察,收集病情资料,初步摸索出瘟疫的致病特点和传变规律,拟定出符合疾病总体特点的方药进行救治,然后总结提炼为可以大范围推广的"通治方",规范群体化的诊疗方案,让医护人员可以减少繁杂的辨证过程,直接据"病"施治,方能保证在短时间内让有效的治疗方药覆盖到大量的患病人群,故而"辨病论治"应该是瘟疫防治尤其是早期或者病情相对稳定时的主要模式。

(二)"辨证论治"是瘟疫防治的必要补充

"辨证论治"系通过四诊八纲、脏腑、病因、病机等中医基础理论对患者表现的具体证候、体征,或不同的病程阶段、病证类型,进行综合分析,确立诊断,并在治疗方面务求与理法相契合。

证是疾病发展过程中的阶段反映，从属于病这一基本矛盾。根据发病时间、地区以及患者机体的反应性不同，或处于不同的发展阶段，表现症状有所不同，即使同"病"，其治法亦不一样。辨证论治通过辨证处理病与证的关系，实现"同病异治"的优势。

瘟疫致病广泛，不同的气候、地理、物候、人群、体质等因素导致在主要表现基本相同的情况下，不同的个体间仍然有临床表现的差异性，此时如果机械地固守"通治方"，虽可起效，却难万全。如果在原方的基础上依据不同临床表现，适当调整方中的药味与剂量，灵活加减，将更好地弥补"辨病论治"对个体化诊疗针对性不足的缺点。尤其对于危重患者，病情复杂，变化迅速，病证结合的方法能更好地发挥作用。

三、"通治方"的概念及其抗疫理论基础

(一)"通治方"的概念

"通治(方)"一词最早见于东晋葛洪所著《肘后备急方》，其"卷一·救卒客忤死方"中载有"张仲景诸要方(如)：麻黄四两，杏仁七十枚，甘草一两。以水八升，煮取三升，分令咽之，通治诸感忤"，又有"飞尸走马汤：巴豆二枚，杏仁二枚。合绵缠椎，令碎，着热汤二合中，指捻令汁出，便与饮之，炊间顿下饮，瘥。小量之，通治诸飞尸鬼击"。

而通治方的定义最早见于清代徐灵胎《兰台轨范·凡例》中，曰"一方而所治之病甚多者，则为通治之方"。古代书籍中"通治方"与"通用方"混用屡见不鲜，现"通治方"和"通用方"泛指一类可用于多种病或证或症的方剂。

(二)"通治方"抗疫的理论基础

1. "通治方"主治瘟疫核心病证　在新发突发重大传染病时，基于辨病先对瘟疫进行"定性"以确定"通治方"。"通治方"的拟定主要针对瘟疫核心病证，根据其关键病因病机而设，而不是囿于零散的症状，故而在治疗上能有的放矢、直中核心，避免了防治重点的偏移。这种方药与病证对应的靶向性，成为通治方抗疫起效的关键，是实现群防群治的基础。

2. "通治方"是实现"辨病论治"的基本途径　通过"辨病论治"基本把握了瘟疫的病因、病机及致病特点后，需要针对瘟疫的致病特性拟定相应的方药，此时的方药因为要保证治疗的针对性，故而在药物构成以及药量上，必须保持相对的稳定性，这就催生了"通治方"。"通治方"因其对疾病治疗的专一性，故而是实现"辨病论治"的基本途径。"通治方"的运用，不仅可以在短时间内迅速实现药物的覆盖，而且能够保证针对瘟疫的基本疗效，对于截断病势、防止传变、保护易感人群等均具有重要意义。

3. "通治方"加减法是结合"辨证论治"的有效方式　要想提高对瘟疫的防治效果，有时候单靠"辨病论治"的"通治方"是不够的，需要把握病情变化，针对其主要的症候群，分

别制定针对性的药物加减方案,实现对"辨证论治"的结合,才能更好地把握住个体化的治疗特点,应对瘟疫的复杂多变。

4. 历代防治瘟疫"通治方"示例　　中医药在历史上屡用"通治方"防治瘟疫,积累了宝贵经验。如金元时期,名医李东垣创"普济消毒饮"治疗大头瘟,世人皆谓"仙方";朱丹溪创"人中黄丸"实现其所主张"瘟疫,宜补、宜散、宜降"的治疗大法。明清时期,吴又可倡"戾气"之说,创制"达原饮"活人无数;杨栗山活用"升降散"屡创奇效;余师愚著《疫疹一得》载"清瘟败毒饮"曾立抗疫奇功……近现代亦有恽铁樵用"麻杏石甘汤"治疗猩红热;冉雪峰治白喉、天花、麻疹、霍乱、鼠疫等瘟疫,所制太素清燥救肺汤、急救通窍活血汤,功效显著。中华人民共和国成立后,蒲辅周等一批名老中医对麻疹、流行性脑脊髓膜炎、流行性乙型脑炎、猩红热积极参与救治,获得显著疗效;而20世纪50年代治疗流行性乙型脑炎及2003年中医进入对SARS的临床干预,是中医干预现代瘟疫两次很成功的范例,均得到很大程度的公认,体现了"通治方"抗疫的成果。

四、运用"通治方"防治新冠肺炎的创新与发展

(一)组方立足"调态为主、态靶结合"

中医治病主要是通过改变疾病发生的人体环境,利用药物的偏性纠正人体的偏态来治疗疾病,这种从宏观入手的治疗模式可以归纳为"调态"治疗模式,这种模糊的整体调态治疗模式为病因不明或复杂病因的疾病提供了一种宝贵的治疗思路。既往治疫的"通治方",多从"辨证论治"组方,或有部分加减,因为观察和诊治病例的局限,难以照顾到疾病全局。新冠肺炎是新发突发的烈性传染病,无论是对致病原的特点,还是对疾病发生发展的演变规律都缺乏现成的经验可以借鉴,如果按照传统的辨证论治去进行组方不仅难以找寻到疾病的规律,也很难保证救治的疗效。在这种情况下,遵循中医整体观念、四诊合参,迅速判定疫病在人体身上造成的"病态",据"态"立"法",据"法"组方选药就成为迅捷而有效的救治途径。

作为国家中医医疗救治专家组共同组长的中国科学院仝小林院士在武汉抗疫一线,通过实战经验的积累,在国内首倡新冠肺炎属于中医"寒湿疫",并拟定了"寒湿疫方"作为通治方广泛运用,取得了卓越的临床疗效。仝小林院士针对"寒湿疫"之寒湿疫毒闭肺困脾的核心病机,以宣肺透邪、健脾除湿、辟秽化浊、解毒通络为治疗原则,从表、肺、脾胃三个角度开通肺气,组方以麻杏石甘汤、葶苈大枣泻肺汤、藿朴夏苓汤、神术散、达原饮等化裁而成;而"清肺排毒汤"是国家中医药管理局以临床"急用、实用、效用"为导向,紧急启动"防治新型冠状病毒感染的肺炎中医药有效方剂筛选研究"专项的成果,来源于中医经典方剂组合,包括麻杏石甘汤、射干麻黄汤、小柴胡汤、五苓散,以宣肺散寒、化湿解毒为主要功效。

凡遇大疫,必先定态定性;疫性确定,必具"通治方"。无论是"寒湿疫方"还是"清肺排

毒汤"在组方上均遵循了这一全新的组方原则，二方均针对本次新冠肺炎"寒湿疫毒"之"病因"所致"寒湿"之"病态"，以宣肺散寒、健脾化湿为主要的组方依据与治疗原则。病为纬，态为经，经纬之结合点即为"靶"，在疾病发展的不同阶段，纬线上会出现不同的"靶"，态靶结合药的运用，会达到症状、临床指标的双重改善。所以，面对病情复杂多变的瘟疫，仅仅针对"病态"来组方尚不能有效应对，在此基础上，"态靶结合"，以"症状"作为"症靶"，以解决"症候群"为标准进行选药加减，使得通治方在保持基本治疗方向不变的前提下，具备了很好的灵活性，如"寒湿疫方"就在基本方药的框架上，根据不同的症状轻重及兼夹，设立了 16 种加减化裁，大大提升了方药的针对性。

（二）介入时机早、覆盖人群广

与以往"通治方"抗疫介入时机早晚不一，覆盖范围各自为限的局面相比，本次新冠肺炎使用"通治方"进行抗疫具备介入时机早、覆盖人群广的特点。在武汉抗疫前线，"寒湿疫方"从 2020 年 2 月 3 日起在社区大规模发药至 3 月 2 日，合计发药 70.2 万余剂，其中代煎汤剂 30 多万袋，颗粒剂约 80 万袋，按 14 天服药疗程计算，覆盖人群 5 万余人，包括发热患者、疑似病例及轻型、普通型确诊病例等。"寒湿疫方"还从武昌扩展应用至武汉全市以及湖北省孝感、黄冈、鄂州等地，在本次疫情的防治中做出重大贡献。2 月 7 日国家卫生健康委员会和国家中医药管理局联合发出通知，推荐在中西医结合救治新冠肺炎中使用"清肺排毒汤"。2 月 5 日以来，武汉的定点医院、隔离点等总共使用了 39 万袋清肺排毒汤。两方早期用药、全程用药，用量之大、覆盖之广均创下中医"通治方"使用的典范。

（三）发放形式落地有效

历史上抗疫的"通治方"，多靠部分医家自荐，病家自由选择，官方介入较少，使得用药的数量及范围十分局限，常常各自为政，难以形成合力。在新冠肺炎的防治工作中，政府的主导作用非常明显，确保了"通治方"发放及服用的落地，为临床疗效打下了坚实的基础。如当全小林院士提出开展社区中医药防控工作后，武昌区人民政府和湖北省中医院立即响应，并很快得到国家中医药管理局前方工作组和湖北省卫生健康委员会、武汉市卫生健康委员会的认可，2020 年 2 月 2 日即由武汉市新冠肺炎防控指挥部医疗救治组发布《关于在新型冠状病毒感染的肺炎中医药治疗中推荐使用中药协定方的通知》，要求对在院确诊和疑似患者轻中症患者，推荐使用抗新冠肺炎通治方——中药协定方，即全小林院士拟定的"寒湿疫方"，而"清肺排毒汤"也是由国家卫生健康委员会和国家中医药管理局联合发出通知，推荐在中西医结合救治新冠肺炎中使用。

（四）药物剂型便捷易制

本次新冠肺炎防治工作中，"通治方"的使用，突破了中医传统抗疫时使用"大锅熬药"

的局限,在药物剂型上大范围使用了"代煎汤剂"以及"中药颗粒剂"。这两种剂型依托专业制药企业及医院制剂室、药房,不仅可以迅速实现大量的生产,同时也便于发放、保存,一次发放,可以保证每个患者基本疗程的用药,避免了传统"大锅熬药"在发药量、药物标准、药品保存等方面存在的短板。如武昌区人民政府在 2 月 2 日就协调相关制药企业按"寒湿疫方"连夜熬制 27 000 袋汤药,配送到武昌区所有隔离点和社区卫生服务中心,2 月 3 日就率先在武汉市的社区大范围免费发药。

(五) 基于网络智能管理

既往的"通治方"在使用上比较盲目,用药基本上很难做到有效的指导和调整,临床疗效不易保证,而本次在使用"通治方"防治新冠肺炎之时,基于网络平台,专门制作了用药的 APP,并招募了大量高水平的医学志愿者团队进行幕后指导,将优质的医疗资源覆盖到每一个用药的患者,实现了"通治方"使用的专业化、实时化,保证了用药的精准与安全。如在"寒湿疫方"使用过程中,就依托 APP 软件,患者通过微信扫描中药外包装上的二维码即可上传基本信息与病情日志,医师志愿者通过 APP 及电话回访可实现与患者一对一联系,了解病情变化与服药后反应,进行医学指导,必要时及时与前方医护人员沟通,进行药方的微调或诊疗方案的调整,解决了用药后患者信息反馈缺乏和医患互动不便的问题。截至 3 月 25 日,扫描二维码进入 APP 注册登记管理的隔离人员 12 051 人,其中服用"寒湿疫方"的 4 579 人,完成病情日志 27 884 份;参与随访的医生志愿者达 690 人,累计协助患者 4 571 人,与患者电话沟通 3 万多次。

(六) 疗效评价精准科学

以往的"通治方"抗疫,"大锅熬药"的用药模式,少有药后追踪和有效指导,对于用药疗效的评价十分模糊,是否有效、效果差异都限于一些大体的总结和描述,使得对于疫情的记录以及方药的使用都难于精准,无法总结提炼。本次"通治方"的使用,从一开始就通过各种现代的技术手段进行观察、收集、整理,不单单停留在是否使用,而是从适应证、疾病分期、疗效观察、辅助检查等各个角度进行全程的把控,对于药物的作用环节及效果得到了整体的呈现,为今后的诊疗工作提供了精准的借鉴。数据显示:1 月 28 日,武昌区隔离点疑似病例确诊比例高达 90% 以上,2 月 2 日实行隔离点中医药("寒湿疫方")干预,2 月 6 日确诊率下降到 30% 左右,3 月 5 日下降到 3% 左右。而"清肺排毒汤"在山西、河北等地进行了临床紧急观察,发现有效率超过 90%,"清肺排毒汤"能有效抑制内毒素的产生,可以避免或者延缓炎症风暴的发生,适用于轻型、普通型、重型新冠肺炎。

五、小结

历代医家运用中医药在与瘟疫的长期斗争中,积累了宝贵经验,探索了"通治方"这一有效的治疗途径。在发病之初,即予早用广施有效之通治方(如圣散子方、普济消毒饮、达原饮、清瘟败毒饮等）抗疫，皆为首善之选。

在抗击新冠肺炎的战役中，以"寒湿疫方"及"清肺排毒汤"等为代表的一批当代抗疫"通治方"适应证广、加减灵活、掌握方便、制备科学，既运用于治疗，也适宜预防，覆盖人群数量大，临床疗效显著。服用中医通治方后，避免传染、截断病势，为传染病的治疗留出较大缓冲地带，同时进行的临床疗效评价研究使其药效更趋精准，成为中医药介入抗疫工作的利器。"通治方"抗疫很好地实现了对瘟疫进行"辨病论治"为主、"辨证论治"补充的诊疗模式，将"万人一方"的群体化"通治"与"一人一方"的个体化"辨治"有机结合，实现了中医药抗疫的早期介入、全面介入、全程介入，蕴含丰富的中医药内涵，具有很好的推广前景，在应对重大公共卫生事件时具有重要示范意义，将为未来中医药防疫体系的建设提供新的模式。

第二节　从苏东坡"圣散子方"谈全小林院士"寒湿疫方"

中医治疗急性烈性传染病具有悠久的历史，通过历史上多次与各类瘟疫的正面交锋，总结出了独具特色的疫病理论、防治经验和诊疗方法。在中医抗击瘟疫的史册上，由唐宋八大家之一的大文豪苏东坡倡导使用的"圣散子方"就曾取得过辉煌的战绩。对于新冠肺炎疫情，中国政府及社会采取了强有力的防治措施，中医药作为重要防治手段普遍、全程、早期参与。无独有偶，作为国家中医医疗救治专家组共同组长的中国科学院全小林院士亲临武汉抗疫一线，通过实战经验的积累，拟定了"寒湿疫方"，并作为通治方广泛运用，取得了卓越的临床疗效。二方虽然相隔久远，却在抗击瘟疫中跨越时空，有异曲同工之妙。

一、宋代疫情与"圣散子方"

（一）宋代瘟疫概况与"圣散子方"的由来

据《三千年疫情》统计，北宋共流行瘟疫 22 次，南宋则达到了 29 次。在瘟疫频发的情况下，为控制瘟疫的流行，当时的中央及地方政府采取了多种措施，如派太医院医官主持防治，紧急编印医方，建立病坊，向民间施方布药等。

苏轼，字子瞻，号东坡居士，北宋著名文学家，位列"唐宋八大家"之一。苏轼友人巢谷，字元修，四川眉山人，行伍出身，亦通医道，藏有秘方"圣散子"。元丰三年二月（1080年），苏轼因为"乌台诗案"的牵连，被贬居黄州（今湖北省黄冈市），巢谷不远千里，赶去黄州探望老友，忧国忧民、喜好医道的苏轼借机向巢谷求取秘方，苏东坡费尽艰辛，不惜指江水发誓，不得传人，倘若失言，葬身鱼腹，方从巢谷手中得授"圣散子方"。时逢黄州及邻近州郡连年瘟疫流行，死人无数，苏东坡运用"圣散子方"治好了众多处于生死边缘的病患，其后为免秘方埋没，为救治更多的病患，苏东坡不惜违反对巢谷许下的重誓，将此方传于庞安时（后列鄂东四大名医之一），并为此方作序。庞安时，字安常，家住蕲水（今湖北省浠水县），宋代名医，宋元符三年（1100年）在其撰《伤寒总病论》时，将"圣散子方"附刻，并有《圣散子方》一卷流传，后被收入《苏沈良方》。

"故人巢君谷世宝之，以治此疾，百不失一。余既得之，谪居黄州，连岁大疫，所全活者不可胜数。巢甚秘此方，指松江水为誓盟，不得传人。余窃隘之，乃益传蕲水庞君安时。庞君医闻于世，又善著书，故宜授之，且使巢君名与此方同不朽也"（《苏沈良方》卷三"论圣散子"），从此"圣散子方"借苏东坡和庞安时之名流传开来，在宋代名声大噪，通行天下，成为中医抗疫名方。

（二）"圣散子方"药物组成及方解

《圣散子方》现有宋代刻本以及旧山楼赵氏的抄本，在《伤寒总病论》《苏沈良方》《三因极一病证方论》等书中也有记载，但各书所载的"圣散子方"在药味多少、药物炮制、服药方法上略有差别。如以药物组成而言，宋刻本《圣散子方》《伤寒总病论》《三因极一病证方论》所载均为22味，而《苏沈良方》所载药物为20味，少了"吴茱萸"和"苍术"。虽然各书记载稍有差异，但其基本药物组成及主要方义并没有根本性改变。

以宋刻本为例，方药组成如下：高良姜（麻油拌炒）、白术（去芦）、芍药（去皮）、藁本（去皮）、茯苓（去皮）、柴胡（去芦）、麻黄（去根节）、防风（去芦）、泽泻（去皮须）、猪苓（去皮）、藿香（去枝土）、细辛（去苗）、吴茱萸（汤洗七次）、独活（去芦）、苍术（去黑皮，米泔水浸）、枳壳（去皮，麸炒）、厚朴（去粗皮，姜汁制，炙）、半夏（汤洗七次，姜汁制）、附子（炒制，去皮脐尖）、石菖蒲（忌犯铁器）（以上各半两）、甘草（炙，一两）、草豆蔻（十个，去皮）等22味。

方解：方中以麻黄、柴胡、细辛、附子、吴茱萸、高良姜辛热解表、温里散寒；苍术、厚朴、藿香、石菖蒲、草豆蔻芳香辟秽、行气化浊；白术、茯苓、猪苓、泽泻健脾利水；防风、藁本、独活祛风胜湿；半夏、枳壳、芍药、甘草化痰止咳、和胃止呕。

（三）"圣散子方"所治瘟疫当属"寒湿疫"

1. 从瘟疫发病季节及地域特点分析　黄州时疫：黄州，即今之湖北省黄冈市地域（今黄冈市仍设有黄州区），地处湖北省东部、大别山南麓、长江中游北岸，与省会武汉山水相连。长江为黄冈境内黄金水道，流经黄冈市189千米，且黄冈市境内倒、举、巴、浠、蕲、华阳河六水并流，百湖千库星罗棋布，为多水多湿之地。《苏东坡黄州作品全编》中，编有《圣散子叙》一文，文末注曰："此文当作于元丰六年（1083年）下半年。圣散子，苏轼的老乡巢谷元丰五年九月从四川来黄探望苏轼，元丰六年正月离黄，巢谷将其'圣散子'药方传与苏轼，约不传人，指江水为盟。黄州时疫，合此药散之，所活不可胜数。后苏轼将此方传给蕲水名医庞安时，附于庞著《伤寒总病论》《浠水县志》有载）中，并欣然为之作序。"通过对巢谷到达及离开黄州时间的考证，以及适逢黄州瘟疫，苏轼运用"圣散子方"救治病患的记载来看，"圣散子方"在黄州治疗的时疫发病季节应该处于冬春之交，结合地域特点，多由"寒湿"邪气致病。

苏杭时疫：苏州，西抱太湖，北依长江；杭州，地处长江三角洲南沿和钱塘江流域。两地均河网密集，湖泊密布，属亚热带季风海洋性气候，四季分明，雨量充沛。"圣散子方"不仅在治疗黄州的瘟疫中发挥了巨大的作用，后苏轼在任杭州知州时亦用"圣散子方"防治春季流行于苏杭一带的瘟疫，疗效卓著，据《苏轼文集》所载《圣散子方·后序》："圣散子主疾，功效非一。去年春，杭之民病，得此药全活者不可胜数。所用皆中下品药，略计每千钱即得千服，所济已及千人，由此积之，其利甚溥。"从文献记载可以明确，"圣散子方"在苏杭治疗的时疫发病于春季，结合苏杭两地水多湿重的地理特点，也属"寒湿"邪气致病。

无论是在黄州还是苏杭，运用"圣散子方"治疗瘟疫的时间均集中在冬春季节，加之黄州及苏杭均水源丰富，地域多湿，从发病时节的"寒性"及地域特点的"湿性"综合来看，判定当时两地发生的瘟疫性质属于"寒湿疫"是有充分的气候及地理依据的。

2. 从"以方测证、以药测证"分析　"圣散子方"多以辛温发散药物合利湿化浊药物组方，方中多为辛温香燥之品，以其方其药测证，该方显然是为治疗寒湿病证而设，所治瘟疫应是"寒湿疫"无误。正如陈无择在《三因极一病证方论》中所言："此药以治寒疫，因东坡作序，天下通行……今录以备疗寒疫用者，宜究之。不可不究其寒温二疫也。"首次提出了圣散子治疗寒疫的观点。张凤逵更在《增订叶评伤暑全书》中明确指出："疫多病于金水不敛之年，圣散子寒疫挟湿之方而设。"《〈伤寒总病论〉释评》对"圣散子方"，特加"按语"："从方药组成看，全方偏温，用于时行寒疫病自无不可，但若云：'一切不问阴阳二感，或男女相易状'，未免言过其实。"

3. 从后世误用"圣散子方"分析　"圣散子方"虽是宋代抗疫名方，但却在取得辉煌战绩不久后就很快跌落谷底，到南宋即遭到医家和士人的猛烈抨击，其后更是多遭弃用，几乎销声匿迹。如叶梦得《避暑录话》云："宣和（1119—1125 年）后此药盛行于京师，太学诸生信之尤笃，杀人无数。今医者悟，始废不用。"陈无择在《三因极一病证方论》云："辛未年（1151 年），永嘉瘟疫，被害者不可胜数，往往顷时，寒疫流行，其药偶中，抑未知方土有所偏宜，未可考也。"直至明代仍有滥用"圣散子方"误人的记载，如俞弁《续医说》云："弘治癸丑年（1493 年），吴中疫疠大作。吴邑令孙磐，令医人修合圣散子，遍施街衢，并以其方刊行。病者服之，十无一生，率皆狂躁昏瞀而卒。"俞弁分析认为："昔坡翁谪居黄州，时其地濒江多卑湿，而黄之居人所感者，或因中湿而病，或因雨水浸淫而得，所以服此药而多效。是以通行于世，遗祸于无穷也……殊不知圣散子方中，有附子、良姜、吴茱萸、豆蔻、麻黄、藿香等剂，皆性燥热，反助火邪，不死何待？若不辨阴阳二证，一概施治，杀人利于刀剑。"

总结后世误用"圣散子方"出现差错的原因，乃是因为过于迷信苏轼所荐，在推广使用的过程中，不辨病证，盲目用药。叶梦得认为："疾之毫厘不可差，无过于伤寒，用药一失其度,则立死者皆是,安有不问证候而可用者乎?"关键在于阴阳不分、寒热不明,以治疗寒湿瘟疫之方去治疗热性瘟疫,故而造成不良后果,这些误治的教训也反证"圣散子方"当年所治疗的乃是"寒湿疫"。

4. 从五运六气分析　温病学家吴鞠通,指出了寒疫与温病的不同,并揭示出了寒疫与运气的关系,认为"六气寒水司天在泉,或五运寒水太过之岁,或六气加临之客气为寒水",是寒疫发生的运气环境。清代乾嘉年间的名医王朴庄,提出了"六气大司天"理论,并以此对"圣散子方"在宋代治疫进行了分析,认为自黄帝甲子前三十年厥阴风木司天,后三十年少阳相火在泉开始,至苏东坡以圣散子治疫时,正值第六十三甲子太阴湿土在泉。在《文十六卷·卷六·附:瘟疫病选方》中,陆懋修亦主张这一观点:"公谪居黄州,尚在六十三甲子,湿土运中,方必大效。"故从五运六气推算,苏轼于黄州运用"圣散子方"之时,是在寒湿的气化环境之下,其治疗的瘟疫,其性质应属"寒湿疫"。

二、新冠肺炎疫情与"寒湿疫方"

(一)新冠肺炎的"寒湿疫"定性与"寒湿疫方"的创制

为有效遏制新冠肺炎的蔓延趋势,保卫人民群众的生命健康与财产安全,国家卫生健康委员会与国家中医药管理局组织了高级别专家组前往武汉一线,2020 年 1 月 24 日除夕之夜,作为国家中医医疗救治专家组共同组长的中国科学院仝小林院士抵达武汉。仝小林院士置身寒风冷雨之中,对武汉的寒湿气候有了亲身感受,他对武汉当地发热门诊、急诊留观及住院患者进行了临床实地观察和诊疗,对该病的不同分期、不同程度、不同转归以及应对策略有了更深刻认识,明确提出新冠肺炎疫情属于中医"寒湿疫"范畴,并为此创立了"寒湿疫方"。2020 年 1 月 26 日早晨,在《健康报》记者王宁对仝小林院士的采访中,仝小林院士表示:新型冠状病毒肺炎当属"寒湿(瘟)疫,是感受寒湿疫毒而发病",从而在国内首次对新冠肺炎属于中医"寒湿疫"做了定性并进行了详细说明。

"寒湿"是从中医病因层次对新冠肺炎所作的定性,一是感染患者发病临床多表现出明显的寒湿邪气致病之象,仝小林院士通过实地观察武汉本地的确诊病例,发现多数患者由感受寒湿疫毒起病,在疾病早中期呈现寒湿袭表、阻肺、碍脾的临床表现。二是武汉的发病背景以寒湿的气候和地理特点为主。武汉地处江汉平原东部,唐代诗人李白曾在此写下"黄鹤楼中吹玉笛,江城五月落梅花",因此武汉自古又称江城。世界第三大河长江及其最大支流汉水横贯市境中央,将武汉城区一分为三,形成了武昌、汉口、汉阳三镇隔江鼎立的格局。武汉境内江河纵横、湖港交织,166 个湖泊坐落其间,水域面积占全市面积1/4,构成了极具特色的滨江滨湖水域生态环境,故而武汉的气候地理特点历来是湿气偏重。另据气象局统计资料显示,武汉地区 2020 年 1 月份降雨量达到近年来最高值,是过去 20 年同期平均降雨量的 4.6 倍(数据来源 http://www.weatheronline.cn/),连绵不断的阴雨加重了武汉地区的寒湿之气。

基于五运六气分析,武汉己亥岁末小雪至大寒(2019 年冬)这段时间的气候特点是光照少,阴雨连绵,环境潮湿,气温偏高且无风,2019 年 11 月份到 2020 年 1 月中上旬,气温逐渐下降,雨水增多,湿寒热相互胶结,此种气候为病原微生物的生长发育繁殖及传播提供了适宜的气候条件。此次疫情报道于大雪节气之后(12 月 7 日),增长于小寒节气(1 月 6 日),暴发于大寒节气(1 月 20 日),正是武汉地区一年之中最为寒冷的阶段。

仝小林院士综合所观察到的患者临床特征、地理特点、反常气候、发病时间等,首先提出可从"寒湿疫"角度论治武汉当地的新冠肺炎患者。

(二)"寒湿疫方"药物组成、组方思路及方解

"寒湿疫方"药物组成:生麻黄 6 g、生石膏 15 g、杏仁 9 g、羌活 15 g、葶苈子 15 g、贯众 15 g、地龙 15 g、徐长卿 15 g、藿香 15 g、佩兰 9 g、苍术 15 g、茯苓 45 g、生白术 30 g、焦三仙各 9 g、厚朴 15 g、焦槟榔 9 g、煨草果 9 g、生姜 15 g。每天 1 剂,水煎服,早中晚各 1 次,饭前服用。

方歌:新冠疑似麻杏羌,石葶长卿龙藿香。

苍白三仙苓姜佩,厚朴草果贯槟榔。

组方思路:仝小林院士针对"寒湿疫"寒湿疫毒闭肺困脾的核心病机,以宣肺透邪、健脾除湿、辟秽化浊、解毒通络为治疗原则,从表、肺、脾胃三个角度开通肺气。本方以麻杏石甘汤、葶苈大枣泻肺汤、藿朴夏苓汤、神术散、达原饮等化裁而成。

方解:从"态、靶、因、果"四个层面入手。寒湿既是本病之因,也是初感之态,故散寒除湿调理内环境以治"因"调"态"。药用麻黄、羌活、苍术、生姜等药辛温散寒;羌活、藿香、佩兰、苍术、茯苓、白术、厚朴、草果等药从胜湿、化湿、燥湿、利湿等多个角度祛除湿邪。治"靶"者,从体表、呼吸道及消化道黏膜入手,如麻黄、杏仁、石膏以麻杏石甘汤法开肺通表,加葶苈子泻肺平喘,治疗发热、气喘等表证和肺系症状;厚朴、槟榔、草果以达原饮法开通膜原,祛除秽浊湿邪;茯苓、苍术、白术、厚朴等药以神术散法健脾祛湿;藿香、佩兰、厚朴、茯苓等药以藿朴夏苓汤法芳香化湿,治疗纳呆、恶心呕吐、腹泻、大便不爽等脾胃系症状;疫之为病,容易疫毒内陷,损肺阻络,并出现肺纤维化之"果",用大剂量白术、茯苓培土生金,扶固肺气,并用贯众、徐长卿解毒消炎,与地龙合用,共奏解毒活血通络之效,防止已病传变为肺痹、肺闭及肺衰之证。

三、"圣散子方"与"寒湿疫方"的异同

(一)两方主治病证的异同

宋刻本"圣散子方":用以"治伤寒时行疫疠、风温、湿温,一切不问,阴阳两感,表里未辨,或外热内寒,或内热外寒,头项腰脊拘急疼痛,发热恶寒,肢节疼重,呕逆,喘咳,鼻塞声重,及食饮生冷伤在胃,胸膈满闷,伤肋胁胀痛,心下结痞,手足逆冷,肠鸣泄泻,水谷不消,

时自汗出,小便不利,并宜服之"。

"寒湿疫方":适用于新冠肺炎(COVID-19)疑似病例,亦可应用于确诊初期患者。症见乏力和(或)周身酸痛,发热和(或)恶寒,咳嗽、咽痛,纳呆和(或)恶心呕吐、腹泻和(或)大便不爽、秘结,舌质淡胖和(或)齿痕,舌苔白厚腻或腐腻或罩黄(虽有黄苔,但舌体发暗,呈青紫舌),脉沉滑或濡。

两方均为治疗"寒湿疫"而设,其主治病证异同详见表2-1-1。

表2-1-1　"圣散子方"与"寒湿疫方"主治病证比较表

病证表现	"圣散子方"	"寒湿疫方"	备　注
寒热表现	或外热内寒,或内热外寒,发热恶寒,手足逆冷	发热和(或)恶寒	
精神体力		乏力	
汗出情况	时自汗出		
疼痛情况	头项腰脊拘急疼痛,肢节疼重,肋胁胀痛	周身酸痛	
咳喘情况	喘咳	咳嗽	
胸膈情况	胸膈满闷		
其他肺系症状	鼻塞声重	咽痛	
脾胃系症状	呕逆,心下结痞	纳呆和(或)恶心呕吐	"心下结痞"意即"上腹痞满"
大便情况	肠鸣泄泻,水谷不消	腹泻和(或)大便不爽、秘结	
小便情况	小便不利		

(二) 两方药物组成与功效主治的异同

在药物组成上,两方均用麻黄、姜辛温解表散寒;霍香、苍术芳香辟秽;白术、茯苓健脾利湿;厚朴行气化湿;由此可以看出,两方均着眼于"寒湿"与"戾气"的致病因素,以宣肺健脾、散寒利湿、化浊辟秽为主要功效。两方除共有药物外,在芳香辟秽、祛风胜湿等方面,均有功效类似的药物,故而两方的整体功效是基本一致的。

"圣散子方"兼以细辛、附子、吴茱萸温里散寒;半夏、石菖蒲、草豆蔻燥湿行气;猪苓、泽泻健脾利水;防风、藁本、独活祛风胜湿;柴胡、枳壳、芍药、甘草理气和胃。全方着重表里同治、气水同调,既辛温解表,又温里散寒;既理气化湿,又健脾利水。

"寒湿疫方"兼以羌活祛风胜湿;佩兰、草果芳香辟秽;杏仁、石膏开肺畅表;葶苈子泻肺平喘;槟榔调畅气机;贯众、徐长卿解毒消炎;地龙活血通络。全方表里兼顾、气血同治,既宣肺散寒,又健脾利湿;既调理气机,又活血通络。

"圣散子方"中调理气机的药物较多,故其理气化湿之力较强;"寒湿疫方"中芳香药物较多,故其辟秽醒脾之力较强,且有解毒消炎、活血通络之力,与时俱进,更加强调截断病势、未病先防、既病防变。两方功效及药物组成对比详见表 2 - 1 - 2。

表 2 - 1 - 2 "圣散子方"（宋刻本）与"寒湿疫方"功效主治及药物组成对比表

功效主治	"圣散子方"药物组成	"寒湿疫方"药物组成	备　注
辛散解表	麻黄 柴胡	麻黄 生姜	两方共有
温里散寒	细辛、附子、吴茱萸、高良姜		
解毒消炎		石膏、贯众、徐长卿	
芳香辟秽	藿香、苍术	藿香、苍术	两方共有
	石菖蒲	佩兰、草果	
化痰止咳	半夏、枳壳	杏仁	
泻肺平喘		葶苈子	
健脾利湿	白术、茯苓 猪苓、泽泻	白术、茯苓	两方共有
缓中调和	芍药、甘草		
行气化湿	厚朴 草豆蔻	厚朴 槟榔	两方共有
祛风胜湿	防风、藁本、独活	羌活	
活血通络		地龙	
消食导滞		焦三仙	

四、从"圣散子方"到"寒湿疫方"的启示

（一）"寒湿疫"的重要性再次体现

温病学说兴起以来，中医在外感热病的认识上取得了长足的进步，受温病学影响，中医对瘟疫的诊疗多从外感热病论治，加之后世瘟疫随着气候环境的改变，发病多以发热等热象为主，导致瘟疫从湿热论治成为重要的治疗方向，从寒湿论治瘟疫反倒逐渐淡化。无论是对宋代苏东坡运用"圣散子方"治疗寒湿瘟疫的学习，还是当前仝小林院士创制"寒湿疫方"抗击新冠肺炎的实战，均再次将"寒湿疫"的重要性体现出来，促使医者对"寒湿疫"进行重新认识与探索。

（二）"宣肺利湿法"成为寒湿疫的核心治疗法则

无论是"圣散子方"还是"寒湿疫方"，均以宣肺解表、散寒利湿为其主要组方原则，针对"寒湿疫"的核心病机，"宣肺利湿法"成为了核心治疗法则。通过辛温散寒、宣肺解表、芳香辟秽、健脾利湿的治法使得外寒得散、湿邪得化，疫疠毒邪无所裹挟、无所依赖，难以独自为患。寒湿祛除，阳气得复，抗邪有力，疫病自然截断，疾病向愈。

（三）"圣散子方"的"广发救人"与"寒湿疫方"的"普施救人"

苏东坡在"论圣散子"中说："自古论病，惟伤寒为急，表里虚实，日数证候，应汗应下之类，差之毫厘，辄至不救。而用圣散子者，一切不问，阴阳二感，或男子女人相易，状至危笃，连饮数剂而汗出气通，饮食渐进，神宇完复，更不用诸药，连服取瘥。其余轻者，心额微汗，正尔无恙。药性小热，而阳毒发狂之类，入口便觉清凉，此药殆不可以常理而诘也。"可见苏轼用"圣散子方"不分男女老少，广而服药。而在《圣散子方》中，苏东坡强调"若时疫流行，不问老少良贱，平旦辄煮一釜，各饮一盏，则时气不入。平居无事，空腹一服，则饮食快美，百疾不生，真济世之具，卫家之宝也"，从文中可知，苏轼不仅将"圣散子方"用于治疗瘟疫，更作为预防药物广让人服，以避邪气。为抗击疫情，苏东坡还捐款集资，创建了"安乐坊"，收纳贫苦病患。元祐五年（1090年）在疫情趋于缓和后，他还派专人给穷人烧粥施舍，并煎药送给无钱请医的患者，派专人带医生在杭州城内一个坊接一个坊地去治病，救活了无数患者。捐资发药的方式更是让药物覆盖面愈加广泛，更好地实现了"广发救人"。

"寒湿疫方"采用通治方的形式来使用，主要是由于确诊病例及疑似病例不断增多，若采用"一人一方"的办法将不便于中医药大规模防疫工作的开展，只有通治方是大规模开展中医药群防群治的有力途径，这种普遍覆盖高危人群的用药方式，在全小林院士所倡导的"武昌模式"中得到充分的运用。"武昌模式"采用"中医通治方＋社区＋互联网"的模式进行用药，依靠政府力量，利用当代信息技术"普施救人"，打通了后方医生和前方患者的沟通桥梁，既能够指导患者用药，缓解患者心理压力，同时降低了医护人员的感染风险，极大地缓解了社区医生的工作压力。

从两方的使用经验来看，对于"寒湿疫"的防治，宜早期用药，可截断病势，防止寒湿裹挟戾气深入体内；用药覆盖面宜广，不仅对于确诊病例可以使用，对于医学观察期的疑似病例及居家隔离者也要尽早使用，可起到未病先防、既病防变的作用，并有利于鉴别诊断。

五、小结

"圣散子方"作为中医治疫名方，经大文豪苏轼的美誉得以广泛运用并流传于世，其治疗宋代的寒湿瘟疫疗效确切、彪炳史册。当代的"寒湿疫方"乃随着突如其来的新冠肺炎应运而生，其创制的过程凝结了全小林院士对新冠肺炎发病背景、疫情特点、疾病属性、核心病机、证候演变等方面的深刻认识和独到体会，是以"寒湿疫"为疾病辨识基础而进行论治的重要方药，其组方与加减均体现了针对"寒湿疫"宣肺利湿的核心治则。

黄州东坡圣散子，伤寒湿疫广治方；隔空千年寒湿疫，"武汉抗疫"铸辉煌。随着疫情防治工作的深入开展，对"寒湿疫方"的基础及临床研究逐渐深入，期待作为当代中医防治"寒湿疫"的核心成果，如同宋代"圣散子方"一样，受到广泛重视与借鉴，进一步提高中医药对"寒湿疫"的防治水平。

第三节　"寒湿疫方"临床应用路径

一、"寒湿疫方"运用要点

（一）适用范围

适用于新冠肺炎疑似病例和确诊病例轻型、普通型患者，加减后亦可用于重型、危重型患者救治。

（二）主要用方指征及病证分析

1. 主要用方指征　临床表现以发热恶寒、头身疼痛、乏力＋咳嗽、憋闷、喘促＋纳差、呕恶、脘痞、大便黏腻＋舌质淡、舌苔白厚腻、脉沉滑为用方的主要指征。

2. 病证分析　寒湿袭表、邪正交争、卫表不和则见发热恶寒、头身疼痛等；寒湿阻肺、肺失宣肃则见咳嗽、咽痛、憋闷、喘促等；寒湿碍脾、升降失常则见纳差、恶心、呕吐、脘痞、腹泻、大便黏腻或秘结不爽等；寒湿困阻，阳气被遏，四肢百骸失于温养则见乏力恶寒等。舌质淡胖和（或）齿痕，舌苔白厚腻或腐腻，脉沉滑或濡均为寒湿外袭、郁肺困脾、阳气受损之征象。

（三）加减方法及功效说明

全小林院士根据临床诊疗经验，为"寒湿疫方"制定了详细的加减方法，以应对患者实际的病情变化以及不同的气候地理条件，而高龄或心脏病患者，应注意麻黄用量或不用。具体药物加减及功效说明详见表 2-1-3。

表 2-1-3　"寒湿疫方"药物加减及功效说明表

症状变化	药量增加	药物增加	功效说明
恶寒发热、背部及四肢肌肉酸痛		＋桂枝 9～30 g	增强解表散寒、温通经络之力
恶寒重、无汗、体温39℃以上	重用麻黄至 9～15 g、生石膏至 30～90 g	＋芦根 30～120 g、知母 15～30 g	增强发汗解表、清热解毒之力
往来寒热		＋柴胡 15～30 g、黄芩 15～30 g	和解少阳
乏力明显		＋黄芪 15～30 g、人参 6～9 g（若无人参，＋党参 9～30 g）	健脾益气
咽痛		＋桔梗 9 g、连翘 15 g	清热利咽
干咳重		＋百部 15～30 g、蝉蜕 9 g、藏青果 9 g、苏子 9 g	增强润燥止咳、疏风宣肺之力

症状变化	药量增加	药物增加	功效说明
喘憋	重用葶苈子至30 g	+炙紫菀15～30 g、炙款冬花15～30 g、炙枇杷叶15～30 g	增加止咳化痰、泻肺平喘之力
咳血		+仙鹤草30 g、紫草15 g、三七粉3 g(冲服)	宁络止血
痰多色黄或咳痰不畅		+瓜蒌仁30 g、黄芩15 g、鱼腥草30 g、连翘30 g、板蓝根30 g	增强清肺化痰、解毒消痈之力
纳呆重		+莱菔子9～15 g、陈皮15 g	增强行气运脾之力
呕恶重	重用生姜至30 g	+半夏9～15 g、黄连3 g、紫苏叶9 g	增强和胃制酸、降逆止呕之力
腹泻	重用生姜至30 g、茯苓至60～90 g	+黄连6～9 g	增强散寒利水、燥湿止泻之力
便秘		+枳实10～15 g、大黄6～15 g	顺气导滞、通腑泄浊
舌质红或干		+莲子心6 g、麦冬30～90 g	清热养阴
舌质绛红		+生地黄30 g、赤芍15～30 g	清营凉血
四肢逆冷、汗多、气促,或神昏,舌淡暗或紫暗,脉细数		+人参9～15 g、淡附片9～30 g、山茱萸30～90 g、干姜15～30 g、桃仁9～15 g、三七3～9 g	大补元气、回阳救逆、纳气定喘、活血开窍

二、"寒湿疫方"运用概况

在武汉抗疫前线,从2020年2月3日起在社区大规模发药至3月2日,"寒湿疫方"合计发药70.2万余剂,覆盖人群5万余人。截至3月1日,累计扫码患者数量11 404人,并通过6万多日记卡反馈他们服药后的情况。各地收集的初步结果表明,用药后患者发热、咳嗽、咳痰、乏力、气短、周身酸痛、纳差、恶心、呕吐、腹泻、精神紧张等症状均在1～3天内得到明显缓解,尤其是服用中医通治方,高危人群可预防传染,轻症不至于变成重症,重症不至于死亡,对传染病的治疗留出大的缓冲地带,可以起到很好的防控作用。

第四节 "预防通治方"及"恢复期通治方"适宜人群及临床应用

寒湿疫病,虽人群普遍易感,然戾气毒力有强弱,个体体质有差异,故感邪有难易之别,病情有深浅之分,预后亦有善恶之不同。中医自古有"未病先防、既病防变、瘥后防复"的治未病思想,在预防疫病、促进康复方面积累了丰富的治疗经验。本节通过对"预防通治方"及"恢复期通治方"的组方思路、应用要点进行分析,进一步探讨"寒湿疫"预防与康复的临床策略，以期为未来中医药参与大规模疫情防控提供参考。

一、"预防通治方"

(一) 寒湿疫预防要点

古人云"五疫之至，皆相染易"，疫邪传染性强，人群普遍易感，因此"避其邪气"当属最有效的方法，然而由于寒湿疫有潜伏期，发病初期症状不典型，甚至存在无症状感染者，因此要实现绝对的回避疫邪便显得十分困难，尤其是对于必须要参与到社会生产活动中的人群，即便注意采用保持社交距离、勤洗手、戴口罩等手段，依然存在感受疫邪的风险。此时采用中医中药前期、早期积极广泛地干预便显得尤为重要。《素问·刺法论》曰："正气存内，邪不可干"，正气是决定邪气易感与否的内在因素，人体正气充足则可抗御外邪，《冯氏锦囊秘录》云："正气旺者，虽有强邪，亦不能感"，此之谓也。因此在疫病的预防工作中首先当注意固护正气。

另一方面也当重视中医"同气相求"的致病观。即特定的时空，产生特定的病邪，特定的病邪因同气相求原理作用于特定的个体脏腑、组织、器官，影响人体特定的物质和功能，产生特定的疾病和传变。《素问·八正神明论》中云"以身之虚而逢天之虚，两虚相感，其气至骨，入则伤五脏"，即明确指出了天人相应、两虚相感而发病的理论。在《灵枢·邪气脏腑病形》中更是以"形寒寒饮则伤肺，以其两寒相感，中外皆伤，故气逆而上行"举例，具体阐释了同气相求的致病特性。

疫戾之邪常挟杂六淫邪气侵袭人体，而表现类似其所挟六淫邪气的病理特征，其所留病处、传变方向，也往往具有与其相似的特性。如《温病条辨》所云"伤寒由毛窍而入，自上而下，始足太阳、足太阴，膀胱属水，寒即水之气，同类相从，故病始于此"，这是风寒之邪对足太阳、足太阴二经的倾向性；"太阴内伤，湿饮停聚，客邪再至，内外相引，故病湿热，此皆先有内伤，外感客邪，非由脏及脏之谓"则是点明湿热病，病发后多以脾胃中焦为病变中心，实是"湿土之气，同类相召"使然。

中医自来强调"天人相应"，在治疗时亦强调"因地、因时、因人"制宜，这样的理念，在疾病的预防过程中同样适用。本次在武汉发生的新冠肺炎疫情，之所以属于中医"寒湿疫"的范畴，与武汉当时阴冷潮湿的环境有很强的相关性，因此针对寒湿疫邪要想做到有效预防，补气固表固然重要，更重要的则是就寒湿疫邪的特性针对性地用药，调理人体内环境，使寒湿虽感而不入，虽入而不留，此为正道也。

(二) "预防通治方"药物组成、组方思路及方解

1. "预防通治方"药物组成　　苏叶 6 g，藿香叶 6 g，陈皮 9 g，煨草果 6 g，生姜 3 片。煎汤代茶饮。

2. 组方思路　　疫邪挟杂寒湿之邪侵袭人体，遂具有寒、湿的致病特点，二者均为阴邪，最伤阳气，故临床预防，断不可妄投板蓝根、金银花之类，恐苦寒更伤阳气，反引邪入里；同时

寒主收引凝滞,易郁闭肺气、腠理,湿性重浊黏滞,易阻滞气机,困阻脾土。故预防时当选辛温宣散之品,以归肺、脾经为主,透表、宣肺、燥湿、健脾,针对性地从源头阻断疫病。

3. 方解　预防方,乃针对感邪而未病所设。本方中紫苏叶为发生之物,辛温能散,气薄能通,味薄发泄,功专解肌发表,凡属表证,给邪气出路之要药也。藿香叶辛、微温,芳香化湿助脾胃,乃手足太阴之要药,《药品化义》言:"若岚瘴时疫用之,不使外邪内侵,有主持正气之力。"陈皮苦、辛、温,归肺、脾经,一来可导胸中寒邪,二来益脾胃而燥湿,东垣曰:"夫人以脾胃为主,而治病以调气为先,如欲调气健脾者,橘皮之功居其首焉。"草果辛、温,归脾、胃经,功专燥湿温中,《本草正义》言之"辛温燥烈,善除寒湿而温燥中宫,故为脾胃寒湿主药"。生姜辛、微温,归肺、脾、胃,既可透散在表风寒,又可温中益脾胃,脾胃之气温和健运,则湿气自去矣。五药相合,透邪于表,宣肺于上,温脾于中,用量轻清宣透,代茶以取少量频服,以尽时时固护之功。

(三)"预防通治方"运用要点

1. 适用范围　广泛适用于普通民众居家防护,尤适用于身处潮湿寒冷环境的人群,或素有脾胃虚寒的人群。

2. 加减方法　寒湿重者,生姜用5~10片;平素气虚易感冒者,酌加生黄芪9~15 g、炒白术9 g、防风6 g;素体肺胃热重,恐辛温助热可酌加金银花9 g。

二、"恢复期通治方"

(一)恢复期辨治要点

寒湿困阻当以耗气伤阳为主,但若遇阳热之体或是气机郁闭过重皆可化热化燥,耗伤阴津,古称湿火者是也。因此疾病发展至中后期就可见不同程度的气阴亏虚,又以恢复期邪去正衰之时更为突出。同时寒湿疫毒闭肺,或寒凝血脉,或湿阻经络,或从阳化热,灼伤血络均可导致血瘀形成,痰瘀互结,滞于肺络,久则纤维化,即患者恢复期常见的肺间质病变、肺纤维化。此外,《临证指南医案》言:"至虚之处,便是留邪之地。"恢复期患者往往正气式微,难以尽祛余邪,或因所感疫毒猛烈,长驱直入,正邪相争,正胜邪退,但余邪内伏于里,虽正气尚存亦难以攻逐于外,故疫疠浊毒易黏伏体内,伺机而发,甚至部分患者有核酸检测复阳的情况。纵观新冠肺炎整个病理发展,寒湿疫邪所导致的正气内伤,脉络瘀阻贯穿全病程,结合患者临床表现,不难看出新冠肺炎发展至恢复期,已由初感"寒湿"之"态",演变为"虚态""瘀态",应遵循中医"未病先防、既病防变、瘥后防复"的治未病思想,平衡阴阳,调畅气血,截断复发源头,改善患者预后,治以补益脾肺,益气养阴,活血通络。

(二)"恢复期通治方"药物组成、组方思路及方解

1. "恢复期通治方"药物组成　黄芪15 g、党参15 g、炒白术15 g、南北沙参各9 g、麦

冬15 g、陈皮15 g、茯苓15 g、法半夏9 g、知母12 g、丹参15 g、浙贝母15 g、赤芍15 g、桔梗9 g、防风9 g、甘草6 g、炒三仙各9 g、山药15 g。

2. 组方思路　2020年2月19日国家卫生健康委员会和国家中医药管理局发布了《新型冠状病毒肺炎诊疗方案(试行第六版)》，提出恢复期的中医辨证分型为肺脾气虚证和气阴两虚证。基于该方案，从2月下旬开始，中医巡诊医疗团队在仝小林院士指导下，为康复驿站较早进入恢复期的患者开具了兼顾多数新冠肺炎恢复期患者的通治方。该方以六君子汤、沙参麦冬汤、玉屏风散等为底方化裁而成，兼顾了肺脾气虚和气阴两虚证，玉屏风散还体现了"瘥后防复"的思想。

3. 方解　方中之黄芪益肺脾之气，麦冬益肺脾之阴，共为君药而为全方奠定基础。党参、炒白术、山药、陈皮、茯苓、法半夏、炒三仙、南北沙参、知母、桔梗、浙贝母共为臣药，其中之党参、炒白术益气健脾，陈皮、茯苓、法半夏化痰祛湿，炒三仙消食健胃，从不同的角度助黄芪益肺脾之气；南北沙参益气养阴，山药养肺脾肾之阴，浙贝母、桔梗宣肺化痰，知母滋阴润燥，从不同的角度助麦冬养肺脾之阴。防风、丹参共为佐药，其中防风祛邪解表止汗，丹参养血活血，可消除病情进展中所形成的各类瘀血。甘草以其甘平之性、调和之功，而为使药，全方以达健脾祛湿、益气养阴、活血通络之功效。

(三)"恢复期通治方"运用要点

1. 适用范围　适用于新冠肺炎恢复期以肺脾气虚、气阴两虚为主要表现者。

2. 主要用方指征　临床表现以气短、胸闷、干咳、少痰＋口干、口渴、心悸、多汗、倦怠乏力＋纳差食少、呕恶痞满＋大便无力、便溏不爽＋舌淡胖、苔白腻，脉细或虚为用方的主要指征。

3. 病证分析　肺主气司呼吸，肺气虚可使气机升降失司，可见气短，肺燥津伤则干咳少痰；金病及土，子病累母，致胃津亦亏，不能上润，所以口干、口渴；胃气未复、脾失健运，故倦怠乏力、纳差食少、呕恶痞满；肺和大肠相表里，肺、脾气虚可致大肠传导功能失常，见大便无力，便溏不爽；气虚则对津液营血失于统筹固摄，故有心悸、汗多等症。

(四)"恢复期通治方"运用概况

在武汉多个康复驿站均有恢复期通治方的使用，对其中6个康复驿站观察的治愈出院新冠肺炎患者进行分析，所有观察人员平均隔离观察时间约为10天。共观察420名出院人员，其中，325人接受中医综合干预，包括恢复期颗粒、八段锦、穴位贴敷灸、足浴等；95人未接受任何干预。结果显示：经中医综合干预后，观察人员的咳嗽、胸闷气短以及乏力、心悸、失眠、出汗等症状得到明显改善。中医综合干预组的复阳率为2.8%(9/325)；对照组复阳率为15.8%(15/95)。两组复阳率比较，差异有统计学意义。采用单因素分析发现，可能影响出院人员核酸检测复阳的因素包括年龄、合并基础疾病以及中医综合干预。采用多因素分析发现，在校正了年龄、性别、合并基础疾病、疗程等8个因素之后，中医综合干预是核酸复阳的独立影响因素。

　　实践证明，在本次抗击新冠肺炎疫情工作中，中医通治方在预防与恢复方面均可发挥其优势，能够广泛、全面地进行人群干预，同时还可结合中医针灸、拔罐、导引等多种治疗手段，共同帮助提升正气、调理机体、祛除疫邪。通过临床观察，中医药介入恢复期可有效减轻后遗症，改善预后，降低核酸复阳率，促进患者早日恢复正常生产生活。未来应当进一步对中医药在疫情预防与康复中的作用进行研究，积极推广确切有效的中医治疗模式，发挥中医优势，为我国最终打赢新冠肺炎防控战役贡献力量，为未来中医药防治重大疫情提供可借鉴的经验。

第二章
基础：基层社区

第一节　当前我国社区治理和医疗服务现状

一、社区治理的基本含义

社区这一概念源自德国学者滕尼斯,他在《社区与社会》一书中对社区与社会的概念进行了区分,他认为社区是一种有别于"社会"的传统的、富有情谊的社会团体。自此以后,不断有学者对社区及社区治理进行研究。社区治理是指在特定社区内包括基层政府在内的多个治理主体,具体包括基层政府、社区组织、居民及辖区单位、营利组织、非营利组织等多个组织,通过协商谈判、协调互动、协同行动等对涉及社区共同利益的公共事务进行有效管理,从而增强社区凝聚力,增进社区成员的各项社会福利,促进社区不断进步和发展的过程。

谈到对治理的定义,爱尔克劳夫勒在其著作《治理与政府管理——与外部利益相关人的网络合作》中对"治理"概念定义为:

(1)治理是运用政治权力管理国家事务的行为。

(2)治理包括树立传统、建立制度和决策过程,治理决定着如何行使权力、公民如何表达需求、公众的利益如何得到保障,重大共同利益决策如何制定等等。

(3)治理是社会相关利益个体靠协商与合作来共同制订政策和影响社会发展的一种社会运行方式。

(4)治理是参与社会政治体制互动的一种运行模式或结构,这一模式不能减为一方或特殊的几方。

"治理"理论研究的领军人物罗茨,也总结了"治理"概念的几种含义:

(1)这是社会各方共同行为的治理。

(2)这是新公共管理的治理模式。

(3)这是更有效治理的治理模式。

(4)这是能行使社会控制系统功能的治理模式。

(5)这是能"通过网络,及时掌控"进行治理的模式。

（6）这是作为新政治体系的治理模式。

（7）这是高度"国际依赖"型的治理模式。

全球治理委员会也对"治理"一词给出了界定："各种公共的或私人的个体，实体或机构管理社会或部门共同事务所行使的诸种方法之总和。这是一个调和和综合各方冲突或代表不同利益均衡稳定发挥作用并采取合作行动的持续的过程。它包括督促或使人们遵守社会约定的制度和政体，也包括经过人们集体同意或认为符合其最大利益的非正式的制度安排等职责。"这个界定比较权威，它描述了治理的四个基本特征：

（1）治理是一个权力过程，在这个过程中各个利益主体相互参与，共同合作来解决公共事务，治理本身并不是一整套强加的规则，而是规则的创造者和遵守者。

（2）治理过程的基础是协调合作与参与的过程，而不是强权控制下的胁迫，参与治理的任何人本身就是治理者。

（3）治理涉及多个公共部门，不仅包括政府，也包括个体或其他层级的部门协作。

（4）治理不是一种固定的模式制度，而是随着社会需求的变动而持续调整的互动过程。

"在全球化的背景下，虽然治理涉及的领域主要存在于政府间的关系，但是治理同时也存在于与非政府组织、公民运动、跨国公司以及影响日巨的全球公民的个体现象有关"。

我国学者也针对我国的实际情况，对治理做了定义的界定，如俞可平提出治理的基本构成要素有六个，包括合法性、透明性、责任性、法治、回应和有效性。我们从理论和实践结合的角度来看，社区治理应该更加注重以各治理主体的协同互动、以人为本，以社区的实际需求为导向，以为人民服务为根本理念。

二、社区分类治理的意义

研究社区治理问题时，需要首先深入研究社区的基本内涵和基本特征，才有可能建构出既有普遍意义又有个性差异性，既兼顾统筹规划又能因地制宜的社区分类治理体系。社区治理的内涵主要包括基层民主政治建设、党组织建设、综合管理服务、环境服务、卫生服务、文化教育服务、治安管理、经济社会发展等各方面的内容。丁元竹将社区的特征描述为在一定分类标准指导下，社区所呈现出来的多元化的社会属性。胡维维和郑进一步指出社区治理的核心在于建立基于结合了市场原则、公共利益和社会认同三者有机集合之上的协同合作。社区治理需要社区根据一定的标准针对不同类型特征的社区需求实施与之匹配的相应的治理措施。这对社区治理主体的多元化和社区治理精细化提出了更高要求。社区治理无论是从理论价值还是从现实意义上来说，都有着重要的历史现实意义。

三、社区分类治理的本质

社区治理，不管类型和现象如何多变，归根结底其本质就是对居住在社区的居民提供服务,通过合理有序的对居民所居住的社区资源进行合理配置和有序高效的管理,以便更好地为居民提供服务。所以根据科学的标准对社区进行分类,有针对性地进行问题分析,精准化地提出应对措施,有助于增强社区治理效能,提升社区服务水平。总之,在社区治理体系的建构过程中,社区是载体,多元化是手段,服务是目标,其本质在于通过寻求更为科学和有效的社区治理模式,促进基层社会的良性运行与和谐发展。

社区治理是社会治理的基础,是我国基层自治制度的重要组成部分,也是我国基层民主制度的重要体现,在实现经济与社会发展以及维护国家稳定等方面发挥着重要的基础性作用。正如英国著名学者吉登斯所言:"社区这一主题是新兴政治的根本所在。"如何加强城市社区治理,关系到社会稳定和国家发展大局。为了规范和提升社会治理整体水平和提升社区治理整体效益,我国颁布了不少法律法规,如《城市居民委员会组织法》《人民调解委员会暂行组织通则》《物业管理条例》等;党和国家颁布实施的各项关于社区治理的政策措施,如《民政部关于在全国推进城市社区建设的意见》等。2012年党的十八大报告明确提出,需要"加强基层社会管理和服务体系建设"。2013年党的十八届三中全会决定提出:"全面深化改革的总目标是完善和发展中国特色社会主义制度,其中包括推进国家治理体系和治理能力的现代化建设。"这为我国城市社区管理模式转型指明了方向。2016年3月的《城乡社区服务体系建设规划(2016—2020年)》,强调了发展城乡社区社会服务和社区文化、教育、体育服务的重要性,将重点任务集中到加强城乡社区服务机构建设和扩大城乡社区服务有效供给上。2017年6月,中共中央国务院发布了《关于加强和完善城乡社区治理的意见》,提出为了健全完善城乡社区治理体系、应不断提升城乡社区治理水平,重点强调了要注重发挥基层群众性自治组织的作用,统筹发挥社会力量协同作用等内容,为后期的工作开展奠定了基础。2017年10月,党的十九大报告也就社区治理工作明确提出了社区治理需"加强社会治理制度建设,完善党委领导、政府负责、社会协同、公众参与、法治保障的社会治理体制等目标……并提出为了加强社区治理的体系建设落到实处,应推动社会治理重心向基层下移,发挥社会组织作用,实现政府治理和社会调节、居民自治良性互动。"2019年《政府工作报告》又明确提出"推动社会治理重心向基层下移""构建城乡社区治理新格局"的社区工作目标。到目前为止,经过多年的建设,我国已经基本建立了较为完备的社区治理法规体系,从理论探索和实践保障上,为我们在这次疫情中能及时调动社区治理力量,形成社区终端体系的良性互动机制奠定了坚实的基础。

社区作为社会治理系统的基础单元,是国家治理体系的微观细胞,社区治理体系和治理能力现代化是国家治理体系和治理能力现代化的基础性构成。我国在社区治理上的长足发展在这次疫情中都体现出极大的前瞻性和指导性。经过这次疫情之后,无论是各级政府还是民众,越来越多的人认识到,社区治理是社会管理的基石,社区治理的水平和效果直接关系到社会治理的绩效和社会安全稳定的大局。因此,及时总结我国城市社区治理的经验和不足,研究城市社区治理模式转型和功能开发,是这个时代的需要,是中国社会发展的需要。

首先我们来回顾一下"治理"的概念和内涵的发展历程,"治理"如果要追踪溯源,它其实源于拉丁文和古希腊语,原意为"控制、引导和操纵"。治理作为政治术语首先被用于法国,意思是"政府所在地"。长期以来它经常与"统治"一词交叉使用,主要用于描述和概括国家的公共事务管理活动和国家所从事的政治活动等行为。"治理"一词作为学术用语首先出现在世界银行对撒哈拉以南非洲的研究分析报告中,该报告中提出一个主张,认为对非洲国家来说,最急切需要的不是资金和技术援助,而是国家的和平环境和高效的政府治理。世界银行使用"治理"这一术语,体现了人类社会发展中的新阶段,即一个社会的发展是建立在民众信念之上,如果没有依法治国和民主治理,就不可能有经济繁荣,这是有因果逻辑关系的规律。自此以后,各国的学者们对"治理"的研究不断深入,研究面也不断拓宽,它逐渐成为一个内涵丰富、适用广泛的理论,并在许多国家的政治运行、社会管理改革中得到广泛的运用。"治理"的概念不仅在欧美发达国家流行,而且成为国际组织关注的焦点,成为评价一个国家、一个政权的标准之一,它不再只局限于政治学领域,而被广泛运用于社会经济与管理学领域之中。

四、我国社区管理模式的历史变迁

从中华人民共和国成立到今天,我国城市社区管理模式经历了三个阶段的发展演变,每个阶段的社区管理模式都不相同。

(1)1949—1992年单位制城市社区管理模式:这是中华人民共和国成立后的城市社区治理模式,是计划经济的产物。主要运行模式是党和国家制订政策规定、计划指标以及行政命令,以行政命令的形式下达到各个单位,再通过各单位的具体执行从而贯彻于全社会。

(2)1992—2000年社区合作制城市社区管理模式:这个阶段由于改革开放,社区治理模式产生了由单位制城市社区管理模式向自治制城市社区治理模式转型的趋势,也是由计划经济体制向市场经济体制转型的产物。

(3)2000年至今社区自治制城市社区管理模式:加入WTO以及随着社会经济的不断发展,我国城市社区管理也推陈出新,勇于推行社区建设改革与试验,在城市社区管理和运行体制等方面进行了积极有效的探索和实践。

五、我国城市社区管理的三种典型模式

改革开放以来,中国社区类型和特点随着经济社会发展发生了巨大变化,从普通街道居民区、单位大院社区和农村社区为主的传统型社区类型,转变为各类商品房小区、老旧社区、城中村社区、外国人集中居住社区、新型农村社区、产业型社区等社区类型多元并存,在这种从形态到内在关系全面的变化过程中,我国的社区治理模式也实现了从"统治—管理—治理"的转变转型,治理方式也实现了从"自治—共治"的蜕变升级。

从1990年起,民政部开展"社区建设实验区"实践探索,并在北京、天津、上海、南京等

城市基于自身独特的历史和人文环境,设立试点社区,选取诸多社区,积极探索社区的管理、建设与发展模式,主要有如下三种模式。

（一）上海模式：行政主导型

上海市的社区建设起步较早,大致经过了四个阶段的发展：

1986—1991 年,以"开展社区服务"为重点；

1991—1995 年,以"创建文明社区"为重点；

1995—2000 年,以"理顺社区组织体制"为重点；

2000 年至今,以"全面推进社区建设"为重点。

上海社区管理模式的最大特点是将社区定位于街道,将过去的党政权力下沉和下放到街道办事处。政府及其职能部门对社区工作起着规划和管理领导作用,街道社区主要负责协调社会性组织,并组织居民志愿协同参与治理,在这个过程中,大力培育居民自治的意识和能力,推动居民积极参与社区治理工作的各项事务。

（二）青岛模式：政社分开、居民自治型

青岛市浮山后社区创建的新型基层社区治理模式是我国的另一个创新,它最突出的特点是创立了以民政系统为主导、以社区服务为重点的社区组织体系,实行政社分开、居民自治的特有管理模式。分别在辖区、街道、居委会各层社区建立区、街道、居委会三级组织管理机构。区成立社区建设指导委员会,街道成立社区建设协调委员会,居委会成立社区建设管理委员会。各层社区协同合作,共同管理。

（三）江汉模式：政府支持—社区主导型

2000 年起,武汉市江汉区也以创新的姿态开展推进政府职能社区化的试点实践,实行政府与社区分权改革,在全国率先建立政府行政管理与居民自治互动的社区管理模式。"江汉模式"的核心特点就是社区主导与政府支持相结合进行社区管理。工作重心下移至社区,通过民主协商和依法选举,创建了社区成员代表大会、社区居委会和社区协商议事会等社区自治组织,并依赖与这些组织结构高度合作进行社区自治管理。江汉模式的第一突出优点是明确界定了政府与社区的关系,重新定位了政府的行为边界,以管理模式的创新推动了政府职能的转变,是管理制度上的一个突破和创新。这个模式在武汉的实践大大推动了武汉社区的管理治理的科学水平,为武汉在疫情期间的优秀表现奠定了理论和实践基础。

六、借鉴国外社区治理模式及经验

由于政治、经济、地理、历史文化的差异,国外许多国家都形成了独特的符合自己文化和特点的社区治理模式,我们主要介绍美国、日本和新加坡三个国家的社区治理模式,以

期借鉴他们的长处和优势。

（一）美国——社区自治模式

美国采用自下而上的社区治理方式，社区的发展规划以满足社区居民的需要为主要目标，社区发展规划的自主权和决定权比较大，社区成员召开大会，参与制定社区发展政策后再交由政府有关部门进行实施。美国政府主要为社区治理提供法律制度支持，在美国法律的框架下，不同的社区可以高度自治。

美国社区治理所涵盖的内容五花八门，主要包括提供"社区服务、建设社区文化和维护社区治安"。社区提供给居民的服务内容包括照顾老年人、学前儿童和残疾人，为失业者提供职业培训和职业介绍服务并进行家庭企业咨询，为无家可归者、单亲家庭提供住房支持；建设社区文化，兴办社区大学；维护社会治安，防治犯罪，为居民提供危急时刻的协助，改善警民关系等。

（二）日本——混合式的治理模式

日本城市的"地域"是相当于我国"街道"的行政区划，地域中心的主要职能包括：为居民办理医疗保险、养老金和纳税；维护社区治安，处理社区纠纷；合理安排社区里的土地使用和规划；监督和调控物价，对服务业的发展进行规范管理；对社区活动给予支持和援助；保护社区环境；向社区居民宣传科学文化知识和进行交通安全教育等。

在日本，任何社区居民都可以向政府官员反映自己的意见和建议。各级社区首长都会亲自与居民协商，解决问题。在日本社区治理中，既有政府从上而下制定社区政策和各种发展规划，参与治理社区；社区居民也可以随时直接向社区首长表达自己的想法，政府和公民都参与社区的治理。同时社区居民无论是政府官员还是普通居民都受到法律法规的约束。

（三）新加坡——政府主导模式

新加坡政府始终处于主导地位，政府直接对社区进行管理。新加坡社区分为三层组织形式：居民顾问委员会、居民委员会和社区中心管理委员会。居民顾问委员会居于核心地位，主要负责协调和指挥其他两个委员会的工作；新加坡居民委员会类似于我国的居民委员会，其职责在于维护社区治安，维持社区的环境卫生，解决社区纠纷等事务的处理；新加坡社区中心管理委员会制定活动计划及负责具体运营。

通过介绍美国、日本和新加坡三个国家社会治理模式的特征和运行机制，我们可以得到如下启示。

（1）日本的社区治理体现了"以人为本"的理念。社区管理和社区治理以维护社区居民的利益为根本出发点和终极目标，上到政府组织，下到非政府组织都追求解决民生问题，以保障社区事务的正常进行。

（2）美国、日本和新加坡的社区治理的相关法律法规建设比较完备。如在日本，社区的大小事务都依照法律来实行，有关社区治理的法律法规多如牛毛，涉及的细节性的事务都可以在法律法规中找到相应的约定和规定，给社区工作带来了便利。

（3）美国、日本和新加坡的社区治理都集合了多元主体的参与，都不是单独依靠政府管理或单独依赖社区自治，而是各方共同合作以完成现代社区的工作。

这次疫情期间，我们看到新加坡和日本的新冠肺炎病死率控制得很好，这和他们的社区治理水平是密不可分的。美国虽然疫情有些失控，但是对于社区贫困人口的免费食物、救济金的发放，社区治安的维护，美国的社区服务体系还是起到了积极的作用。

七、我国社区医疗服务的现状

十八大以来，我国在社区大力发展社区医疗卫生服务，先后推出了诸如家庭医生、双向转诊、分级诊疗、医联体、互联网医疗，社区药品管理改革等创新措施，在试点成功后，还大面积铺开，建设了大量分层级的社区卫生机构，并不断调整提高社区卫生机构的服务质量，使社区医疗机构得到了社区人民的认可，取得了极大的发展。但是仍需审视自己的不足，概括而言，有如下有待改进之处。

（一）社区医疗机构服务功能不全

政府对社区医疗机构的发展重视不够，特别是边远山区或经济欠发达地区，情况更为严峻，不管是医疗人才的引进、医疗设备的硬件投入，还是医疗机构的布局、医护人员的医疗水平提升等，和现实需求均存在差距，导致现在我国的社区医疗卫生事业发展不平衡，部分资源不足地区缺医护资源、缺药情况比较严重，一旦遇到重大突发性紧急卫生事件，除了长途跋涉，将患者送往资源丰富地区的高级别医院以外，别无他法，这种矛盾已经不能适应我国的经济发展现状。特别是随着居民健康保健意识的不断增强，对医疗质量的要求不断提高，导致社区医疗资源不足与患者日益增长的需求之间的供需关系出现紧张局面，社区卫生医疗机构的服务功能的矛盾不平衡更加突出。

（二）社区医疗服务机构的医疗设备短缺

目前，我国大多数社区医疗服务机构，如卫生站、卫生所等机构的医疗资源分布不合理，由于医疗设备价格昂贵，如果国家不投资采购配备，这种社区级别的基层医疗机构根本无力负担，导致各种医疗设备比较陈旧落后，连一些简单的卫生检查都不能进行，这就难以为患者提供基本的医疗服务，更不能为居民提供必要的健康保障。比如个别地区的社区医疗机构或社区医疗服务中心只有日常使用的听诊器、温度计等简易设备，连常规的化验、检查服务都无法进行。

（三）社区医疗服务机构提供的服务项目比较单一

医疗机构的特殊性在于其科学性，由于政府对社区医疗机构的投入少，一些设备没有资金投入,所以社区医疗服务机构连一些低成本、高效益的服务项目都无法保障。例如,针对头痛、发热等微恙的患者,有个别社区医疗机构只能给患者开药,不能提供输液及简单的检查服务,致使患者不能在离家较近的社区医疗机构获得必要的医疗服务,而只能聚集到高级别的大医院看病,增加了患者的治病成本,同时加重了大医院的医疗负担,这种不合理分流也是另一种形式的医患矛盾。据有关部门统计,三级医院接诊的门诊患者中,可以分流到社区医疗机构的患者占总数的 65%,三级医院接诊的住院患者可以分流到社区医疗机构的患者占总数的 77%,一旦国家加大投入,把社区医院建设好,可以极大缓解目前我国看病难的矛盾和困难。

(四) 社区医疗服务机构的医护人员水平素质不高

根据国际标准,社区医疗机构中的每名全科医生可以为 2 000～3 000 名社区居民提供医疗服务。根据《城市社区医疗服务机构设置和编制标准指导意见》提出的"每万人口居民应配备 2～3 名全科医师"的标准,我国目前急需 12 万～18 万名全科医师。但是,目前我国全科医生总数不足 60 万人,只占执业医师总数的 2.5%,远低于国际 30%～60%的平均水平,无法满足我国居民对于基本医疗服务的需求。我国全科医生的紧缺和不足,医护人员的职业培训不够,医护人员的深造机会不足等诸多因素,都造成了社区医疗服务机构、基层卫生站、社区卫生所的医护人员素质不高。据统计,社区医疗服务中的医生大多只有中专学历,职称也以中级、初级职称为主,有一些中高级职称者,也是从高级别医院退休的医护人员,普遍存在年龄老化、知识结构老化的问题,这样的医护队伍难以满足广大患者的医疗需求,也会存在极大的医疗安全隐患。另外社区医疗结构的医护人员由于收入偏低,也无法留住人才,如何改善社区医疗服务机构的硬件软件条件,是办好社区医疗服务机构的先决条件。

八、未来我国社区医疗体系发展的方向和前景

(一) 社区医疗机构的目标和任务将发生转变

2016 年习近平主席在全国卫生与健康大会上提出"健康中国 2030"的远景目标,加快推进健康中国建设,要坚持在卫生和健康建设中倾斜健康保障,社区医疗机构的服务对象应由关注疾病转向关注社区居民,服务目标也应由预防和治疗疾病转变为全面满足居民对健康的供给侧需求。社区医疗机构应转变观念,由"被动诊治服务—患者找医生"转变为"主动健康管理—医生找患者",实现以人为本的医疗理念转变。

中共中央在《关于深化医药卫生体制改革的意见》中也明确提出:我国社区医疗机构应转变社区卫生服务模式,坚持主动上门服务,以预防为主,承担起居民健康守卫者的职责。为了实现普及全民享有的普惠制医疗服务目标,社区医疗机构应整合医疗服务,即由相互联系的各层级医疗机构共同组成的为居民健康负责的医疗服务立体网络;是将包括

健康养生、疾病预防、疾病治疗、疾病恢复甚至临终关怀等在内的各种医疗服务进行融合，协调合作，为患者提供全方位的卫生医疗服务。这种创新和模式转变将为居民提供预防、诊疗、康复一体化的服务。

（二）公共卫生服务投入应逐年有序增加

自从新医改以后，政府对公共卫生系统建设的日益重视，体现在财政投入逐年增加。基本公共卫生服务经费补助，由 2009 年的 15 元/人，逐步经历了 2011 年 25 元/人，再到 2014 年 35 元/人、2016 年 45 元/人，到 2018 年的 55 元/人，2019 年增加到 69 元/人。作为公共卫生工作在基层的主要实践者，社区医疗机构的服务内容的宽度和广度也在不断拓展。2009 年卫生部的《国家基本公共卫生服务规范（2009 年版）》，其中详细界定了预防接种、传染病报告、重点人群健康管理、重点慢病管理等十个项目作为社区医疗服务系统的工作内容之一。2011 年的版本对社区的医疗服务范围的增补中，将预防接种儿童健康管理服务由 3 岁延长至 6 岁，并还增加了突发公共卫生事件管理和卫生监督协管服务两个新项目。2017 年的《国家基本公共卫生服务规范（第三版）》将健康教育项目也纳入社区医疗服务的范围之中，还增加了肺结核管理、中医药健康管理这 2 个新领域。2019 年 9 月国家卫生健康委员会发布了最新的《关于做好 2019 年基本公共卫生服务项目工作的通知》，又为社区的医疗服务增加了 19 项工作项目。服务项目的增加，服务内容的丰富，在更大程度上肯定了社区医疗服务系统前期的工作，并为未来的服务打开了新天地。

（三）规范社区医疗机构全科医生的培养

全科医生是指经过医学专业教育训练的全方位的医学人才，是社区医疗机构服务的核心价值所在，是保障社区居民健康的直接责任人。目前我国普遍存在社区医院或卫生所等医疗机构全科医生短缺的现象，没有合适的医护人员，在很大程度上制约和影响了分级诊疗制度的落实。

单从数量上看，截至 2016 年底，全国仅有不足 60 万名合格的全科医生，平均每万人口仅有 1.51 名全科医生；从质量上看，在这些社区医疗机构中的全科医生中，本科及以上学历的占比不到 40%，农村的全科医生平均学历水平更低，而且即使在这些有学历的全科医生中，大部分也无法实现有规律、周期性的、严格规范的住院医师培训。无论从数量上还是质量上，现实中社区医疗机构的现状与居民健康需求相比仍有较大缺口。在医学科技日新月异的今天，这样的医护水平很明显是无法满足社会需求的。

所以 2018 年国务院印发的《关于改革完善全科医生培养与使用激励机制的意见》明确提出了我国要大力培养全科医师队伍，"力争到 2030 年，我国能培养出合格的全科医生总量 70 万人左右，以保障城乡每万居民拥有至少 5 名合格的全科医生"。未来 10 年，我国社区医疗服务的当务之急之一就是保质保量地培养全科医生，提高社区医疗卫生机构的人力资源配置。

展望未来，我国的医疗卫生体系实现分级诊疗下的医疗体系建构是大势所趋，这对社区医疗机构从业者来说是机遇，也是挑战。只有医疗体系中的个体，如全科医生、全科研究者、全科教育者、卫生政策制定者、健康产业管理者、社会工作者、信息技术专家等共同努力，从供给结构调整、人才培养方案实施、绩效激励、政策保障倾斜、技术及资金支持等多方面进行合作，才能更好地为广大人民服务。

第二节　社区集中防控的重要地位和显著优势

一、什么是社区防控

社区是社会防疫和城市治理的基本单元。自新冠肺炎疫情在我国发生以来，感染数万人，数千人病亡，主要原因是其传染性强，未发病前无症状，隐蔽性强，而人员流动性强加剧了传染性。目前实践证明，最有效的控制病毒传播、防控疫情的方法就是限制人员流动，实行物理隔离，减少人员往来，阻断病毒传播渠道。社区防控（此处特指新冠肺炎疫情社区防控，下同）是充分发挥社区动员能力，实施网格化、地毯式管理，群防群控，做到"早发现、早报告、早隔离、早诊断、早治疗"，是武汉能有效防止疫情输入、蔓延、输出，控制疾病传播的综合性防控措施。社区防控从源头上切断疫情扩散蔓延的渠道。社区守护着居民的健康和安全，是疫情防控阻击战的第一条战线。社区防控任务包括：值守社区路口、出入登记测温，入户摸排发现隐性感染者，找出并隔离密切接触者、消毒杀菌、宣传防控等。社区防控工作为有效阻击疫情扩散做出了贡献。

二、社区防控的政策保障

2020 年 2 月 10 日，习近平总书记在北京市调研疫情防控工作时对做好社区防控工作作出重要指示，民政部、国家卫生健康委员会联合印发《关于深入学习贯彻习近平总书记重要指示精神　进一步做好城乡社区疫情防控工作的通知》（民发〔2020〕13 号，以下简称《通知》），要求各地民政、卫生健康部门深入学习贯彻习近平总书记重要指示精神和党中央、国务院决策部署，切实做好社区防控各项工作，使所有社区都成为疫情防控的坚强堡垒。

《通知》强调，习近平总书记关于社区防控工作的重要指示，明确了社区防控工作的基础地位、方法路径和政治保证，体现了对广大社区工作者的亲切关怀，为做好社区防控工作提供了根本遵循。各地民政、卫生健康部门要认真学习贯彻习近平总书记重要指示精神，严格落实早发现、早报告、早隔离、早治疗措施，扎实做好城乡社区疫情防控工作，巩固好在社区防控中来之不易的工作成效，筑牢疫情防控的人民防线。

《通知》要求，各地民政、卫生健康部门要在当地党委和政府统一领导下，指导强化社区网格化防控体系,切实做好疫情监测、信息报送、宣传教育、环境整治、困难帮扶等各项工作,切实把社区防控的"网底"兜住、兜实。要根据当前疫情防控和复工复产的要求,科学防控、精准施策,分区分级落实相应疫情防控措施。要统筹防控疫情和服务群众工作,在加强疫情防控的同时尽可能方便社区居民生产生活,恢复正常有序安全的生活秩序。要推动社区防控工作依法有序开展,组织开展《中华人民共和国传染病防治法》和卫生防疫基本知识宣传教育。

《通知》强调,各地民政、卫生健康部门要进一步关心基层工作人员,积极向各地应对疫情工作领导小组和联防联控机制汇报,完善社区防控工作统筹协调机制,最大限度压减不必要的材料报表。要推动各类防控力量下沉,针对防控任务重、社区人手不足的地方,要优化社区防控人力配置。加大对表现突出的城乡社区组织、基层医疗卫生机构和社区工作者、基层医务人员表扬力度。

《通知》要求,各地民政、卫生健康部门要加强对社区防控工作的组织领导和工作指导,在总结社区防控工作经验基础上,探索建立社区应急管理体系。要运用党委和政府新闻发布平台,充分解读加强社区防控工作的法律法规和政策措施,主动回应社区居民普遍关心的共性问题,要大力宣传社区防控工作取得的成效经验,为做好社区防控工作营造良好社会氛围。

三、社区防控的重要地位

新冠肺炎疫情发生以来,习近平总书记高度重视,多次主持召开会议对疫情防控工作进行研究部署,并亲赴湖北省武汉市和在北京基层对疫情防控工作进行考察,历次讲话对如何发挥社区在疫情防控中的作用提出明确要求。在 2020 年 2 月 3 日召开的中央政治局常务委员会会议上,习近平总书记指出,要压实地方党委和政府责任,强化社区防控网格化管理,实施地毯式排查,采取更加严格、更有针对性、更加管用有效的措施,防止疫情蔓延。2 月 10 日,习近平总书记在北京市调研指导新冠肺炎疫情防控工作时强调:"社区是疫情联防联控的第一线,也是外防输入、内防扩散最有效的防线。把社区这道防线守住,就能有效切断疫情扩散蔓延的渠道。全国都要充分发挥社区在疫情防控中的阻击作用,把防控力量向社区下沉,加强社区各项防控措施的落实,使所有社区成为疫情防控的坚强堡垒。"2 月 12 日,召开的中共中央政治局常务委员会会议提出,要严格落实早发现、早报告、早隔离、早治疗措施,加强社区防控,切断疾病传播途径,降低感染率。2 月 23 日,习近平总书记在统筹推进新冠肺炎疫情防控和经济社会发展工作部署会议上强调,社区是疫情联防联控、群防群控的关键防线,要推动防控资源和力量下沉,把社区这道防线守严守牢。要紧紧扭住城乡社区防控和患者救治两个关键,切实提高收治率和治愈率、降低感染率和病死率。要坚决遏制疫情扩散输出,大幅度充实基层特别是社区力量,加大流行病学调查力度,织密织牢社区防控网,实行严格的网格化管理,坚持关口前移、源头把控,开展拉网式筛查甄别,对确诊患者应收尽收,对疑似患者应检尽检,对密切接触者应隔尽隔,落实"四早"要求,找到管好每一个风险环节,决不能留下任何死角和空白。3月10日,习近平总书记专门赴湖北省武汉市考察新冠肺炎疫情防控工作,他指示:"打好群防群控的人民战争。打赢疫情防控阻击战,重点在'防'。现在到了关键的时候,必须咬紧牙关坚持下去。要紧紧依靠人民群众,充分发动人民群众,提高群众自我服务、自我防护能力。要继续采取严格的小区封闭管理措施,加强进出人员管理,做好体温监测和信息登记,坚决切断传染源、阻隔传播途径。要抓住当前小区封闭管理、社会相对静态的重要窗口期,深入开展流行病学调查工作,新发确诊患者要在24小时内完成流行病学调查工作,尽快找到密切接触者,让防控工作更精准、更有效。"

这些重要讲话和重要会议精神,为进一步做好社区疫情防控工作、发挥社区在疫情防控中的阻击作用指明了方向,提供了遵循。

社区防控是疫情传播时期社会治理的具体体现。社区是社会的细胞和社会治理的基本单元,在疫情传播时期,武汉封城,社区作为社会细胞和基本单元的特点体现得更加明显,防治疫情传播的社区防控成为基层社会治理的必然选择。

社区防控是做好疫情防控最有效的手段。封城、封区只做到了外防输出,但不能杜绝内部蔓延。在城内区内,控制传染源、切断传播途径、保护易感人群都需要严格落实,而社区防控就是要扎实地祭起传染病防控"三板斧",让病毒无法快速传播。全球新冠肺炎疫情暴发以来,西方国家曾一度提出群体免疫的抗疫政策,放弃全面封控的社区防控做法,结果造成确诊人数和病死率节节攀升。武汉在疫情早期,短时间内就感染数万人,病亡上千人,究其主要原因就在于传染性强,而人员流动性强加剧了传染性。要控制病毒传播、防控疫情,最有效的手段就是限制人员流动,实行物理隔离,阻断病毒的传播渠道,发挥社区在疫情防控中的重要作用,减少人员往来,有利于发现隐性感染者,找出传染源,早发现、早报告、早隔离、早治疗,有效切断疫情扩散蔓延的渠道,控制并战胜疫情。在陆续推出封城、封区、封小区和各种社区防控措施后,疫情很快就到了拐点。武汉的抗疫事实充分证明了社区防控是做好新冠肺炎疫情防控最有效的手段。

社区防控是做好疫情防控的关键。社区作为疫情防控的一线,是外防输入、内防扩散最有效的阵地,在疫情防控全局中具有基础性地位。能否把居民动员起来,把社区组织起来,牢牢守住这条防线,关系到战胜疫情的全局。

四、社区防控的具体措施

"打赢疫情防控阻击战,重点在'防'。"习近平总书记在湖北考察新冠肺炎疫情防控工作时指出:"抗击疫情有两个阵地,一个是医院救死扶伤阵地,一个是社区防控阵地。坚持不懈做好疫情防控工作关键靠社区。"武汉要继续充分发挥社区在疫情防控中的重要作用,充分发挥基层党组织战斗堡垒作用和党员先锋模范作用,把防控力量向社区下沉,加强社区防控措施的落实,使所有社区成为疫情防控的坚强堡垒,强调"现在到了关键的时候,必须咬紧牙关坚持下去"。疫情防控,只有"防"得好,才能"控"得好,最终才能"治"

得好。

社区防控就是祭起传染病防控"三板斧"——控制传染源、切断传播途径、保护易感人群。武汉此次疫情防控对传染病防控"三板斧"进行了完美演绎,用五个字概括就是:封、隔、防、治、保。

封,即封社区小区。通过封锁各个社区小区,冻结了人员流动,阻断了病毒传播的各种可能途径。

隔,即人群分类区隔。对确诊病例、疑似病例、发热病例、密切接触者四类人群分类进行了隔离,这更是冻结了病毒的传播。

防,即防无病变有病、防轻症变重症。武汉在封城之后,社区小区封锁没有跟上,一方面客观上存在因为一些市民没有被及时收治而导致病亡的情况,另一方面因为网络媒体炒作催化了市民的恐慌心理,此两种因素造成大量市民涌向医院,挤兑医疗资源,导致交叉感染,不少无病毒者因此感染了病毒,轻症患者因为焦虑、恐惧和疲于奔波于各大医院之间致抵抗力下降而变为重症,情况非常严峻。当时,街道社区迅速采取了社区小区封锁、喇叭宣传,社区卫生服务中心通过严格预检分诊、微信消息推送、群发手机短信、家庭医生开通电话热线对市民跟进健康宣教、心理安抚和科学分诊,有效地防止了一部分市民无病变有病、轻症变重症的情况再次发生。此外,武汉市武昌区水果湖街社区卫生服务中心率先在1月中旬运用了中医药的预防手段,自熬中药汤剂近3 000袋发放给职工和居民,起到了一定的防控效果。

治,即及时治疗。一是救治。武汉市在中央指导组的指示下,实现救治关口前移和统筹用好医护力量和医疗资源前提下,让社区确诊病例及时得到救治。二是2月中旬,武昌区在全小林院士拟定"寒湿疫方"后,通过湖北九州通药业捐赠汤剂、江苏康缘药业捐赠颗粒剂(含甲乙丙丁方),先后向确诊病例和疑似病例规模化免费投放,在一定程度上有效控制了武昌确诊病例轻症向重症转化的情况。

保,即保障居民生活。武汉封城76天,市民在家的生活保障也是社区防控的重要组成部分。在此期间,武汉市政府协调大型超市采购生活物资,街道社区协调小区物业做好物资采购分配,此外,不少市民主动担任志愿者,负责生活保障的各个环节的工作。

同时,社区疫情防控还具有信息化、网格化、人性化等特点。

(一) 社区防控工作信息化

民政部、中共中央网络安全和信息化委员办公室、工业和信息化部、国家卫生健康委员会4部门联合印发《新冠肺炎疫情社区防控工作信息化建设和应用指引》,指出要开发适用于社区防控工作各环节的信息应用软硬件,有效支撑社区的疫情监测、信息报送、对民众的宣传教育、对社区环境的整治监督、对实际困难人群的帮扶等防控任务,动员优势和信息化、智能化手段的技术优势,有效支撑省、市、县、乡四级数据联通,构筑起人防、物防、技防、智防相结合的社区防线,形成立体式社区防控数据链路和闭环,提升城乡社区疫情防控工作成效。同时,还从部署条件、系统安全、隐私保护、公益原则等方面,明确了社区防控工作信息化建设和应用的相关支持环境。

构建"互联网＋智慧社区",用好"网格化＋大数据"手段,搭建了基于公共服务、民生服务和社区安全服务"三位一体"的综合信息平台。通过"智慧社区""武汉战役"等微信公众号小程序、微信群、QQ群以及各种在线信息 APP 等,对每一个社区网格实施动态化、精细化和全方位的管理,高效满足社区治理和居民的需要,在日常社区管理中做到了"线上信息及时传递、线下服务配套跟进"。同时,通过数字化的服务平台,开通网上问诊,分流系统,及时掌握社区居民动向,减少社区内交叉感染的风险,实现抗疫服务的信息化和精准化。在做好社区卫生健康管理、落实网上防控措施的同时,对密切接触者应隔尽隔,保持小区(村)封闭管理,严防死守特殊场所,让社区、社会变得彻底安全。在疫情向好发展后,严格离汉离鄂通道管控措施,集中精准输送务工人员安全返岗,帮助外地滞留在鄂人员安全有序返乡。压实责任,完善措施,推动防控由全面阻击向更加注重精准防控转变。

(二) 社区防控工作网格化

实行"社区防疫工作网格化管理",社区防控点多面广,人员流动性大,防疫形势复杂,任务艰巨。习近平总书记指出:"强化社区防控网格化管理,采取更加周密精准、更加管用有效的措施,防止疫情蔓延。"社区网格化管理是指,针对这次疫情我国社区推出的以社区网格为基础、以精细化分工管理为目标、以社会化集约化为手段的社区治理模式的一次管理创新。它把城市的街道、社区按照一定标准细化分成若干"网",若干"格",实现分条块管理,按防控所需配备网格员。在此次疫情防控中,各地社区在原有基础上进一步细化和织密了网格,做到防控管理无遗漏、无盲区。各地建立了网格防控"五级责任制",大到社区集镇,小到楼道、村庄,都进行网格责任包干,做到责任可追溯,人员可调控。由于有了网格化管理,对社区人员进行地毯式追踪摸排,对进出人员进行登记、体温检测、环境卫生整治,同时重视舆论监督,注重落实,充分照应居民合理必要需求,将管理与服务结合。

(三) 社区防控与复工复产

社区防控既要看到疫情的危害,也要突出人性化管理,保障基本生活需求,支持有序复工生产,尽可能减少疫情对居民生产生活的负面影响。协调社区菜店、超市、药店等合理安排营业时间,加强对老幼弱残等群体的关注和关怀,对在家隔离居民和集中隔离居民的家人提供上门服务,加强心理干预和疏导,做好人民群众的人文关怀工作。强化疫情防控法律宣传,为困难居民提供法律援助。在做好疫情防控工作的前提下,向社区居民传达复工复产政策,协调好社区防控与复工复产之间的平衡关系,处理好各方面的关系,解释好防控政策要求,认真落实复工复产政策。

五、中医在社区防疫中的作用

（一）中医药的群众基础深厚

中医历史悠久，自古就有采用中医药治病、保健、强身健体的习惯，老百姓对中医药的可接受性强，信任度高，中医药的自然疗法和天然药物越来越受到人们的青睐，有着广阔的发展前景。中医药服务的基础在社区和农村，有着深厚的大众化市场潜力，有着广泛的群众需求，在这次疫情中，中医药治疗得到充分重视，中医发展的前景一片光明。

1977 年，恩格尔（George L. Engel）在《科学》（*Science*）杂志发表长篇论文指出，"生物医学模式逐渐演变为生物-心理-社会医学模式是医学发展的必然"，这就要求现代医学必须把视野放宽到生物以外的种种有可能影响健康和导致疾病的因素。当外国学者逐渐关注到中国的传统医学时发现：当现代医学所倡导的"生物-心理-社会"医学模式还处在基础学科研究的阶段时，中医学早在 2 000 多年前的《内经》时代即是以这种医学模式主导着中医理论，并在长期的临床实践中形成了"整体观念""辨证施治"的独特理论和"天人相应""因时因地因人制宜""调摄精神情志"等等多种切实可行的治疗法则与措施。中医这种将哲学和生命观的统一，重视人与自然的关系，其"天人相应，形神统一"的整体观念就可以说是一种天然的"生物-心理-社会"医学模式，在面对疫情时，发挥了重要的作用。

中医药学是中华民族独特的医学体系，WHO 在 2003 年《全球传统医学发展战略》中明确指出针灸、中药等传统医学正在全球获得广泛重视，加快和促进中医药的发展具有重要的意义。中医药对抗疫情具有投入少、成本低、疗效好，对控制疫情传播有积极作用。中医药在这次重大传染病疫情面前，显现了西医所没有的特殊疗效，是我国建立重大疾病卫生体系的重要组成部分。因此我们应趁热打铁，利用这次契机，促进中医药事业的发展，建立适宜中医药发展的社区卫生服务模式。

（二）中医防疫疗效显著

通过几千年与疫病的斗争，中医药积累了丰富的经验。2003 年在 SARS 的临床治疗中，中医药的使用和西医比起来，具有减轻发热症状、有效控制病情进展、减少激素副作用、减轻并发症后遗症等显著疗效，经过世界卫生组织（WHO）专家组考查，推荐相关治疗方案在全球推广。而后对 SARS 病毒的实验表明，一些中成药确实具有抑杀冠状病毒的功效。因此，在此次新冠肺炎的防治中，西医中医协作，优势互补，中医药全疗程、全方位发挥了重要作用。与 SARS 相比，本次新冠肺炎的防治具有新的特点：一是汲取教训，反应速度，反应体制机制、应对方法有效快捷；二是采用联防联控机制，早发现、早隔离、早诊断、早治疗，阻断疫情蔓延；三是中医早期介入治疗，从参与者变成主力军，能抓住苗头及时干预，治疗措施更加主动，中西医结合起到了很好的协同增效作用。

从实际治疗情况看，新冠肺炎轻、中度患者占大多数，轻症采取隔离治疗，通过中药或中西医结合治疗,可以治愈;同时,由轻症转往重症这个过程可以得到缓解。新冠肺炎潜伏期长、进展慢,是湿邪重的典型表现,正好是中医药治疗的优势所在。治疗新冠肺炎,中医药可以全疗程、全方位发挥作用,中医西医各有所长,各有侧重,优势互补,协同取效。就目前来看,除了疫苗以外,治疗此次肺炎目前尚无特效西药,主要是支持和对症治疗,中西协同救治病患就显得尤为重要,要一切以患者受益最大为原则,及时调整用药,阻抑病情恶化发展。

(三)中医对新冠肺炎的康复效果好

通过对新冠肺炎恢复期患者的临床观察,即使病毒核酸检测两次都是阴性,还有如乏力、咳嗽、食欲不振等症状,部分患者在康复阶段出现免疫损伤的情况,这主要是由于新型冠状病毒引起的肺部损伤,容易造成患者免疫力低下,进而导致抗病能力减弱。同时,肺部损伤也需要修复。此时,中医药仍然可以发挥作用,既能促进炎症吸收和肺功能的修复,也能起到避免或减少间质性肺炎、肺纤维化等问题,加快康复速度。

除了药物治疗外,还可以配合进行一些中医养生运动及康复调养。

运动康复:康复期可以居家练习一些中国传统体育项目,如太极拳、八段锦、五禽戏等。

饮食治疗:可给予益气滋阴、调理脾胃之物,如山药、百合、红薯、豆腐、蜂蜜等,药膳可选银耳贝母雪梨汤、山药薏米芡实粥、山药扁豆粥等食用。酌情加用黄精、党参及人参健脾丸、补中益气丸等中药或中成药促进康复。

情志疗法:根据中医七情致病说,采用疏肝、理气、宁心、安神等治疗方法,有利于患者更快地恢复身心的和谐健康。

六、社区集中防控的显著优势

这次新冠肺炎疫情的防控,对社区管理能力是一次严峻的考验。在疫情阻击战中,控制人员流动,阻断病毒传播路径,社区是第一道关。所有的抗疫方针,都需要具体到基层社区来落实,疫情扩散的风险,唯有依靠基层社区才能在第一时间控制。

从武汉的抗疫经验看,哪个社区管理得好,高筑起了一道道抗击疫情的防线,哪个社区就没有病例或病例极少。据湖北经视报道,位于武汉市洪山区的华大家园,在社区、物业和业主的共同努力之下,截至2月9日,1 766户无一例感染,无一例疑似。他们采取了7项"硬核"措施,保障了小区内业主们的生命安全。虽说是"硬核"措施,其实并没有什么特殊的招数,就是社区、物业把工作做得细而又细,严而又严,全体业主积极响应,三方联手筑起了一道安全的屏障。

相反,哪个社区管理涣散、漏洞百出,哪个社区就可能出现集体性感染。从这次疫情排查,看出一些社区对辖区住户管理极度薄弱。连居民信息这些基本内容都不掌握,社区其他工作能做好吗?这样的社区,如果出现重大的突发事件,肯定无计可施,不能从容应对。

　　湖北采取社区集中防控措施的主要特点有：一是紧紧扭住城乡社区防控和患者救治两个关键，控制传染源，切断传播途径，集中隔离收治"四类人员"，千方百计建院增床，实现了从"人等床"向"床等人"的转变。二是坚持救治关口前移，统筹用好医护力量和医疗资源，不断优化诊疗方案，感染率和病死率逐步下降，收治率和治愈率大幅提高。三是全力推进筛查甄别、小区（村）封闭管理、公共区域管控三个全覆盖，深入细致开展流行病学调查工作，基本做到了应隔尽隔、应收尽收、应检尽检、应治尽治，逐步实现社区干净、社会面干净。四是形成"汇集—分析—研判—推送—核查—反馈"的数据应用闭环，落实"筛查甄别—转送救治—康复出院—隔离观察"各个环节的工作，提升防控和收治工作质量。五是强化医护力量、医用物资、生活物资、公共服务、社会稳定五个保障，短时间内调动了大量医疗资源，做到了总体平衡，粮油菜、肉蛋奶等生活物资供应比较充足，公共服务基本满足群众需求，确保了社会大局稳定。

第三节　武昌区基层社区中医药基础和主要特点

　　近年来，武昌区紧紧围绕深化医药卫生体制改革这个中心任务，坚持"中西医并重"方针，以巩固全国基层中医药工作先进单位创建成果为抓手，积极探索社区中医药服务"理念创新""机制创新""服务创新"和"管理创新""三个到位""四个加强""五个推进"，不断完善基层中医药服务功能，提高基层中医药服务能力，拓宽中医药服务领域，在实现人民群众"看得了病""看得起病"和"看得好病"上进行了积极探索，取得一定成效。

一、武昌区基层中医药事业发展的区位优势

　　武昌位于武汉市东南部，长江南岸，与汉阳、汉口隔江相望，北至余家头罗家港与青山区毗邻，东南与洪山区接壤，西临长江，东拥东湖，为湖北省委、省政府所在地，是全省政治、经济、文化和信息中心，基层中医药事业发展的区位优势十分明显。

　　其一，武昌区是白云黄鹤佳话千古流传的历史名城所在地，历史人文底蕴厚重，为中医药这一传统医学文化繁育的绝佳之地。

　　其二，武昌区是革命先辈掀起结束封建帝制浪潮、彪炳千秋的首义之区，敢为人先的地方，文化影响深远，对中医药事业具有很强的"师古不泥古"推陈出新、永葆活力的意识和群众基础。

　　其三，武昌区医学教育资源丰富，辖区有武汉大学医学院、湖北中医药大学（老校区）两所医学院校和武汉大学人民医院、武汉大学中南医院、湖北省中医院等九所综合性大医院，尤其是湖北中医药大学和湖北省中医院对全区中医药人才培养和科学研究提供了坚强支撑。

其四，武昌区医疗资源丰富，具有得天独厚的发展优势，拥有湖北省中医院、武汉市第三医院等8家有中医特色服务的三级医院。全区17家社区卫生服务中心、25家社区卫生服务站，现有执业医师（含助理执业医师）372人，其中中医执业医师116人，占执业医师总数的31%；所有社区卫生服务中心和社区卫生服务站均能提供中医药服务。完善的中医服务网络为辖区居民筑起了有效的健康屏障。

其五，武昌区作为湖北省首府之地，行政、信息、人才资源丰富，基层中医药事业发展起点高、效率高。

二、坚持政府主导，"三个到位"夯实工作基础

一是组织领导到位。区委、区政府高度重视基层中医药卫生事业的发展，成立了副区长向悦任组长、各相关职能部门领导为成员的基层中医药工作领导小组，将基层中医药卫生事业纳入全区十三五经济社会发展规划、区域卫生规划、社区建设规划、政府年度目标和为民办实事项目，在政策上给予扶持，在工作上给予指导。

二是财政投入到位。区委、区政府全力支持基层中医药工作发展，在落实社区卫生服务财政补助政策时，统筹考虑社区中医药服务，保证对社区卫生服务机构开展中医药服务所需的基本设施、设备和人员培训等中医药服务的工作投入，工作经费逐年增长，2016年、2017年、2018年武昌区中医药事业费投入分别为2 208万元、2 887万元、3 124万元，分别占卫生事业费投入的13.55%、13.65%、14.43%。还将中药饮片纳入基本药物零差率销售范畴，每年预算安排药品零差率补贴300万元。

三是部门协作到位。区卫健局作为开展社区中医药工作的牵头部门，设立工作专班，全面加强组织协调和督导考核；区发改局统筹规划社区卫生服务机构网络布局，积极为社区卫生服务中心国医堂维修改造申报立项；区医疗保障局、武昌区社保处将符合条件的社区中医药服务项目全部纳入城镇职工和居民基本医疗保险支付范围；区人力资源局、区编办结合武昌区实际，将区卫健局的医政医管科调整为医政医管科（中医科），全力配合做好绩效工资改革工作，稳定了卫生队伍，调动了工作积极性；区民政局、区残联、区市场监管局等部门按照各自职责分工，积极参与和支持中医药进社区工作；各街道和社区积极宣传发动，使全区中医药服务有了更为广泛的群众基础。

三、发挥资源优势，"四个加强"提升规模档次

一是加强中医药服务网络。对全区中医药卫生机构进行统筹规划、合理布局，构建了以湖北省中医院为龙头，武汉市第三医院等辖区综合医院中医科为支撑，各社区卫生服务中心国医堂为主体的中医药服务网络，为辖区居民提供"简、便、验、廉"的优质服务。各社区卫生服务中心每月免费为社区居民提供一次中医适宜技术服务；每季度对高血压、糖尿病等慢性患者进行一次中西医防治一体化随访；每年组织辖区三级医院名老中医进社区开展义诊及健康教育讲座，受到广大群众欢迎。

　　二是加强中医药基础建设。全区 17 家社区卫生服务中心、16 家社会门诊部拥有中医科室设置。另有 6 家社会门诊部执业范围为中医、47 家社会诊所为中医诊所和中医（综合）诊所。在 17 家社区卫生服务中心、16 家设有中医科室的门诊部和 6 家中医门诊部中，有 8 家社区卫生服务中心的中医科成功创建省级国医堂，13 家单位成功创建武汉市中医特色科室，2 家单位成功创建省级中医特色科室。全区各社区卫生服务中心均设置了能够综合开展中医药服务的相对独立的中医药服务区，采取中式风格装饰，突出中医文化氛围；合理布局科室，备齐设施设备，给患者提供了一个身心清静、舒缓祥和的诊疗环境；开展了针灸、推拿、拔罐、敷贴、刮痧、熏洗、穴位注射、热熨、导引等 10 种以上的中医药适宜技术服务项目，中药饮片调剂设备和中药熏蒸按摩机、自动煎药机、腰椎及颈椎牵引器、针灸电针仪、多功能微波治疗仪、电脑中频治疗仪及红外理疗仪器等常用中医治疗设备得到普遍使用，体现了中医在治未病、调理康复和慢性病治疗上的优势，17 家社区卫生服务中心中医门诊量占总门诊量的 25.9%；坚持社区卫生服务的公益性，始终不以营利为目的，确保人民群众享有中医药服务的公平性和可及性（图 2 - 2 - 1）。

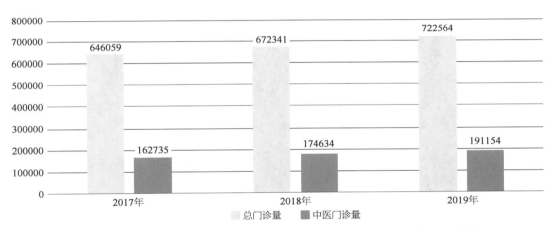

图 2 - 2 - 1　2017—2019 年武昌区社区卫生服务机构总门诊量与中医门诊量

　　三是加强区域中医医联体建设。充分利用辖区综合医院的中医药资源，以辖区大医院对口支持社区卫生服务机构为载体，建立直办、托管和对口帮扶等医联体关系。2017年区卫健局与湖北省中医院建立区域中医医联体；设立名老中医社区工作室，21 名省级中医专家巡诊 10 个社区卫生服务中心，加入全区 114 个家庭医生团队，做实家庭医生签约服务；在湖北省中医院、武汉市第三医院建立中医药服务岗位技能培训基地，加大对社区卫生服务机构中医技术人员的培训和指导力度；同时，根据各社区卫生服务机构辖区范围及群众需求，与武汉市第三医院、武汉市武昌医院等医疗机构签订合作协议，从体制、模式和机制三个方面推动"基层首诊、双向转诊、急慢分治、上下联动"的中医特色分级诊疗新格局。

　　四是加强中医药技术人员队伍建设。武昌区基层医疗卫生机构包括社区卫生服务机构、社会医疗机构（诊所、门诊等）中医药人才荟萃，拥有一批较高学历和职称的中医药人才。聘请湖北省中医院 6 名国家级名老中医，为武昌区 60 名基层中医师按中医师承方式开展跟师学习，每周一次跟师临床学习，每月一次病案综合讨论，每季度一次学习心得研讨，充实了一线力量，改善了队伍机构，提升了整体水平。加强对现有家庭医生的岗位培训，开展中医适宜技术培训 1 400 余人次，培训中医类别全科医师 39 人。通过打造专业队伍，选拔了一批中医优秀学科带头人担任中心领导职务，涌现了一批思想素质好、服务意识强、专业水平高的基层名中医。

1. 全区基层中医药人才学历结构情况 研究生学历 25 人、大学本科学历 100 人、大专学历 69 人、中专学历 45 人、其他 5 人（图 2-2-2）。

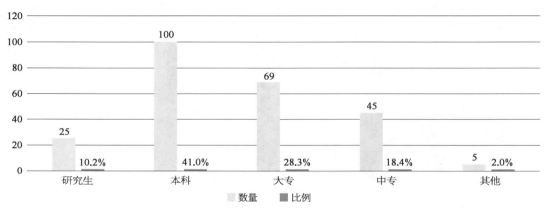

图 2-2-2 武昌区基层医疗卫生机构中医药人才学历结构

2. 全区基层中医药人才职称结构情况 主任医师 10 人、副主任医师 31 人、主治医师 79 人、医师 97 人、助理医师 27 人（图 2-2-3）。

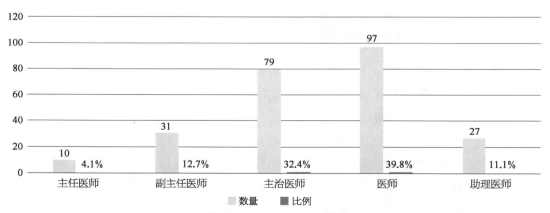

图 2-2-3 武昌区基层医疗卫生机构中医药人才职称结构

3. 全区基层中医药人才培养情况 中医药院校教育 202 人、西学中 67 人、师承 5 人（图 2-2-4）。

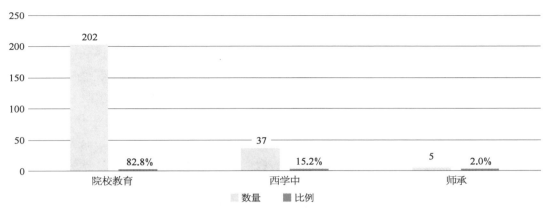

图 2 – 2 – 4　武昌区基层医疗卫生机构中医药人才培养方式

4．中医药人才　244 人，占全区基层医疗卫生机构医疗卫生人才 15.2%。

四、创新服务模式，"五个推进"提升服务能力

一是推进区域中医健康管理云平台建设应用。以湖北省中医院为龙头，借力国家重点项目"中医馆"信息化工程，60 名基层医师跟师省中医院国家级名老中医，考核合格授予省中医院处方权，通过"中医馆"信息化系统，直接开具省中医院处方、检查、转诊及住院单；远程会诊与双向转诊等项目在区域中医联盟中的互联互通。以就近、快速享受优质中医药服务，节省患者就医成本实现惠民，以中医专家多点坐诊，提高基层医生服务能力和水平实现"惠医"，以信息化手段实现各级中医药管理部门对中医药服务监管实现"惠政"，以促进中药制剂、中医医疗器械研发、推广、应用，带动中药、中医医疗器械等相关产业发展实现"惠业"。结合武汉市卫生健康委员会"三通"项目，推进区级卫生信息平台改造升级。

二是推进"支付宝＋家庭医生"服务拓展。2017 年，与蚂蚁金服合作，全国首创"支付宝＋家庭医生签约"服务模式，实现了儿童免疫接种、新生儿先心筛查、孕妇产前基因检测、老年人健康体检网上预约、分时体检（接种）、检验结果在线查询；网上公示 114 个家庭医生团队信息，每个团队包括中医师，实现了居民群众就医问题在线及时、实时问询；实现儿童入园体检网上缴费、分时预约、报告寄送到家等功能。2018 年，拓展服务内容，为签约居民提供中医药服务券，精准定制社区中医服务包，日常推送中医健康宣教、养生食疗推荐、中医康复指导信息，实时家庭医生、专科医生、名老中医专家智能问诊及精准转诊服务。

三是推进专科专病服务项目培育。针对辖区居民对中医康复服务质量要求越来越高的趋势，全区各社区卫生服务机构纷纷出新招、出实招，创新服务模式，深化服务内涵，积极开展"一中心一品牌、一站一特色"创建活动，形成了各具特色的中医药适宜技术品牌。2018 年，水果湖街道、中华路街道、首义路街道等 3 个社区卫生服务中心中医科以及水果

湖街道省直社区卫生服务中心康复科被评为"武汉市特色科室"。省卫生健康委员会领导高度重视省中医院全面托管水果湖街道省直社区卫生服务中心,将中医药专家门诊延伸到社区,打造综合性中医特色社区卫生服务机构;中华路街道社区卫生服务中心主任、副主任中医师、湖北省首届"百佳医生"陈启谷擅长用中医方药治疗各种疑难杂症,省内外众多患者慕名而至,《长江日报》《楚天都市报》专刊报道;首义路街道社区卫生服务中心副主任中医师路志术,采用浮针技术,获得群众一致好评,成立了全省首个浮针工作室,荣获武汉市"五一劳动奖章""武汉市优秀援疆干部"等荣誉称号;首义路街道社区卫生服务中心蔡育林医生运用辨证取穴治疗肥胖症、中风后遗症以及对亚健康人群养生保健等,均有独到之处;徐家棚街道社区卫生服务中心喻立副主任中医师用针灸、穴位按摩治疗小儿高热惊厥、腹泻,颇具知名度。2019 年,武昌区中华路街道社区卫生服务中心陈启谷、张宁,首义路街道社区卫生服务中心钱昌桥,武汉恒春和中医医院李家波,武汉武昌阳光老年病医院陈遥等 5 位医师荣获"武汉基层中医名医"称号。

四是推进中医药适宜技术广泛应用。建立社区慢病防治规范化管理体系,发挥中医药在社区高血压病等慢性病防治中的重要作用;运用中医健康理念开展形式多样、内容丰富实用的健康教育,将中医"治未病"理念融入居民群众的平常生活;在社区老年人、妇女、儿童和亚健康人群等重点群体中开展中医养生保健服务;运用中医药开展孕产妇保健服务;在建立居民健康档案时,积极推广中医体质辨识服务;传承和弘扬中医药民间技术和单方验方,开展中医药服务免费体验日、冬病夏治"贴敷"项目,受到居民的好评。

五是推进群众建立中医养生生活方式。在儿童保健体检中开展中医保健指导,帮助新晋父母更好抚育孩子;组织社区群众制作中药驱蚊香囊、戒烟香囊,用健康方式护佑全家;开展健康教育讲座,引导居民品尝健康养生茗茶,将中医养生融入居家生活;借助中医体质辨识仪让群众开展自我体质辨识检测,以中医标准化帮助群众认识中医,主动运用中医适宜技术。中医已经受到越来越多患者的认可,中医的望、闻、问、切,针灸、按摩,从治疗、康复到养生、保健,让给老百姓实实在在体会到中医带来的便捷和实惠。

五、武昌区基层社区中医药的未来展望

实践证明,服用通治方,高危人群可预防传染病,轻症不至于变成重症,重症不至于死亡,对传染病的治疗留出大的缓冲地带,可以起到很好的防控作用。

武汉几家医院的治疗各有特色:一是湖北省中医院,是一家以中医为主的大医院,也是当地最有影响的中医院之一,从一开始中医药就介入治疗,而且全体一线医护人员都服中药,他们的中医意识很强。二是武汉市第一医院,即武汉市中西医结合医院,这家医院有 2 500 多张床位。收治新冠肺炎的 18 个病区,每个病区都是统一管理,都要上中药,中西医结合非常到位,个体化辨证治疗,尤其对重症、危重症患者的治疗,中西医结合得非常好。三是武汉市第三医院,这是一家综合性西医院,有强大的中医科,在这次疫情中中医早期全面介入,覆盖各个病区,收到良好效果。湖北省中医院、武汉市中西医结合医院都

已建立全小林名医传承工作室,将帮助培养高层次中医人才,研究中西医结合的不同发展模式。

武昌区社区中医药工作的展望如下。

（一）文化上尊崇中医道统

中国工程院院士、国医大师王琦认为:"中医学之绵绵沛沛,江河长流,师承之教,居独特地位,功莫大焉。"师承是中医绵延几千年的道统,一直为武昌区政府所重视和尊崇。2017年6月28日,武昌区卫健局与湖北省中医院联合举办国家级名老中医专家学术传承拜师仪式,60名遴选自武昌区基层社区中医师现场向6位国家级名老中医鞠躬、行礼、奉茶、呈拜师贴,自此开启了新时代武昌区社区中医人尊崇师承道统的篇章。武昌区将秉承这种对中国文化精粹的自信,坚定地走在发展中医药的康庄大道上(图2-2-5)。

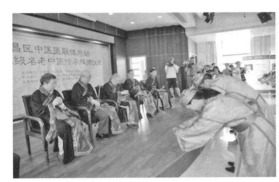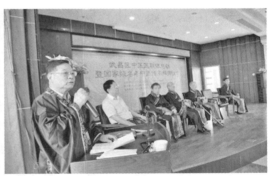

图2-2-5　武昌区卫健局与湖北省中医院联合举办国家级名老中医专家学术传承拜师仪式

（二）管理上富于创新

为了将中医药事业发扬光大,武昌区政府一直在致力于擦亮中医药这块瑰宝,努力将中医药工作融合到基层卫生综合改革之中,在人才培养、科室建设、业务推进等方面给予了大力支持。区卫健局站高望远,谋篇布局,在近几年陆续主持开展了省级中医药示范区、全国基层中医药工作先进单位、国家中医药综合改革示范区等工作。近三年来,将中医药工作推进与信息化建设充分结合是武昌区管理创新的一大亮点,通过项目与工作量的标化设计与信息平台的研发,为中医药事业在基层快速有序发展铺平了轨道。

（三）实践中以人为本

中医药在武昌区健康事业中一直处于举足轻重的位置,一是结合武昌区疾病谱,邀请省市中医专家量身定制了武昌区的社区适宜技术"中医十八法",分批对社区中医人员和家庭医生团队成员进行了培训,全区社区中医适宜技术的普及率达到95%。二是坚持全人群、全生命周期、全方位健康管理理念,将中医药工作纳入不同人群的健康管理之中,尤其对婴幼儿、孕产妇、老年人和慢性病患者，中医药服务深度介入，极大地增强了群众的获得感和安全感，提高了病患的依从性。今后，武昌区政府会努力将中医药发扬光大以造福广大市民。

第四节　中西医康复协作网络的建立

随着武汉市逐步解封，恢复日常生活秩序，这场"战疫"的主战场从科学抗疫、防疫转变到如何促进新冠肺炎恢复期患者康复上来。大量新冠肺炎恢复期患者亟须康复治疗，但是面对突发的大规模传染性疾病——新冠肺炎，其恢复期的治疗，也是一个棘手的问题。在"武昌模式"的探索下，中西医康复协作网络孕育而生，通过中西医结合的方式，借助协作网络平台，促进新冠肺炎恢复期患者康复（图2-2-6）。

一、中西医康复协作网络的内涵建设

（一）中西医康复的目的与要求

为了更好地促进新冠肺炎恢复期患者的康复治疗，国家卫生健康委员会下发了《关于印发新冠肺炎出院患者主要功能障碍康复治疗方案的通知》《新冠肺炎出院患者健康管理方案（试行）》等多个文件，对新冠肺炎出院患者（恢复期）的康复措施做了细致、全面的要求。相关文件精神指出，要加强对新冠肺炎患者出院后健康管理的统筹协调，定点医院、隔离场所、康复医疗机构、基层医疗机构密切配合，加强信息沟通，协同做好新冠肺炎患者出院后隔离管理、随访复诊、健康监测、康复医疗等工作；要以改善新冠肺炎患者呼吸功能、心脏功能、躯体功能以及心理功能障碍为主要目的，规范康复的操作技术及流程，最大限度减轻患者负担，促进全面康复。

（二）协作网络的建立初衷

中西医康复协作网络本质上是科研协作网络的一种。临床、科研工作越来越要求组织成员之间相互合作。由于组织中成员在日常的科研活动中相互交流、沟通、咨询、协作、合作，他们之间形成了一系列关系网络，共同构成了组织的协作网络。协作网络可以促进组织成员之间的经验交流与共享、协作与合作，进而提高组织工作绩效，促进组织的进一步发展，最终达到对共同目标进行更合理、有效的探索。

中西医康复协作网络主要服务人群为新冠肺炎已解除隔离的恢复期患者，旨在通过中西医结合，彰显中医药特色的康复评估、诊疗及干预方案等措施全面促进新冠肺炎患者身心康复；通过协作网络、各成员共同协作、参与和完成恢复期患者的医疗救治及科研专项任务；发布中西医康复相关标准和成果，实现临床、科研一体化；从而达到深入探求重大突发传染性疾病发展、预后科学研究的目的。

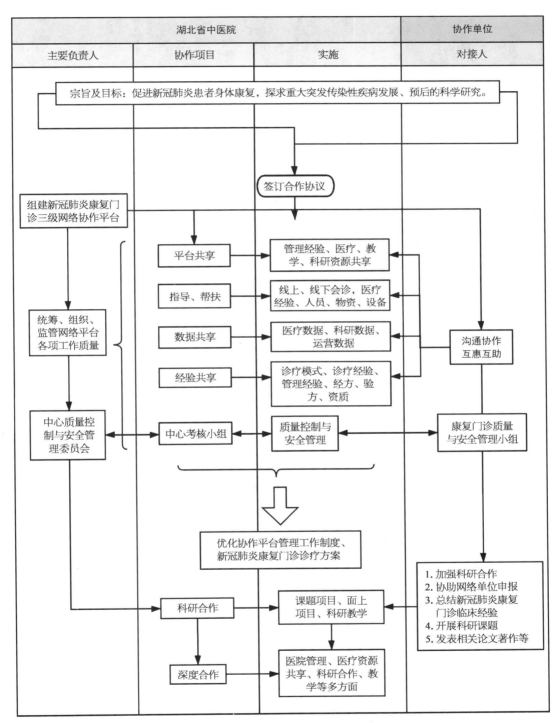

图 2－2－6 中西医康复协作网络示意图

二、中西医康复协作网络建立与发展

由新冠肺炎疫情指导专家组组长、中国科学院院士仝小林牵头,湖北省中医院组织的中西医康复协作网络于 2020 年 3 月底正式成立。成立之初,就有武汉科技大学附属天佑医院、武汉市武昌医院、武汉市第七医院、徐家棚街道社区卫生服务中心、水果湖街道社区卫生服务中心、中华路街道社区卫生服务中心签约协作网络,随后又有中国中医科学院广安门医院、武汉市第三医院、襄阳市中西医结合医院、鄂州市中医院、孝感市中医院、黄石市中医院、武汉市中西医结合医院等多家医疗机构加入。截至目前,共有 13 家三级医院、3 家社区医疗卫生服务中心为中西医康复协作网络成员(表 2 - 2 - 1)。

表 2 - 2 - 1　中西医康复协作网络成员组

区　域	分　区	分　级	成　员
北京市	北京市	三级	中国中医科学院广安门医院
上海市	上海市	三级	上海中医药大学附属曙光医院
湖北省	武汉市	三级	湖北省中医院
			武汉科技大学附属天佑医院
			武汉市武昌医院
			武汉市第七医院
			武汉市第三医院
			武汉市中西医结合医院
		二级	徐家棚街社区卫生服务中心
			水果湖街社区卫生服务中心
			中华路社区卫生服务中心
	其他	三级	襄阳市中西医结合医院
			鄂州市中医院
			孝感市中医院
			黄石市中医院
			黄冈市中医院

三、中西医康复协作网络的实际运用

通过中西医康复协作网络,展开了多项有关新冠肺炎的康复研究。中西医康复协作网络成员之间通过相互合作,资源、信息、经验共享的形式,加速传染性疾病的社区防控、患者干预治疗、患者康复、医疗信息化建设等多个方面的科学研究。

上海中医药大学附属曙光医院与湖北省中医院新冠肺炎康复门诊合作,借助 6 分钟步行试验测试,就中医药干预后的心肺功能恢复作疗效评价。

由中国中医科学院广安门医院牵头,湖北省中医院、武汉市第一医院、武汉市第三医院、武汉市第七医院、鄂州市中医院、孝感市中医院参与的"三证六药"课题组相关研究也在紧密有序的进行中，该项目采取多中心随机双盲试验的方式，探讨6种中成药对新冠肺炎恢复期患者的心肺功能恢复、消化功能改善、精神心理功能障碍改善等方面的临床效果。

由湖北省中医院牵头，武昌区多家社区卫生服务中心参与开展"新型冠状病毒肺炎恢复期中医药干预的数据管理与诊疗模式研究"项目，其目标是为新冠肺炎患者恢复期中医药干预效果的评价研究，力图搭建网络管理的数据平台；建立新冠肺炎恢复期患者社区管理新方法，搭建社区真实世界研究数据平台，提高新冠肺炎恢复期中医药的社区服务能力，形成社区病情诊疗及随访的服务规范及社区随访的新模式。

第三章
桥梁：互联网技术

中医药学之所以"传承不足、创新不够、作用发挥不充分"，关键原因在于与当代科学技术的融合和利用度不足，远远不能满足临床诊疗过程大量信息的收集、管理与利用的需求，严重制约了中医药潜能的充分发挥，而大数据时代的到来，互联网、云平台、人工智能以及移动终端等技术已经成为人们工作、生活不可或缺的组成部分，给中医药学与其他学科的联系构建了畅通、便捷、高效的桥梁。近年来，我国互联网医疗发展势如破竹，国家积极推进"互联网＋医疗健康"产业发展，随着政策的开放和扶持，互联网已经与医疗健康行业深度融合。充分利用互联网技术为中医所用，尤其在新发突发传染病防控的特殊环境下，利用互联网技术架起隔离区内外无形的桥梁，对于中医药的早期、全面、深入介入新冠肺炎的防控至关重要，而新冠肺炎的社区防控也给中医药与互联网的结合提供了一次良好的机遇。

第一节 "互联网＋"的必要性和紧迫性

一、互联网＋医疗的发展趋势

我国医疗资源分布不均、患者就诊"三长一短"、医患矛盾严峻、慢病引起的疾病负担占比加重，结合国家的健康中国战略、分级诊疗制度等系列政策倾向，加快建设互联网医疗是当下所需，互联网可以很轻松地把患者和医院建立联系，医院可以通过互联网把相关医疗服务信息传递给患者。

随着互联网技术和商业模式的飞速发展，驱动"互联网＋医疗"进入前所未有的机遇期，互联网快速渗透到医疗的各个环节，涵盖了挂号、诊断、治疗、购药、健康管理等。越来越多的医务从业者开始选择在第三方互联网医疗平台上多点执业，对实体医疗行业形成了一定的冲击。同时近几年政府连续出台政策，明确支持和鼓励医疗机构应用互联网等信息技术拓展医疗服务空间和内容，构建覆盖诊前、诊中、诊后的线上线下一体化医疗服务模式，允许依托医疗机构发展互联网医院。医疗机构可以使用互联网医院作为第二名称，在实体医院基础上，运用互联网技术提供安全适宜的医疗服务，允许在线开展部分常见病、慢性病复诊。医师掌握患者病历资料后，允许在线开具部分常见病、慢性病处方。支持医疗卫生机构、符合条件的第三方机构搭建互联网信息平台，开展远程医疗、健康咨询、健康管理服务，促进医院、医务人员、患者之间的有效沟通。互联网医院势必成为实体医院的有效补充，不仅可以更加有效地宣传医院，而且可以将医院服务延伸到院外，使医院与患者紧密连接在一起。既改善患者就医体验，又使医疗资源最大化利用。

2018 年 4 月国务院办公厅发布《关于促进"互联网＋医疗健康"发展的意见》，让互联网医疗有了较明确的方向。为了进一步规范互联网诊疗行为，发挥远程医疗服务积极作用，提高医疗服务效率，保证医疗质量和医疗安全，同年 9 月国家卫生健康委员会和国家中医药管理局组织制定了《互联网诊疗管理办法（试行）》《互联网医院管理办法（试行）》《远程医疗服务管理规范（试行）》，互联网医疗发展方向更加明朗。在此形势下重构并优化诊疗流程，解决患者线上就医实际问题，则尤为必要。

二、新冠肺炎疫情防控的信息化相关政策

2019 年年底至 2020 年年初发生的新冠肺炎疫情，在实体医疗机构部分功能停摆之际，互联网医疗平台走向前台，发挥了重要作用。2020 年 2 月 4 日，国家卫生健康委员会办公厅发布《关于加强信息化支撑新型冠状病毒感染的肺炎疫情防控工作的通知》（国卫办规划函〔2020〕100 号）。强调充分发挥信息化在辅助疫情研判、创新诊疗模式、提升服务效率等方面的支撑作用，切实做好疫情发现、防控和应急处置工作。

2020 年 2 月 28 日，国家医保局和国家卫生健康委员会《关于推进新冠肺炎疫情防控期间开展"互联网＋"医保服务的指导意见》。为疫情期间开展"互联网＋"医保服务提出指导意见，将符合条件的"互联网＋"医疗服务费用纳入医保支付范围，鼓励定点医疗机构提供"不见面"购药服务，不断提升信息化水平。

2020 年 3 月 2 日，四部委联合印发《新冠肺炎疫情社区防控工作信息化建设和应用指引》（民发〔2020〕5 号）。强调发挥互联网、大数据、人工智能等信息技术优势，依托各类现有信息平台特别是社区信息平台，开发适用于社区防控工作全流程和各环节的功能应用，有效支撑社区疫情监测、信息报送、宣传教育、环境整治、困难帮扶等防控任务。

2020 年 3 月 13 日，国家卫生健康委员会办公厅印发《新冠肺炎出院患者健康管理方案（试行）》（国卫办医函〔2020〕225 号）。对新冠肺炎患者治愈出院后的隔离管理、随访复诊、健康监测、康复医疗等工作做了部署，强调应用信息技术和平台，通过"互联网＋"等形式为出院患者提供健康管理服务。

三、隔离人员结局登记注册

"武昌模式"借鉴了国际上通行的临床研究"患者结局登记注册"的方法。以患者为目

标人群,将患者病情日志信息支持为基础,多时段多地点收集患者病情相关信息,利用互联网,通过志愿者随访,将医护人员的诊疗方案与患者的病情反馈信息联系起来,利用计算机技术建立一个自动化系统,在知情同意的前提下,真实世界中对患者进行治疗、随访、转归等诊疗数据进行收集,定期对收集的数据进行统计分析,并将分析结果公布,其中临床数据在参与的研究者之间进行有条件共享、开发病例注册登记平台,进行结局登记的注册,加强隔离人员、医疗和药品管理。同时,为医生、研究者以及患者提供新冠肺炎诊疗的沟通和交流平台。

此方法的重要环节是患者服用"通治方"后完成"扫码"登记其相关信息、并且其信息准确、完整,也是此模式能否取得应有成效的关键。

四、非接触式诊疗模式的必要性和紧迫性

在新冠肺炎疫情背景下,根据新冠肺炎甲类传染病"隔离人群"管理"早发现、早报告、早隔离、早治疗"的要求;中医通治方的大量大范围发放管理的情况;分布在社区的高危人群,在隔离区笼罩在惊恐、恐慌、焦虑、急躁等不良情绪之下,隔离人员的不良情绪亟待有效疏导;庞大隔离人群对有限医疗与管理资源构成巨大挑战,医患比例严重失衡,隔离人员不能得到充分的医疗诊治及情绪疏导,单纯依靠一线工作人员开展隔离人员情绪管理,是既不现实而又现实存在的突出问题。因此,隔离人员结局登记注册的非接触式诊疗模式应运而生。非接触式诊疗模式,可以充分利用互联网技术,有效阻断疾病传播,同时让患者与医疗卫生机构建立通信联系,直到恢复期及完全康复随访。

"非接触式医患互动诊疗模式"是由患者+一线医护人员+远程医助团队在互联网+医疗 APP 技术支撑下组成的一种远程协同、医患互动的诊疗模式。对于新冠肺炎中医通治方发放的管理、反馈信息的收集、用药效果的监测、随访管理、患者情绪疏导等均起到了很好的促进作用。借助"武昌模式"非接触式管理信息平台,随访志愿者在一线医护和隔离患者之间架起了一座重要桥梁。

通过互联网技术,随访志愿者通过电话等方式随访,督促和帮助其填写病情日记卡,医护人员可提供非接触式诊疗。对患者每天状态保持关注,根据症状增减变化,可以随时了解患者健康状况。患者的家庭成员均为密切接触者,也可以通过非接触式诊疗方式进行监测,一旦发现症状,特别是发热、呼吸系统症状或腹泻等,及时处置。慢性疾病的患者,在隔离期间也可以得到及时的诊疗响应。建立一线医生与后方医助协同的内外联动模式,可在一定程度上有效缓解前线医疗资源紧张状况。后方医助发现患者病情变化,及时反馈给一线医生,扩大一线医生隔离人员管理能力和医疗执行范围,开展有效的精准医疗。互联网、大数据、人工智能、区块链等新一代信息技术在此次疫情防控中发挥了重要的作用。

第二节 武昌社区互联网应用基础

一、医疗平台工作基础

根据《国务院办公厅关于推进分级诊疗制度建设的指导意见》（国办发〔2015〕70 号）等有关文件精神，认真落实分级诊疗工作，建立"基层首诊、双向转诊、急慢分治、上下联动"的有序就医新格局，逐步实现医疗资源的高效利用。采用目前全国最大的互联网分级诊疗平台，APP 支持"预约转诊""预约住院""预约检查""远程会诊""远程诊断""智慧公卫""网上教学""网上复诊""网上发热门诊""临床试验患者招募""临床试验数据收集"等主要功能。分级诊疗质量监管，能够进行记录、存储、统计与分析。监管平台可协助医疗资源配置、监测与评估分级诊疗质量，从而帮助医疗卫生主管部门更好地监管患者流向。医疗问题监管，通过对患者、疾病、医疗机构等的全面分析，让医疗卫生主管部门清晰地监管患者转院或跨级就诊的整个流程，抑制过度医疗、大处方等问题。医疗服务质量监管，通过对常见病、多发病、慢性病的区县域内就诊率情况分析，帮助主管部门全面把控基层的服务能力。智能报告，每半月自动发送电子版数据报告与简报给各区县卫健局相关监管人员。为全国 12 个省/直辖市的 16 000 余家医疗机构，340 万患者提供"互联网＋医疗健康"技术支持与解决方案，积极推动"互联网＋分级诊疗""互联网＋医联体""互联网＋医共体""远程医疗""互联网诊疗""互联网医院""互联网＋居家隔离"等模式建立。

该医疗平台已在全国 12 个省/直辖市，104 个市/县/区落地；服务 90 余省/市/区县各级卫生健康委员会；200 余家医联体/医共体牵头医疗机构；覆盖人口 8 000 万。线上参与分级诊疗医生 6 万余人，医疗机构 16 000 余家，包括三级医疗机构 60 家、二级医疗机构 182 家。特有的陪伴式运营服务，实现 24 小时客服电话日常咨询答疑、协助医疗服务、协助完成转诊；及时走访收集用户反馈，确认落实转诊绿色通道。

二、中国中医科学院数据中心的基础

（一）基础建设

中国中医科学院中医药数据中心机房共有标准机柜 48 套，服务器设备 118 台，磁盘阵列 8 套，盘阵列裸盘总容量 1 PB，路由器、交换机等网络设备 60 台，DDOS 攻击防御系统、防毒墙、防火墙等安全设备 58 台，备份设备有备份一体机设备 3 台，磁带机两套，基本满足信息安全三级等保对硬件设备的基本要求。

基于中医药数据中心硬件设备，构建中医药智慧云平台。中医智慧云平台根据服务对象不同可以分为：中医监管云：为中医药管理部门人员提供服务；中医临床云：为中医临床及科研机构提供服务;中医健康云:为公众人员提供中医药健康知识服务。

（二）前期工作基础

中国中医科学院中医药数据中心与医疗平台前期有良好的合作基础,在基层诊疗、双向转诊、APP 应用开发、依托平台开展培训方面都有深入合作。预约转诊、预约检查、预约住院、下转随访、上转/下转住院工作,基于互联网和云端,进行信息实时同步,所有信息可以即时通知到医院、医生、患者。优化了原有线下的转诊流程,全程电子表单,提升就医效率,改善患者的就医体验。提供 APP 线上入口,各级医生上下联动,共同管理康复期患者健康,同时增加上级医院床位周转率,最大化利用医院医保费用。为医生、患者、监管人员提供特有的陪伴式运营服务,定期对互联网医疗相关制度政策、平台功能使用等进行培训。

（三）登记注册方法

真实世界病例注册登记研究是实现跨地域研究的新模式,为多地合作研究提供了新方法。病例注册登记研究是为了达到预定的科学或临床目的,利用观察性研究方法收集统一的数据来评估某一特定疾病、状况或暴露人群的结局指标,其结论可为描述疾病的自然史或确定某一治疗措施的临床疗效、安全性、成本效益以及评价或改善临床治疗提供科学依据。截至 2020 年 4 月 20 日,多语言国际针灸病例注册登记研究平台已招募针灸从业者 225 名,其中国外针灸从业者 10 名,共录入病例 2 415 例。

三、湖北省互联网基础

（一）湖北省中医药数据中心

湖北省中医药数据中心由湖北省中医药管理局和湖北省中医院双重管理,业务由湖北省中医药管理局负责,行政由湖北省中医院负责。在湖北省境内计划依托湖北省中医院较好的信息化硬件设施、专业技术团队及中医专家等资源进行复合共享(融合性)建设。建设湖北省中医药数据中心,构建中医馆健康信息云平台,推动湖北省各级中医药管理部门加强基层中医药服务管理,让群众就近享有更规范、更便捷、更有效的中医药服务。

（二）湖北省分级诊疗基础

建立分级诊疗制度是深化医药卫生体制改革的重要内容。湖北省推进分级诊疗制度建设实施方案提出:2016 年,全省全面启动分级诊疗制度建设;2020 年,分级诊疗服务能力全面提升,保障机制逐步健全,布局合理、规模适当、层级优化、职责明晰、功能完善、效力显著的医疗服务体系基本构建,基层首诊、双向转诊、急慢分治、上下联动的分级诊疗模式逐步形成,分级诊疗有序开展。

（三）湖北省中医馆的建设

湖北省中医馆健康信息平台经过前期建设，已取得初步成绩，目前 449 家中医馆接入中医馆健康信息平台，1 547 名基层医生注册。2020 年 1 月 1 日至 2020 年 2 月 29 日期间，通过平台湖北省中医院同基层医疗卫生机构开展知识库点击量 6 254 次，远程教育视频点击量 200 次，为基层 4 万余人次提供诊疗服务。

（四）湖北省信息互联网医院平台

湖北省社区互联网医院信息平台以"预防＋轻诊疗＋康复"为主，结合"个体医生＋团队医生"的服务模式，为广大群众提供预约挂号、门诊/住院缴费、图文及视频问诊、药品配送、报告查询、随访管理、名老中医专家团队等服务。2019 年年初上线以来，互联网医院信息平台注册用户 12 260 人，注册医生 1 664 名。

互联网医院信息平台借助物联网技术，对接体脂秤、中医经络检测仪等设备。如肥胖科患者经体脂秤测量后，各项检测数据可直接在手机终端上查看。同时，通过平台医生可实时查看患者体脂数据，可线上对其进行饮食运动方面的指导，对于复诊患者，还可线上为其开具处方并邮寄到家，切切实实让医生参与到患者日常的健康体重管理中，为患者提供了诊前、诊中、诊后全流程无时间空间限制的中医医疗服务。治未病中心患者可在手机终端中查阅体检报告和经络检测报告，实现了体检、检测报告不用等，在线实时获取功能，极大地缩短了就诊时间，已为近 7 000 人提供体检报告在线查询服务。

针对新冠肺炎疫情，互联网医院信息平台开设了发热门诊栏目，以图文咨询及视频问诊的方式为居民提供线上疾病咨询，并针对医院复诊、慢病的自费患者进行中草药、中成药以及院内制剂等处方的开立，居民通过手机缴费后，药品可由顺丰等快递配送到家。极大地方便了居民，有效地减少交叉感染的概率。平台自 2020 年 2 月 19 日上线运行至 3 月 31 日，患者咨询 9 918 人次、线上开方 3 165 例、付款近 127 万元。

（五）武昌区信息化建设

武昌区非常重视中医药服务网络和内涵建设。湖北省中医分级诊疗平台由湖北省中医药数据中心作为牵头单位，湖北省中医院作为湖北省中医药数据中心的主体单位，已与武昌区内 19 家社区签约成为医联体单位。于 2017 年建设至今，已在管理、制度、推广应用、数据监控等方面建设功能。建立了区域性中医医联体和中医专科联盟，组织基层社区卫生服务机构 60 名骨干中医师拜师湖北省中医院国家级名老中医，传承名老中医学术思想和临床经验。加强社区卫生服务中心的中医基础设施建设。武昌区卫健局和湖北省中医院联合创建的"武昌健康云平台"，是具有良好社区防控体系的网络信息系统。当新冠疫情风暴式席卷武昌时，依靠原有的社区、中医药、互联网基础，打响了武汉保卫战社区防控的"第一枪"。

第三节 "数字化中医药"模式的云平台
建设和大数据信息研究

　　"武昌模式"之所以能够在短时间内形成和运行,得益于互联网、云平台、移动终端等信息技术的快速发展。APP 研发迭代采用微信、H5 技术、APP、电话(真实与虚拟号码)、网上语音/视频相结合。如果没有信息技术、APP 等以往工作的积累,很难将隔离区患者、前线医护人员、前线的专家团队、社区药品准备和配送、社区工作人员以及志愿者团队如此顺畅地有机结合。

一、二维码注册登记

　　患者扫码是顺利开展"武昌模式"研究的基础。为了配合全小林院士"寒湿疫方"的有效发放,中国中医科学院首席研究员刘保延联合相关技术团队,根据疫情发展需求,在原有基础上紧急研发出一款手机 APP,具有抗疫信息相关组件及对应的二维码生成与识别系统。社区隔离人群只需扫描中药汤剂外包装上标识的二维码,便进入"武昌模式"的注册登记系统。将基本信息与病情日志(患者自我报告的结局 PRO)直接上传到系统,就可得到后方医生的一对一用药指导及咨询。二维码扫描注册登记的方式极大程度地提高了患者操作的便捷性和高效性,增加了"武昌模式"实施开端的可行性,见图 2-3-1。

　　1. 患者端　网页端二维码扫描入口。患者端扫描二维码,填写病情日志。社区隔离人群扫描免费发放的"寒湿疫方"药袋上所印二维码后,与 APP 软件相对应。填写信息与病情日志(患者自我报告的结局 PRO),直接上传到 APP 进行登记注册,数据及时上传并保存。

　　根据病情,跟踪信息表可设置填写频次,病情较重者可设置为一天多次,随时跟踪填写;病情较轻者,可每天记录 1 次。记录患者基本信息、疾病状态、患者状态、用药情况、药前症状、服药后反应、体温、舌象等数据信息。

　　2. 随访医生端　下载应用入口。在手机应用商店中搜索应用软件,或扫描二维码,进行下载安装。安装成功后,使用注册手机号及平台发送的密码登录医疗平台 APP,登录之后可以修改密码。随访医生登录医生端 APP,可以查看患者列表,并针对患者填报情况进行电话沟通、协助填写、问题反馈、缺药申请。

　　3. 前线医生端 APP　用于方舱模式中,少数医生管理众多患者,如 10 位医生管理 600 名患者,为保证工作效率,针对此种情况研发了流动型信息系统,医生自主选择区域查看患者列表,系统针对患者病情进行权重算法,重点需要关注患者排在列表上方。

　　4. 临床试验 PI 端 APP＋监管大屏　基于反馈监管查看问题反馈列表,同时进行回复处理;查看到患者用药情况及病情数据,调整处方药量等。

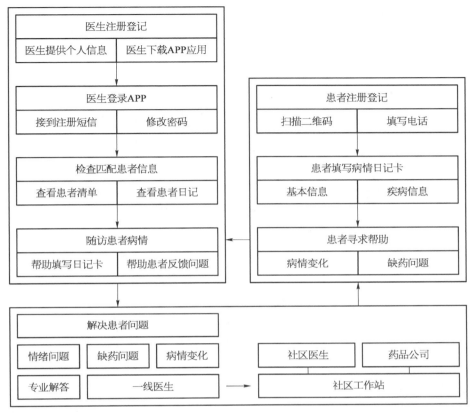

图 2-3-1 "武昌模式"工作管理模式

5. 社区药品配送员端 APP 查看缺药申请需求，取药发药。

6. 社区工作人员端 APP 筛查上报，对疑似患者、发热患者进行上报。

二、APP 的迭代升级

作为"武昌模式"技术支撑的抗疫 APP 也通过不断的迭代更新优化，已经具有了药品发放管理、患者随访管理、方舱医院管理、反馈信息管理、随访管理以及新冠肺炎智能处方平台、疫情信息与文献信息平台、培训教育直播平台与内部信息交流平台等。

（一）随访日志内容的完善

日志卡旨在更好地服务于一线医护人员，配合"武昌模式"不同阶段的发展需要。APP 平台采集的信息迭代，日志卡内容不断更新与完善。

初期：为了减少隔离人员的顾虑，能让更多隔离人员快速进入到注册管理系统。日志卡仅收集患者体温及基本常见症状变化。问题简单明了，不到 1 分钟即可完成问卷。患者只需要提供电话号码、姓名，格式没有限定，甚至不需要填写性别、年龄等个人信息。因为不涉及个人隐私，还能得到有效帮助，所以更多的隔离人员愿意被纳入这个系统中，

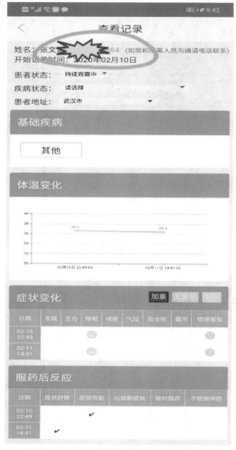

图 2-3-2　病情日记卡界面(初期)

注册的隔离人员数量逐渐增加,主动填写的日志卡也逐渐增加。患者数量由早期的个位数,逐渐增加到两位数、三位数。

初期:系统内注册登记隔离人员的数量积累到 398 人,病情日志卡达到 468 份。形成相对稳定的数据基础。随着志愿者医助人员数量的增加,一对一专业医助团队组建后,为了更好地服务一线医护工作者,更好地服务隔离人员,更好地了解服药后病情变化,更好地了解疾病发展变化转归及影响因素,进行了病情日志卡内容调整。逐步规范了患者姓名,增加了患者性别、年龄、地址等个人信息,增加了"患者状态、疾病状态、基础疾病"等内容,方便及时了解病情变化及药品配送,见图 2-3-2。

中后期:为了尊重隔离人员,增加电子版"患者知情同意"签字确认。根据一线服务需求,病情日志卡不断完善各项信息,日志卡内容几易其稿,最终确定为"个人信息、隔离地点、基础疾病、疾病状态、服药前症状表现、初始不适症状、服用'寒湿疫方'时间及持续时间、联合用药、体温、症状及症状变化"等内容,以开展有监督的患者结局注册信息登记。一对一专业医助团队的组建,为日志卡内容完善提供重要技术支持,见图 2-3-3。

(二)问题反馈途径便捷

远程医助志愿者开展健康咨询,需要每天跟踪其负责患者的病情日志填写情况,并通过电话与患者保持联系,解答患者的问题,协助解决随访过程中遇到的各种问题,包括病情问题和用药问题。志愿者每天汇总患者反馈的问题,上报给团队负责人,团队负责人再将问题按照病情问题和缺药问题进行区分,可以远程指导的问题再电话回访,需要一线医生解决的问题。按照地区(武昌区、东西湖区、洪山区、孝感、黄冈、鄂州)及时将问题反馈给一线医生。根据病情变化增减药物;缺药问题的解决,先由社区医生电话确认,然后按照详细地址送药上门。指导患者正确使用药物,指导和帮助患者正确填写病情日志,记录和反馈患者的需求,为前线医护人员精确诊治每位患者提供信息支撑,见图 2-3-4。

后期患者熟悉流程后,为了提高时效性,在 APP 上增加"反馈监管"模块,由人工汇总反馈信息转变为志愿者指导或帮助患者自行反馈问题,一线医生可以随时在 APP 上查看

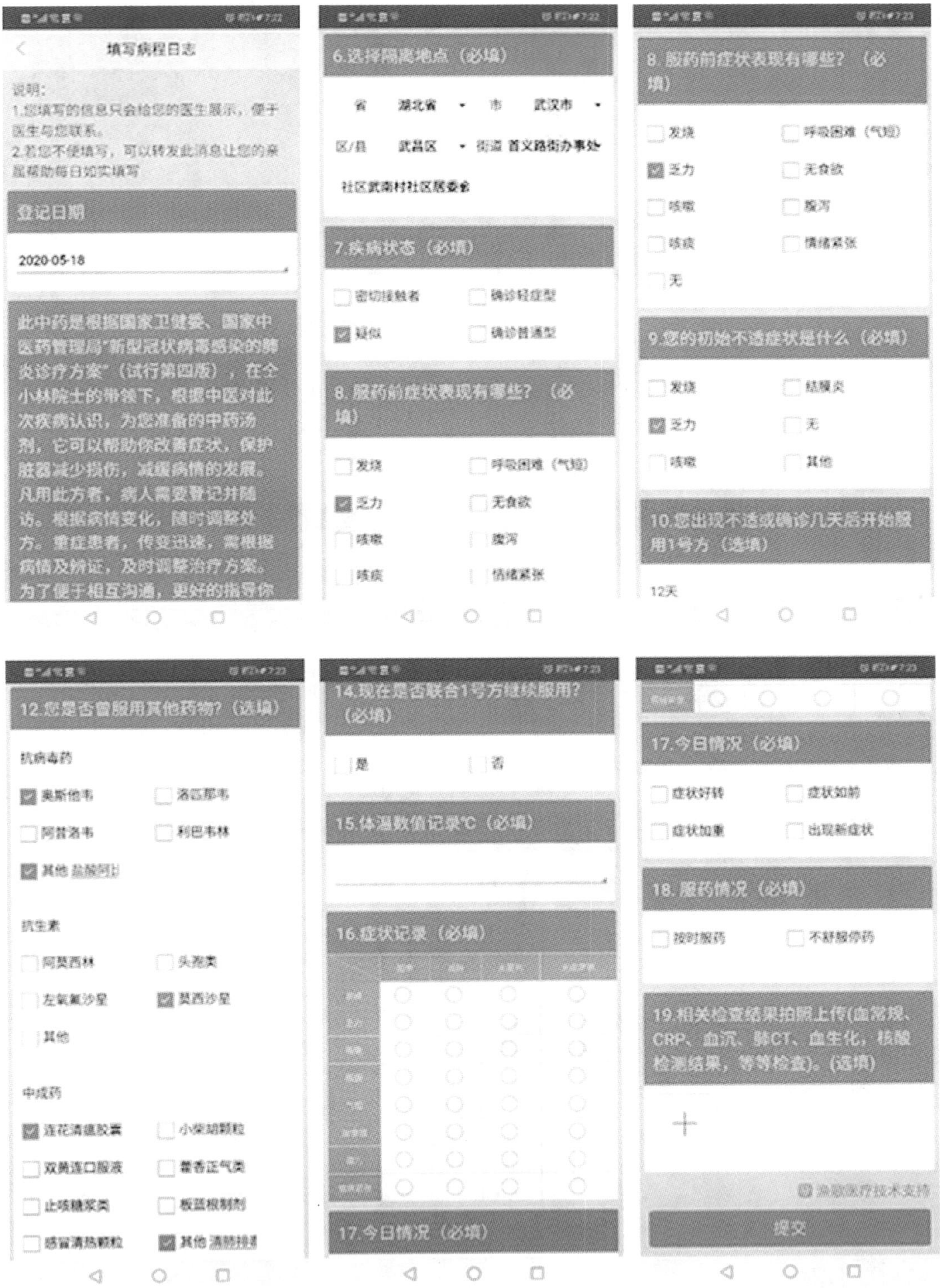

图 2 - 3 - 3　病情日记卡界面(中后期)

待解决问题,见图2-3-5、图2-3-6。因此,随访中发现的问题,可以由一线医生直接及时协调解决,反馈信息的响应起到重要作用。

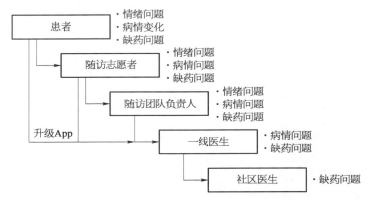

图 2-3-4   随访中问题解决途径

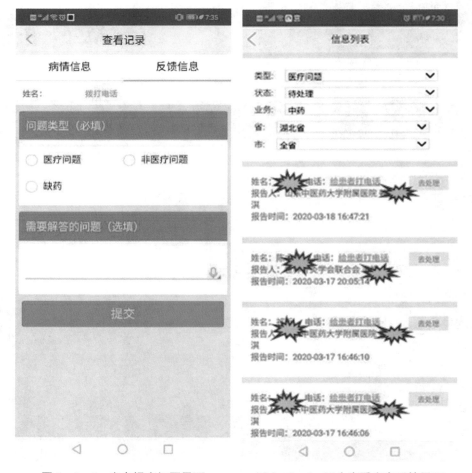

图 2-3-5   患者提交问题界面　　　图 2-3-6   医生查看患者反馈界面

（1）用药信息的准确提供。

（2）用药前后，患者自我感觉的改变信息即时获取。

（3）用药后不适症状即时输入反馈给网上监管的一线医生及专家。

（4）网上医生根据了解的情况采取：停药，换药，处方的修改。

（三）应用范围扩大，形式多样化

1. 灸法　基于"治未病"理论的灸法操作，充分利用互联网、移动终端以及相关 APP、微信等手段，在针灸专业人员的指导下，鼓励患者通过学习互联网应用中的灸法资源库内容，自行或借助器具来开展灸疗、穴位贴敷、穴位按摩等，达到辅助疾病治疗，帮助身心康复的作用。灸法资源库的储备，包括腧穴定位、取穴方法、温和灸与代温灸膏的操作、灸法前后的注意事项等文字、图片和视频。视频中的灸法操作者为完成针灸专业高等教育，并通过国家中医执业医师资格考试的注册针灸师，且从事针灸临床工作 3 年以上，APP 界面见图 2-3-7。

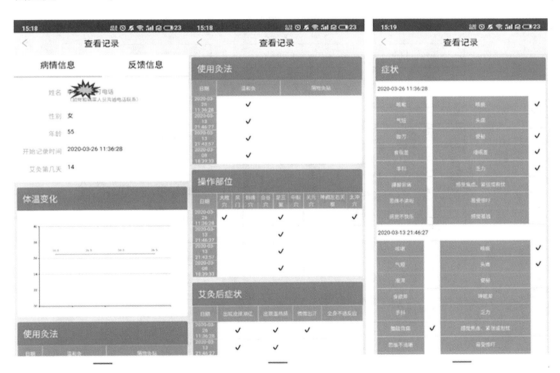

图 2-3-7　患者信息采集界面（灸法）

基于互联网＋非接触式医患互动网络平台，研究灸法早期干预 COVID-19 密切接触的隔离人员的效果，观察灸法对被隔离者的心理压力、焦虑情绪、情绪紧张以及乏力、头痛等自评症状及解除隔离、甚至减少新冠肺炎的新发病例或严重程度的影响，为隔离期间使用灸法提供科学依据，也为互联网＋针灸的研究模式提供借鉴。通过观察主要结局指标、次要结局指标、安全性指标，以期灸法能缓解隔离人群的焦虑、情志不畅、乏力、头痛、腹泻等症状，帮助密切接触人员解除隔离，甚至减少新冠肺炎的新发病例或严重程度。

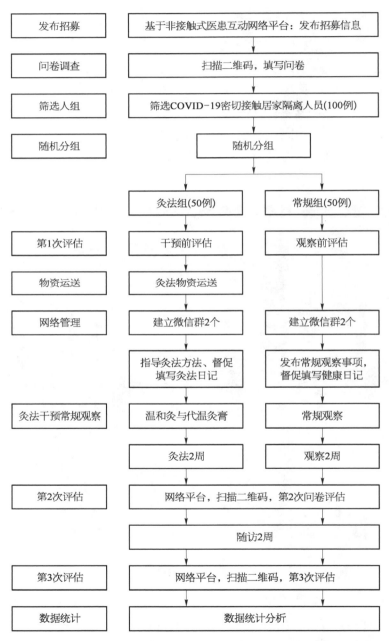

图 2-3-8 APP 示范应用灸法干预 COVID-19 密切接触居家隔离者的临床研究试验流程图

2. 方舱医院　结合"互联网＋智能化",将平台医疗功能拓展到方舱医院的患者管理,增加"'寒湿疫方'随访"功能模块。

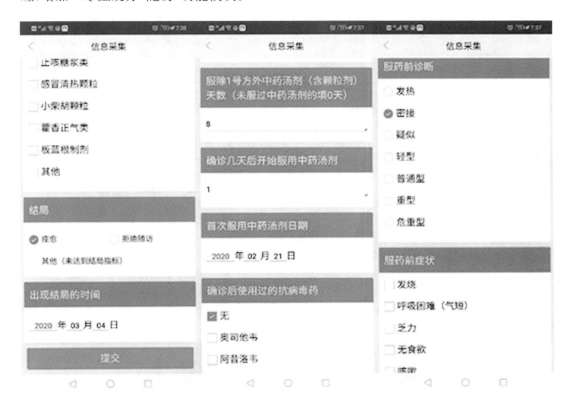

图 2-3-9　患者信息采集界面(方舱医院)

3. 复工人员管理　增加复工人员管理功能,开通预定,进行健康监管。查询自身健康状态。查询结果可作为复工复产、日常出行的防疫相关健康状态参考。

企业负责人接收居民健康记录,在线管理。居家隔离企业职工将填写的个人健康记录信息提交后,企业负责人会在移动端收到居民的个人健康记录。通过每天职工端的记录上传,实时查看职工的健康记录变化,及时了解职工每天的健康情况。如果有需要可以通过记录中的联系电话与职工沟通,信息采集界面见图 2-3-10。

4. 恢复期人员管理　为新冠肺炎患者恢复期中医药干预效果评价研究搭建网络管理的数据平台;建立新冠肺炎恢复期患者社区管理新方法,搭建社区真实世界研究数据平台,提高新冠肺炎恢复期中医药的社区服务能力,形成社区病情诊疗及随访的服务规范及社区随访新模式。

5. 舒兰地区隔离人员管理　为了更好地控制吉林舒兰等地的疫情蔓延,结合东北地域的特点,根据中医对吉林舒兰地区新冠肺炎的认识,长春中医药大学附属医院王檀团队应用 APP 随访隔离人员。在武昌模式 APP 应用的基础上,根据吉林市需求,升级"肺炎患者"模块,见图 2-3-15。

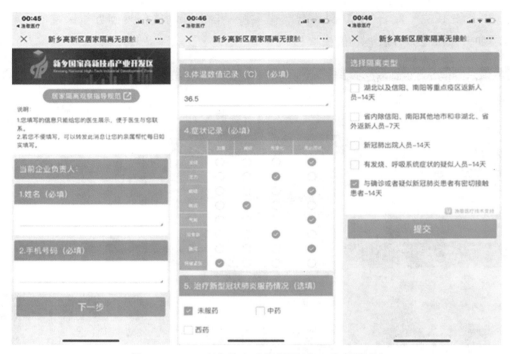

图 2-3-10 患者信息采集界面(复工人员管理)

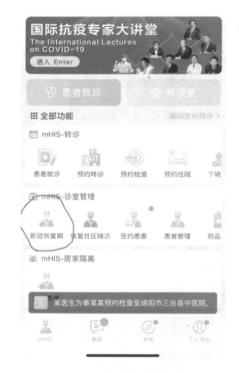

图 2-3-11 恢复期用于中医药治疗
干预 RCT 课题组随访

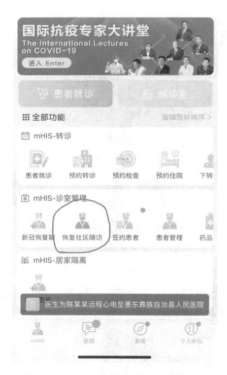

图 2-3-12 恢复期社区随访用于
社区患者随访

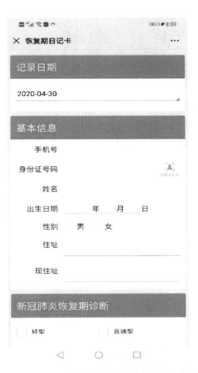

图 2-3-13　患者日记列表　　图 2-3-14　恢复期患者填写信息界面

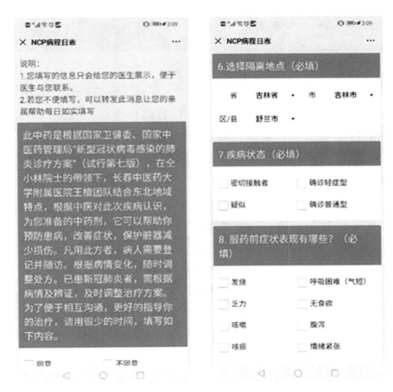

图 2-3-15　患者信息采集页面(舒兰地区)

三、APP 辅助功能的完善

(一)每日疫情实时播报及动态新闻

疫情数据实时更新,根据世界各地、中国各省市卫生健康委员会所通报的数据进行即时更新。通过地图的形式来直观显示疫情的大致分布情况,还可以查看具体国家、省份的疫情统计、数据分析情况,包括感染率、病死率、增长率等内容。生成分析数据图表,可以直观了解疫情发展趋势,实现数据可视化。疫情动态新闻以真实、科学、权威为原则,为用户提供优质、正确的内容。

(二)精选优质文章信息

精选新冠肺炎专题专病优质文章,按照"疫情报道""医学资讯""MED 快讯""医政时事""医学动态""谣言鉴定所"等类别通过 APP 即时推送,便于医学信息的科普和传播。

(三)医疗内部医信沟通

开发"医信"功能,建立快速的、即时的、专业的医学通信工具。支持工作组内部多人群聊的内部医疗即时沟通工作群,系统能够实时推送通知,保证沟通及时性。医信沟通支持语音、文字、图片、视频、音频通话等多种方式。

(四)医药健康专业和大众科普大讲堂

国际抗疫专家大讲堂是世界针灸学会联合会发起,并联合中华中医药学会、中国针灸学会,根据国际上新冠肺炎蔓延的形势,应各团体会员的要求所建立的一个有关抗击新冠肺炎的讲堂和平台。讲堂邀请抗疫一线的专家,张伯礼院士、仝小林院士、王琦院士、刘保延首席研究员、Professor Gary Deng 等海内外专家学者通过中英文直播、回放、答疑等方式,介绍新冠肺炎的基本知识、临床诊疗经验、诊疗方案、研究成果等,同时通过 APP 搭建一个国际交流平台,提供专家咨询、远程会诊以及经过科学筛选的相关资讯和研究论文等,广泛传递医学资讯。① 直播通知:主播选定的区域/医院的医生将在 APP 内收到直播提醒,点击可以查看直播预告信息,提前预告直播的内容和开始时间;② 直播讨论:到达预告的直播开始时间,主播开始直播,届时选定区域/医院的医生将收到开播提醒,可以进入直播间参加线上会议进行观看和互动;③ 直播统计:会议结束后,主播可以查看本次会议直播和回放视频的观众列表、观看时长等信息,对本次线上会议直播的参与情况和参与质量进行全方位的了解,见图 2-3-16、图 2-3-17。

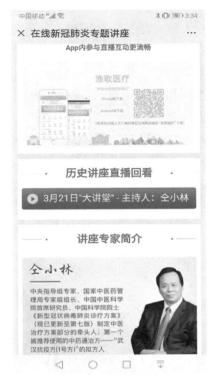
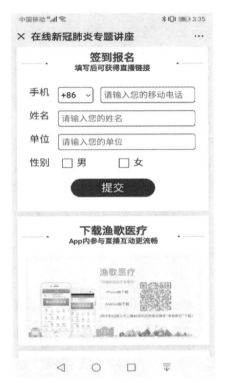

图 2 - 3 - 16　国际抗疫专家大讲堂页面　　图 2 - 3 - 17　国际抗疫专家大讲堂注册途径

四、健康码——拉起重点人群疫情防控无形之网

（一）对分区分级精准防控、复工复产的迫切需求

疫情初起，我国抗疫工作卓有成效，通过居家隔离的"终端防控"方式，严防死守，有效遏制住新冠病毒的传播。随着国内疫情趋于稳定，亟须让生产生活秩序早日回归正轨，从"终端防控"延伸至有序复工复产的"渠道防控"上来。随着各地陆续复工复产，对人员分类管控的及时性、精准性、高效性提出更高要求。

2 月 14 日，全国除湖北省以外其他省份新增确诊病例数实现"十连降"。多地要求根据实际情况逐步复工，不搞一刀切。工作重点放在帮企业解决复工难题、合理安排生产计划、保障生产生活安全上。企业复工复产，疫情如何预警？返岗工人如何管理？国家发布一系列政策性文件，要求各地区各部门运用大数据等技术手段建立各地互认的流动人口健康标准，做好分区分级精准防控。

2 月 8 日，国务院应对新冠肺炎疫情联防联控机制印发《关于切实加强疫情科学防控有序做好企业复工复产工作的通知》。2 月 17 日，国务院联防联控机制印发《关于科学防治精准施策分区分级做好新冠肺炎疫情防控工作的指导意见》，部署各地区各部门做好分区分级精准防控，有序恢复生产生活秩序。2 月 22 日，国务院印发《企事业单位复工复产疫情防控措施指南》。3月4日，国务院办公厅发布《关于进一步精简审批优化服务精准稳妥推进企业复工复产的通知》，就除湖北省、北京市以外地区作出明确规定。强调运用大数据等技术手段建立各地互认的流动人口健康标准，各地区要加强对复工复产企业防疫工作的监管服务。

要统筹建立分区分级精准防控、快速精准应急响应的"渠道防控"的迫切需求，催生出了基于移动互联、大数据等技术手段的互联网抗疫产品。得益于大数据的发展，通过对互联网用户个人信息进行收集、处理、分析甚至共享，可以有效定位潜在传染源。在1月28日的央视《新闻1＋1》节目中，国家卫生健康委员会高级别专家组成员李兰娟院士表示，专家利用大数据技术梳理感染者的生活轨迹，追踪人群接触史，成功锁定感染源及密切接触人群，为疫情防控提供宝贵信息。李兰娟院士举例某位患者曾称自己并无重点疫区接触史，但经过大数据排查，发现其曾经至少接触过三位来自重点疫区的潜在患病人士。可见大数据技术通过追踪移动轨迹、建立个体关系图谱等，在精准定位疫情传播路径、防控疫情扩散方面的重要作用。

（二）对感染风险进行识别和区分管理的健康码诞生

在"武昌模式"互联网居家隔离管理工作基础上，医疗平台APP增加复工复产人员健康管理功能，企业和政府部门健康监管功能，健康码由此诞生。健康码是承载个人健康信息的专属二维码，以居民/员工申报的健康数据为基础，结合防疫大数据比对校验后生成的个人专属二维码。健康码可作为复工复产、日常出行的防疫相关健康状态参考。健康码的意义在于精准防控，得益于健康码的大数据识别，管理者避免一刀切地限制所有人的社会活动。

在"武昌模式"社区管理工作经验基础上，医疗平台APP将防控疫情的关口从社区延伸至企业。2月8日，在乌海市卫生健康委员会主导下，内蒙古自治区乌海市海勃湾区联合下辖4个社区，积极利用医疗平台APP管理社区居民健康。2月10日，河南省新乡市高新区，利用APP管理企业居民健康。2月14日，河南省郑州市经济技术开发区，利用APP管理企业居民健康。

居民/员工生成健康码，健康码分别具有绿、黄、红三种颜色，便于实施分级管理，见图2-3-18。

医疗平台后台数据库通过运算，结合居民/员工填报的健康日记卡及流行病学史调查，得出风险等级及不同颜色健康码。

社区/企业获得居民/员工授权后可查看，据此作为通行依据。

居民/员工每日健康打卡，有风险实时预警社区/企业。

健康码动态管理，红码隔离检测结束、黄码隔离14日结束，满足条件后次日将转为绿码。

社区/企业/政府可按权限查看健康统计，有序安排复工复产及第一时间获知风险预警，见图2-3-19。

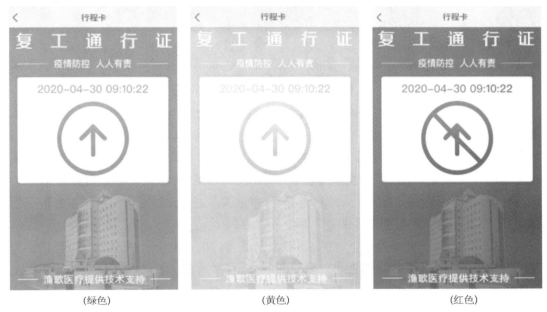

(绿色)　　　　　　　　　(黄色)　　　　　　　　　(红色)

图 2 - 3 - 18　APP 感染风险识别管理三色健康码

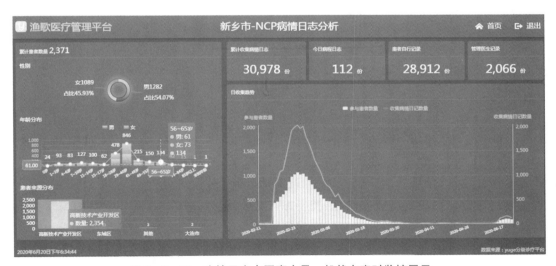

图 2 - 3 - 19　病情日志卡隔离人员一般状态实时监控展示

　　持有绿色码人员可在做好自我防控、接受体温检查的前提下，出入相关场所。持有黄色码人员严格执行居家隔离等管控措施，接受管理人员监督。持有红色码人员由各级管理部门进行重点严格跟踪管理，并采取一切必要的隔离、治疗、检测措施。

（三）意义

　　健康码是根据疫情发展的紧迫需要，在"武昌模式"互联网居家隔离平台基础上的延展功能。数字技术助力抗疫，为巩固疫情防控工作来之不易的向好趋势和企业复工复产、恢复经济社会有序安全的运行尽责发力。

互联网大数据产品的运用为企业复工和居民出行提供便利的同时，减少了人群聚集风险，减少人工甄别的误差风险，方便分类分级分区对重点人群进行防控。实现了隔离人员有记录、医护人员知动态、企业人员悉动向、政府监管有保障。

在疫情防控期间，利用大数据手段和互联网思维解决了疫情防控精准化、智能化，加强跨部门跨级次之间工作协同等问题，有力支撑疫情防控，规范重点场所的管理。

新冠肺炎疫情暴发以来，线下线上的紧密配合织密了疫情防控网。大数据作为一项现代化技术和手段，具有多源性、海量性、广开放性和强融合性等优势，通过深度数据挖掘，可以有效探析数据背后隐藏的疫情走势规律，进而对疫情发展态势进行基本分析与把握，为相关决策的制定与实施提供科学的参考依据。

在疫情防控常态化的背景下，健康码可能会成为长期伴随个人的电子健康凭证。健康码的使用克服了传统数据采集的分散化和碎片化，极大促进了政府在疫情防控和复工复产方面的精准施策。

五、数据展示平台

（一）展示形式

可以通过手机、电脑、大屏幕等多种媒介实时更新展示数据，可以通过语音提醒、动态数据分析图形，播报展示实时信息，监管数据。

（二）展示内容

对医疗行为的监管，患者的就医行为监管，药品，耗材等医疗有关方面信息监管。① 病情变化分析：监测日记分析，包括累计患者数量、患者性别分布、年龄分布、病情日记卡累计数量、今日病情日记卡数量、按时服药比例、症状分析、服药后反应、新症状数量等监控指标。隔离病情分析，监控指标：发热、乏力、咳嗽、咳痰等症状的填写人次以及所占比例变化日趋势，见图 2 - 3 - 20；② 志愿者工作分析：可以监控到平台内本区域医生上线总数展现、参与居家隔离活跃医生数、实时展示活跃医生与患者沟通情况，见图 2 - 3 - 21；③ 实时地图：可以针对本区域居家隔离人群分布数据实时展现与监管、实时地图的动态展现。

六、数据中心搭建云平台

中国中医科学院中医药数据中心搭建云平台，APP 收集的数据，上传到数据中心云平台，减少了基层服务器建设的花费，技术人员的花费。保证信息安全，统一部署，统一管理。

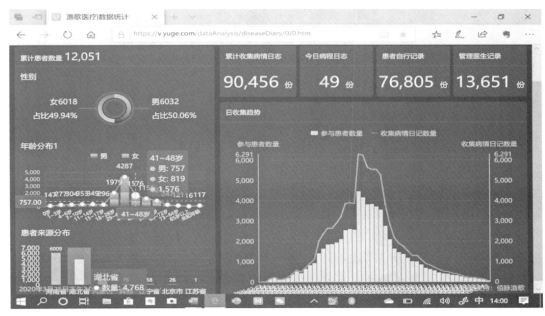

图 2‑3‑20 病情日记卡患者一般状态实时监控展示

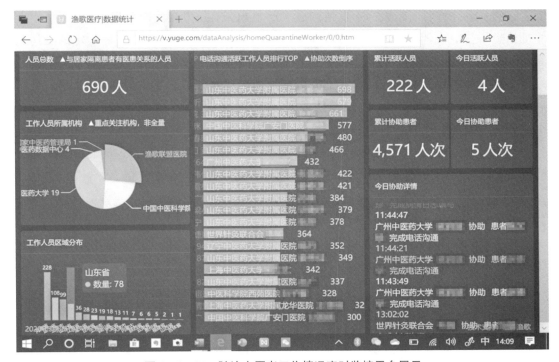

图 2‑3‑21 随访志愿者工作情况实时监控平台展示

第四节　医生志愿者及其组织与管理

一、为什么组织医生志愿者

（一）背景

医疗平台 APP 软件与二维码相对应,社区隔离人群扫描药袋上的二维码,将其基本信息与病情日志(患者自我报告的结局 PRO),直接上传到 APP 进行登记注册。患者可以通过 400 客服电话咨询和反馈问题。400 客服人员在健康咨询方面训练有素,但作为非具备医疗资格人员,不能回答医疗相关咨询问题,只能向一线医生求得答案后再回复给患者。随着扫描登记注册人员激增,问题逐渐凸显出来:① 给一线医生减轻工作负担的预期目标效果降低;② 不能及时有效地回复患者,患者体验感差,也可能更增加处于隔离状态人员的焦虑感;③ 患者被动拨打电话,一般是比较急迫或严重病情或药物方面的问题。对于变化缓慢的病情不易及时发现;④ 缺少主动的人文关怀,不能减轻隔离状态导致的心理情绪问题。很多密接的隔离人员并没有身体疾病,也可能隔离后出现负向情绪。而且,随着隔离时间加长,人的不良情绪越发凸显出来;⑤ 发现这个问题,客服人员也会主动给患者打电话,但患者激增,客服人员明显不足,不能和患者建立良好稳定的随访关系;⑥ 很多患者的问题是医疗问题,病情信息反馈解决,也可能涉及医疗责任风险;⑦ 非经过多年专业医疗训练的客服人员不能根据最新医疗研究成果帮助患者认识疾病、分析病情,即便以最大的真诚、耐心、热情的态度,并不能帮助隔离人员树立战胜疫情的信心,不能起到实质性的帮助。

基于以上问题,亟须迅速组织成立医学专业的医助随访团队,要求大量的持有执业医师资格,或有临床专业知识及临床工作经历的具有奉献精神的随访志愿者。

（二）目标和宗旨

医生志愿者团队是一支"无形助有形"的有生力量,在战胜疫情中发挥着非常重要的作用。

"武昌模式"下的远程医助志愿者团队的宗旨:帮忙不添乱,无形助有形,精诚团结,高效服务,众志成城,战胜疫病,共同打赢这场没有硝烟的战争。

团队定位:做前线医生的互联网医疗助理。

团队要求:尊重患者意愿,不干扰前线医生诊疗方案。

志愿者在尊重患者意愿、不干扰患者的前提下,通过电话与患者保持联系,需要每日指导、帮助、跟踪患者正确填写病情日志;开展一对一的健康咨询、交流;及时记录并向前方医护人员反馈患者需求,解答患者的问题,了解病情变化与服药后的改善情况,指导患者正确使用药物,为前线医护人员精确诊治每位患者提供信息支撑。同时,疫情高发期,处于隔离状态的人群,紧张、恐慌、焦虑、无助是普遍问题,单靠前线的医护人员往往力不从心,而分布在各地的"医生志愿者"通过患者的基本信息利用电话与及时主动与隔离区患者取得联系,患者的不良情绪得到了极大程度的缓解。医生志愿者通过 APP 上所获取的患者信息,通过电话回访方式,一对一与每位患者联系,了解病情变化与服药后的改善情况,指导舒缓患者情绪。

二、怎么组织招募

医生志愿者团队由具备中医药基础知识且有大爱之心的志愿者组成,主要来自中医学相关高校、医院或者科研机构,志愿者需要进行资格审核和保密承诺。

志愿者需要和患者一对一沟通,可能会涉及患者隐私和专业医疗问题解答。因此提出一定的资质要求和保密承诺,慎重地采用半开放式公开招募,招募形式分为团体招募和个人招募相结合。团体招募选择稳定长期合作的团队组织,指定召集人组织协调志愿者小队。个人招募以人员推荐为主,或有多次参加志愿活动经历的专业人员主动请缨,经过网络面试后参加。

三、组织管理

"武昌模式"是借助互联网的技术支撑,创立的新冠肺炎社区疫情防控的新模式。医生志愿者服务和管理,是该模式的重要环节之一。

远程医生志愿者采用规范化管理模式。真实世界数字中医药模式的新冠肺炎"武昌模式"临床研究的设计、闭环过程管理、质量保障、数据管理、统计分析、病情日志卡原始数据等都影响真实世界研究结果的重要因素。因此,为了提高真实世界临床研究质量,规范方案注册内容,规范临床方案设计,规范"武昌模式"环节管理,提高临床研究质量,促进临床研究的评估,志愿者随访工作管理流程见图 2-3-22。

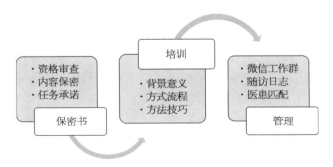

图 2-3-22　志愿者随访工作管理流程

根据新版《世界医学协会赫尔辛基宣言》及其他相关标准要求,保证方案透明化、合理性、易操作性等。注重患者隐私保护,签订志愿者保密承诺书、患者知情同意书;多次论证病情日志收集信息内容设计的合理性和便捷性;开展规范化培训,规范化管理。制作工作手册,从病情反馈、药物反馈、工作流程三方面多次修订常见问题的标准答案,确保数据的真实性。将方案按照发表的要求进行注册;要求符合伦理原则;对数据来源及数据共享利用的内容进行登记;对质量控制内容进行登记;对原始数据登记及公开内容进行登记。

(一)资格审核和保密承诺是前提

志愿者报名后,首先需要提交相关个人基本信息,经过资格审查、保密承诺书签署(知情同意与数据保密承诺书,承诺严格保密患者的个人隐私信息、医疗数据及相关文件)、后台审核注册、登录医疗 APP,进行规范化培训,通过试用,然后才能正式成为志愿随访团队中的一员。

(二)规范培训是基础

远程医助志愿者管理人员基于项目背景及工作内容制作《"非接触式医患互动诊疗模式"志愿者工作手册》。远程医助志愿者加入之后,首先进行培训。首次培训以电话或者微信语音会议的形式,主要介绍项目的背景、具体工作内容与方法、话术及沟通技巧、常见问题解答。

(三)认真执行是关键

为了保证隔离人员的隐私和随访效果,后台给每名志愿者分配 20～30 名隔离人员,形成一对一的随访关联。每名随访员根据随访患者所在地区,将志愿者组建不同的微信群进行管理,每个微信群中均有志愿者管理工作人员及一线医生参加,以协助随访过程中遇到的各种问题。通过微信群发送志愿者工作手册,供志愿者随访过程中参考。志愿者管理工作人员每天会进行微信群中问题的汇总,汇总之后以更新志愿者工作手册或者问题汇总文档形式发到微信群中,供随访人员后续随访工作中参考。

(四)反馈响应是保证

志愿随访团队,通过与患者沟通,了解患者需求,了解病情变化与服药后的改善及不良情况,及时记录并向前方医护人员反馈,解答患者的问题,指导患者正确使用药物,为前线医护人员精确诊治每位患者提供信息支撑。志愿者每天将需要前线解决的问题,分为病情问题、用药问题和其他问题,通过后台分类反馈给前线医生,再分发给不同社区的医护人员和药品发放人员,使前线有限的人员,能够做到精准的服务,甚至有的问题可以直接反馈到武昌区政府、武汉总指挥部。正因为患者相关问题得到及时的解决、需求能够得到相对比较满意的答复,增加了患者对志愿随访者的信任和满意度,促进了患者愿意扫描、愿意填问卷的良性循环。

（五）微信工作群是组织管理主要形式

将随访志愿者按照随访患者地域进行分区。共同建立微信群，每个群设立随访联系人2名，技术负责人1名，专家顾问2名，志愿随访员若干名（随访工作管理组织模式见图2－3－23）。

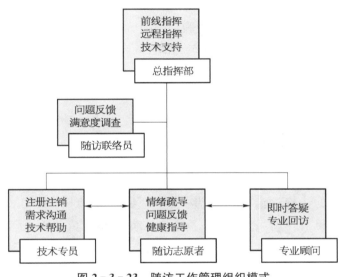

图2－3－23 随访工作管理组织模式

随访联系人职责：① 开展专业随访培训，包括随访背景与意义、定位、方法、日记卡、注意事项和技巧；② 负责志愿者加入和退出随访工作的协调沟通联系；③ 随访员反馈问题的汇总、整理和及时上报给一线医生；④ 征求、收集、汇总、整理随访中的常见问题，不断更新完善《培训手册·常见问题》，丰富规范培训的内容；⑤ 协调解决随访中可能出现的各类问题；⑥ 隔离人员对随访员和随访工作的满意度抽查和调查。

技术负责人职责：① 随访志愿者账号的后台注册和注销；② 随访志愿者和隔离人员的匹配；③ APP功能升级联络；④ 随访志愿者和隔离人员的基本信息修改；⑤ 日记卡更新日期核查；⑥ 随访工作数据定期统计。

专家顾问职责：① 即时解答随访工作群中随访中的专业问题；② 对于一般随访员不能回答的问题，进行电话专业回访，协助解决问题或上报给一线医生。

志愿随访员职责：① 提醒教授帮助患者每日填写病情日记卡；② 随访到患者的疾病异常情况和缺药问题，及时上报；③ 教授和帮助隔离人员利用APP自行填写问题反馈信息；④ 心理问题解答，情绪疏导；⑤ 专业的疾病及健康指导；⑥ 部分日记卡信息缺失的突击随访；⑦ 随访工作满意度反馈。

四、具体操作

（一）筛选患者

患者通过手机扫描免费发放药品包装上的二维码，自动打开"NCP病情日志"界面，患者需要将个人联系信息、体温、症状等信息填写并提交。

入组标准：凡是已经纳入系统的患者，都可以随访。与是否住院、是否用药（包括"寒湿疫方"以外的其他中药汤剂）无关。能服用药者、获取到药者均需持续回访。

出组标准：康复、死亡、拒绝随访（明确拒绝随访、三次拒绝沟通、失联、电话号码信息错误且无其他有效联系方式者）。如有符合出组标准的在"查看病情日记"中，即时标注患者状态，平台可以自动解除随访。

平台工作人员会将患者分配给已经下载并注册了医疗平台APP的志愿者。志愿者需要每天跟踪其负责患者的"NCP病情日志"填写情况，保证完整、准确、及时的病情日志。并通过电话与患者保持联系，解答患者的问题，指导患者正确使用药物，指导、督促和帮助患者正确填写病情日志，便于前线医护人员了解到真实的患者状态，为中药的调整以及其他处置奠定基础，同时节约前线医护人员的时间。记录和反馈患者的需求，为前线医护人员精确诊治每位患者提供信息支撑。同时，由于患者处于隔离状态，可能出现焦虑和不安，志愿者及时主动与患者沟通病情并答疑解惑，可帮助其提高自信心。

（二）随访流程

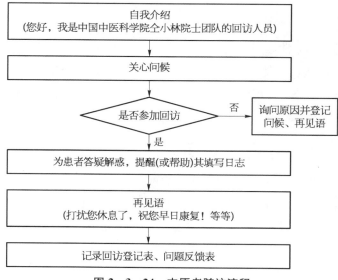

图 2 - 3 - 24　志愿者随访流程

（三）病情日记数据质量评估

1. 数字中医药的价值与临床数据质量有关　通过电话、后台监控，对随访进行跟踪，保证随访工作的数据质量有效性。

2. 培训和资质核验　随访人员资格认定后，需经过且接受本次研究规定的随访培训，并通过考核，签署保密及尽责承诺书，保证按照方案执行。及时处理和上报各种不良事件。随访员和患者一对一关联，设置病情日志操作权限。

3. 设置病情日志修改权限　任何修改的内容都会留下痕迹，便于修改前后内容比对。

4. 保证病情日志质量控制体系的准确性　设置必填项，设置数据格式类型。

5. 提醒日志填报　保证日志完整性。在规定时间内完成日志，最终形成可配置的规则库的时限质控要求。

6. 动态调整功能　对静态规则点进行质控，并对各种可能出现的动态变化的状况进行动态调整。规定每日填报病情日志，对于病情变化较快患者，每日可多次填报日志。开设快速信息反馈途径，一线医生可以及时处置，变更诊疗方案。

7. 逻辑校验功能　患者疾病状态和病情变化情况、服药情况等变更时，系统可以对病历条目的逻辑性和完整性进行自动校验。

8. 配置定义功能　时限、内容或者其他规则，均可以进行自定义配置。对规则库中的条目和内容进行修订，采用突击随访、集中随访的方法，满足多层次的要求，以满足病情日志质控要求的不断变化。

9. 统计反馈功能　病情变化、用药情况、软件技术等问题分类反馈给相关的部门，为有针对性解决问题提供依据。

（四）药品发放管理

借助互联网技术，更高效的、更具有针对性的药品发放的管理，用药后的监测等系列流程得以实现。

1. "寒湿疫方"发放的管理　为了保证"寒湿疫方"发放过程的规范化管理，借助互联网技术，进行有计划、组织、指挥、协调、控制和监督药品有效发放，使整个申请-发放-领取过程实现最佳协调与配合，尽可能地做到保证药物及时发放给需要人群，保证监督拿到药物的人员按时服用药物，保证隔离状态人群用完药后更快捷地申请药物，顺利及时得到下一疗程药物，方便患者持续服药。将"寒湿疫方"从药品公司向隔离患者准确的、及时的、安全的、保质保量的、"门到门"的合理化服务模式和服务流程，提供高效技术支持保证。

2. 反馈信息的收集　隔离区人员需要反馈解决的问题，主要分为四类。① 对疾病认知的困惑、不良情绪的排解；② 药品不足：基础病常规药物缺药或新冠肺炎治疗及预防药物缺药。免费发放的药物 14 天为 1 个疗程，为了保证药物质量，每次发药 2～3 天，患者用药后再联系社区一线医生申请药物；③ 根据病情变化的药物调整。"寒湿疫方"发放后患者反馈病情变化信息的收集和互动问题；④ 日常生活需求。

常规的诊疗方式是患者出现病情变化，主动与医护人员沟通，但由于隔离的特殊阶段，一线医护工作人员负责管理的患者数量远远超过自身能承受的能力，一线医护工作者不可能主动联系患者。患者处于隔离状态，也没有快捷有效的方式与主管医护人员沟通。因此，隔离区的人员，实际处于身体隔离、心理孤立的无助状态。病情信息不能及时上达一线医护，一线社区医护不能及时给患者提供精准诊疗方案。应用互联网技术，了解病情变化与服药后的改善情况，指导舒缓患者情绪，可以有效将患者需要解决的问题及时反馈给一线医生，解决患者提出的问题。

3. 用药效果的监测　仝小林院士认为本次疫情应属于中医"寒湿疫"，中医药治疗应抓住核心病机、截断病势，采用"寒湿疫方"，发放后观察用药病情改变。好转、无变化、加重、出现新症状等不同用药效果，主要来自三方面原因：① 新冠肺炎疾病本身的病情变化；② 药物干预影响；③ 基础疾病引起的病情变化。

观察指标主要包括从体温、发热、乏力、咳嗽、咳痰、气短、食欲、腹泻、情绪、舌象十大症状体征，观察初始症状、服药前、服药后的变化。

中医通治方的早期干预作用明显。据武昌区卫生健康局副局长王辉介绍："除了应收尽收、应治尽治等得力防控措施之外，中医药对新冠感染态势的控制产生了明显的效果。从 2 月 3 日开始发放药品，经过 14 天（病程周期），确诊人数出现断崖式下降，并维持在低位水平。对确诊轻症和疑似患者中药干预治疗作用明显。重症患者的死亡病例逐步下降，并保持低位水平。"

4. 不同场景话术　为了提高志愿者医助随访团队的服务质量和隔离人员的体验感，通过工作中的积累总结出遇到不同患者、不同状况、不同场景时，逐渐设计随访人员的回复话术。能够进行有效沟通的患者主要分为已领中药和未服中药两类人群。

第一类，已领中药的患者分为：① 正在服药患者；② 服药后，社区没有提供后续药品；③ 服药后出现不良症状；④ 因为其他原因停止服药；⑤ 已领药，没吃就住院治疗；⑥ 已领药，还没吃完就转住院治疗；⑦ 已服药需要志愿者帮忙记录病情日志。

第二类，未服中药患者，分为：① 已收药，因个人原因未服药品；② 未收到药品。

5. 常见问题解决　由于每个地区患者和用药特点不同，根据随访患者所在地区，将志愿者随访医助组建不同地区的微信工作群进行管理。每个微信工作群均设有专业医学顾问、一线医生、软件技术工程师、志愿者协调工作人员，以及时协助随访过程中遇到的各类问题，包括病情问题、药物问题、技术问题、工作流程问题。

志愿者协调工作人员每日会进行微信群中问题的汇总，汇总之后以更新志愿者工作手册或者问题汇总文档形式，供随访人员后续随访工作中参考。

志愿者每天将需要前线解决的问题，分为病情问题、用药问题和其他问题，通过后台"反馈监管"模块，分类反馈给前线医生，再分发给不同社区的医护人员和药品发放人员，使前线有限的人员,能够做到精准的服务。

五、作用

(一) 专业的咨询反馈协调

这样就形成一个以隔离区患者为核心,围绕着前线专家诊疗团队、一线社区医生与服务人员、外围的医生志愿者以及各级管理人员、企业药品提供团队、技术支撑团队的一个闭环抗疫战斗体系,共同帮助患者战胜新冠病毒,守护生命健康。

1. 病情变化反馈　用药前后,患者出现新的病情变化,自我感觉的改变信息即时反馈,随访志愿者可以回答的直接给患者进行解释,部分病情变化问题通过微信群咨询一线医生,获得答案后再对患者进行回答,部分通过上述途径不能解决,需要一线医生处理的问题,通过问题反馈途径反馈给一线工作人员。一线医生根据了解的情况,及时调整治疗方案,采取停药、换药、药味改动等措施。

2. 药物申请反馈　部分患者中药服完后不能及时拿到后期的中药,通过随访发现此类问题,反馈至一线医生,一线医生将信息分类转达到各区,区里再将信息通知各个社区,社区医生将药物配送给隔离人员,实现"门到门"服务,解决药物申请—分发—配送各个环节的问题。

3. 专业的健康宣传科普　积极开展新冠肺炎专业的健康有关的宣传和教育,结合专业知识背景,学习最新的新冠肺炎研究成果和临床资讯,深入浅出解释疾病相关名词、病因病机、症状、治疗、日常护理,注意事项等。对隔离人员进行新冠肺炎健康科普,起着不容忽视的作用。

众所周知,个人良好的心态是顺利治疗的关键保障,隔离人员的心理情况主要是由于隔离行为不仅仅意味着由于环境改变带来的不熟悉、不舒适感,其中掺杂对新冠肺炎未知的恐惧、对单调生活的厌倦等极为负面的心理环境。因此真正的"以人为本"理念就不可能仅体现于医疗手段的改变。现在流行的心理护理就是在这个基础上产生的。

健康科普就是心理护理的一种有效方式,却又超前于心理护理的一种方法,因为有效的健康科普不仅可以告知患者对疾病正确认识,还能告知患者如何对疾病正确预防。健康科普贯穿于疾病预防、治疗、护理的整个过程,它作为心理护理手段的优越性就体现在防病于初始,断患于未然,其重要性不言而喻。

健康科普是心理护理的重要方法,也是建立良好护患关系的良方。健康科普之一的隔离宣教,就是建立良好医护-患者关系的基础,通过志愿者医助随访时有效的宣教协助隔离人员积极调整好心理状态,较快适应隔离环境,不仅可以为新冠肺炎的治疗与预防奠定良好的基础,同时也在隔离人员心中留下了"武昌模式"团队工作人员的亲切感和专业感。

志愿者医生随访时的健康科普是一线医护人员维护隔离人员健康的重要手段。健康科普可以预防疾病。术业有专攻,专业化的健康科普可以告知人们其一无所知的疾病常识,可以扭转其"一厢情愿"的错误认知,可以清晰其一知半解的事实真理。结合"武昌模式"工作回顾性总结,可以看到健康科普可以在这些方面起到重要作用。

健康科普一定程度上还可以帮助缓解医疗资源的紧张。健康科普的重要意义在于预防疾病的发生,通过科普使得健康保健知识有效传播,人们可以借此改变原来本身不自知的错误认知。这个意义上说,健康科普是缓解和节约医疗资源的重要方法。对于患者以及医院来说,健康科普都是一种有益的方式。

专业的志愿者随访团队,是医护-隔离人员关系的良好构建者,是维护隔离人员身体和心理健康的有效方法,是节约医疗资源的重要手段。因此专业志愿者随访的意义就是,维护了有限的医疗资源和隔离人员两个对立面的良好关系,促进了医疗知识的社会性普及,而其中最为重要的意义却在于它既帮助病患者,也帮助医疗者,而更多惠及的是促进社会稳定性,帮助隔离人员由被动隔离逐步转化为主动隔离。

(二) 有监督的结局注册登记日志卡

日志卡是患者病情变化的文字记录,也是病情分析、用药效果分析、方案调整的主要依据,通过志愿者监督患者按时进行填写,保证了日志卡的准确性和可用性,也为更精确的治疗提供了支撑。试想如果没有患者扫码登记、没有病情日志的记录,将无从了解服用"寒湿疫方"的患者及服用后有何变化,需要进行哪些调整,缺少如上信息,"武昌模式"就不可能形成。

采取国际上通行的"患者结局登记注册的方法",汇总新冠肺炎医学资源,基于网络平台通过数字中医药,设计随访内容,规范随访流程,收集和管理随访患者的相关信息,为真实世界研究项目提供数据支持,进行临床结局评价。利用互联网,通过志愿者随访,将医护人员的诊疗方案与患者的病情反馈信息联系起来,利用计算机技术建立一个自动化系统,进行结局登记注册管理。以患者病情日志信息支持为基础,多时段多地点收集信息,通过若干数据库和逻辑路径的智能联合,开展数据的收集、录入、病情反馈和数据分析,以加强临床和管理的决策过程。具体来讲,通过扫描,安装患者端 APP,进行数据采集,极大程度地提高了患者操作的便捷性和高效性,提高了模式实施开端的可行性。数据采集便捷,则要求数据分析所使用的复杂逻辑编程工具必须强大而灵活,快速开发和部署各种报告和决策支持工具。通过登记注册数据,促进新冠肺炎中医药大数据建设。

(三) 专业的心理疏导舒缓情绪

1. 隔离人员的状态　人具有社会性,个体具有不能脱离社会而孤立生存的属性。许多事实和研究结果表明,动物或人类个体长期处于被隔离或孤立状态,就会在认知、情绪、行为等方面的发展上产生明显的障碍。隔离一般分为两种情况:自愿的和非自愿的。在某种情况下,自愿隔离为有关人的赞同,比如,宗教活动的一种方式。用社会学解释,即自愿隔离的功能是保持文化自主并减少与其他社会成员公开冲突的机会。非自愿隔离是社会隔离中最常见的一种形式。在法律上实行隔离,限制自由,可能会给个人心理带来严重后果,而新冠肺炎按照甲级传染病管理要求,遵照"早发现、早报告、早隔离、早治疗"的原则,隔离是控制疫情的传播和发展的最有效的方法。在个人的社会性和人类健康矛盾的统一体中,只能选择隔离,牺牲个体为人类群体,以便迅速控制疾病传播。为了控制疫情个体牺牲自由时,有的人处于自愿隔离状态,有的人处于非自愿隔离状态。非自愿隔离的人员,容易产生焦虑、烦躁、恐惧、抑郁等多种不良情绪。

新冠肺炎疫情的突然袭击,令很多人对疾病的认知不足,如传播途径、防护措施、发病机制,传播途径,临床表现,预后转归,抗体持续时间,免疫力影响,多脏器功能影响等各方面的认识严重不足。病毒传染性强,极易造成隔离人员的恐慌。因此,新型冠状病毒让大家感觉影响比较大,这种影响不仅是疾病本身的影响,更有不良情绪爆发的影响。

如何能使隔离人员由非自愿隔离状态转变为自愿隔离状态,将集体中的个体或作为社会的一员的社会性由"不能脱离社会"自主转变为"活动时所表现出的有利于集体和社会发展的特性",充分发挥个体人的"利他性、协作性、依赖性以及更加高级的自觉性等",就需要应用互联网技术,改变隔离人员沟通交流方式,由面对面地理属性社区转化为网络空间社区模式。

2. 情绪对人体免疫力的重要作用 SARS 疫情流行期间,被隔离人群的症状自评量表(SCL-90)得分因子中恐惧、焦虑、抑郁的分数最高。非洲埃博拉病毒病出现时,疫区的患者及接触者在接受隔离期间发生了以焦虑、绝望为主要表现的心理异常行为,被隔离人群还存在恐惧感和孤独感。

医学研究证实,特别是紧张刺激引起的负性情绪体验可以降低机体免疫功能而增加个体对疾病的易感性。人体在心理超负荷状态下,体内自主神经功能和内分泌系统会出现剧烈变化。若持续时间过长,人体的某些重要器官的功能会衰竭,甚至崩溃,引起疾病或原患疾病急剧恶化,甚至诱发猝死。

应用互联网技术,志愿者医助可通过电话和隔离人员时刻保持联络,给予积极主动的关心和帮助,隔离人员可以谈一谈内心的不适或感受,同时能获得一定的支持、鼓励和最新医疗资讯,隔离人员的负面情绪得到疏导,同时也能提高免疫力,这种心理治疗的作用起到了药物治疗无法替代的作用。

3. 线上线下随访对患者情绪的作用 志愿者医助和隔离人员每日定时随访,一对一沟通的过程,实际上是双方相互磨炼的一个过程,不仅能帮助隔离人员解决实际诊疗和生活需求,更能对隔离人员达到心灵按摩的作用。通过定期关怀,隔离人员大多经过怀疑-信任-依赖的心理路程,数据表明,纳入"武昌模式"的隔离人员后期情绪大多都较前趋于平稳,随访时间越长的患者,情绪稳定性越高。因此,一定程度上说,随访志愿者的一点一滴汇聚的实际工作,促进新冠肺炎隔离人员免疫力提高,是新冠肺炎预防和治愈的灵丹妙药之一。

通过志愿者随访工作,对患者进行心理疏导,缓解了患者的紧张焦虑情绪,增强了患者战胜疾病的信心。部分患者开始时对随访工作不配合,通过志愿者沟通后,能够配合志愿者工作,认真填写日志,并向志愿者咨询病情相关问题,从而更好地配合治疗。通过志愿者的宣传,使部分患者对待中医药的态度从不接受转变为接受,并逐步感受到了中医药的疗效。通过志愿者对患者反映问题的记录和反馈,使患者的缺药问题及病情问题能够及时反馈到一线,尽快得到解决。

(1)应用医学专业知识,合理解释疾病发生、发展、转归、预后及预防,根据最新医疗成果,开展新冠肺炎的健康宣传教育工作,帮助隔离人员提高对疾病的正确认识,增加战胜疾病的信心。

(2)及时与一线沟通,开展精准医疗,调整诊疗方案,根据具体病情,在"寒湿疫方"基础上,建议和协助配送或增或减甲、乙、丙、丁方。

(3)指导身心结合的心理治疗。语言沟通情绪舒缓;指导音乐疗法;建议太极拳、八段锦等室内运动疗法。

(4)发挥中医特色,提供健康科普、养生保健知识。鼓励患者自行或借助器具来开展灸疗、穴位贴敷、穴位按摩等,达到辅助疾病治疗,帮助身心康复的作用。

(5)尽量协助解决现实生活中的问题,减少生活顾虑。

(6)由焦虑不安沮丧的被动隔离转为平和积极的主动隔离,自觉维护社会稳定团结。

六、意义

在疫情最严重的 2020 年 1 月至 2020 年 4 月期间参与武汉、鄂州、黄冈、孝感地区随访的医生志愿者达 192 人,分别来自全国 19 个省市。其中有中国中医科学院中医药数据中心、中医临床基础医学研究所、广安门医院、西苑医院;山东中医药大学、天津中医药大学、上海中医药大学、辽宁中医药大学、福建中医药大学、广州中医药大学深圳医院、甘肃中医药大学以及世界针灸学会联合会等单位,累计协助隔离人员 4 580 名,与隔离人员电话沟通 3 万余次。

通过大数据、互联网让中医药服务变成数字化医学,开展中医药防控传染病现代化的数字中医药模式的探索。"武昌模式"是一种针对社区隔离人群,中医药早期、全面介入新发突发传染病疫情防控的有效模式,而医师志愿者架起的隔离区内外无形的桥梁,筑起了数字化、临床科研一体化抗疫第一道防线和缓冲区。

(一)对患者的意义

疫情高发期,处于隔离状态的人群,紧张、恐慌、焦虑是普遍问题,前线的医护人员往往力不从心,而分布在各地的"医师志愿者"通过患者的基本信息利用电话与隔离区人员取得联系,一对一为其提供咨询、交流,首先是舒缓了心情,找到了述说、倾吐的对象,心情舒畅了,对此疾病有了正确认识,增强了战胜疾病的信心,免疫力就会得到提升,药物的作用也会得到增强。同时，服用"寒湿疫方"后，病情有什么变化，出现了新的症状，或病情加重等，通过志愿者可以及时反馈给前线，使前线有限的人员，能够做到精准的服务。而日志卡是患者病情变化的文字记录，也是病情分析、用药效果分析、方案调整的主要依据，通过志愿者可以使患者有监督地进行填写，保证了日志卡的准确性和可用性，也为更精确的治疗提供了支撑。我们可以想象，如果没有患者扫码登记、没有病情日志的记录，我们就无从了解谁服用了通治方后有何变化，需要进行哪些调整，没有了这些信息支持，"武昌模式"就不可能形成。

（二）对志愿者的意义

深刻人生感悟。当春节温馨而舒缓的日子还没结束的时候，一群可爱可敬的志愿者，放弃自己休息时间，志愿加入焦虑不安、孤独无助的隔离人群随访工作中，无私奉献，感受着公益活动带给人的快乐。克服种种困难，方言不通、初期的怀疑不信任、每天接受负面情绪、牺牲个人时间，等等，坚持每天通过声音真实地向隔离人员传递着温暖，与不同的人联络，用心揣摩着对方的需求，切身体会这场全国人民共同努力的无硝烟的战争，体会着中国人民重情重义。作为"武昌模式"的一分子，为自己的人生经历抹上重重一道色彩。

增加中医药文化信心。志愿们虽身未到湖北，但心一直牵挂湖北，真真切切感受到了中医药在这次疫情中大放异彩，如今的互联网模式给中医前所未有的关注，互联网也在某种程度上解决了"依赖医生"的问题。如本次"武昌模式"，志愿者收集情况，一线医生微信指导。几位医生，就可以帮助上百位患者，达到了复利的效果。让年轻的中医人看到了中医的疗效，看到了患者对中医的支持和信任，也看到了中医借助互联网可以走向高远的未来出路，进而增加中医信念。

增加临床阅历。志愿者的情绪随着电话另一边隔离人员的情绪波动而波动，悲伤焦虑、彷徨不安、号啕大哭，仿佛跟随"病"了一场。面对新发突发陌生的新冠肺炎，为了给隔离人员深入浅出地讲清一个问题，需要检索许多相关文献资料，白天打电话随访，晚上查阅资料。面对信任依赖自己的患者，每一分钟通话，都凝聚着志愿者作为医生的责任感和使命感，理解践行着《大医精诚》中的"精"和"诚"二字。一个又一个鲜活的例子，诠释着临床的真谛，"偶尔去治愈，常常去帮助，总是去安慰"，帮助患者建立战胜疾病的信心。

七、问题和建议

在志愿者随访过程中，也发现了一些问题：一线医疗人员严重不足，中医医生更少，不能做到根据患者实际病情一人一方针对性治疗；患者反馈的缺药及需要医疗帮助的问题，由于一线资源有限，不能及时让患者得到解决，同时志愿者难以了解问题处理的进度，无法给患者合理解释，以至于患者出现不满情绪；患者情绪欠佳，或者对随访人员不信任，或者对此项工作不了解，不愿意接受随访；患者自觉隐私信息暴露，拒绝随访；志愿者与患者沟通方式，如果采用真实号码，涉及暴露双方隐私，如果采用虚拟号码，患者可能拒接电话；志愿者采用私人电话联系患者，可能受到患者后续骚扰；少数志愿者专业知识储备不足，对于部分医学问题解答有一定困难。

针对以上问题，后续工作可以从以下几个方面进行改进：对志愿者招募的条件进行限定，具有中医药学知识、符合一定条件的人员方可成为志愿者；加强志愿者培训工作，尤其是需要进行关于沟通技巧和话术的培训，要求志愿者需要有足够的耐心，首先和患者表明身份和随访目的，深入和患者沟通，才能达到更好的随访目的，获取更加准确的数据；对APP进行优化，以更加方便志愿者操作，并增加和患者图文交流的模块；反馈问题解决进度，通过一定途径反馈给患者和志愿者，以提高患者的信任度；要求发药人员发药同时做好关于此项工作的宣传工作，要求患者填写日志，并提醒患者后续会有专业随访人员进行随访，以增加患者的配合程度；增加中医药宣传力度，增强患者对中医药的认可程度；进一步探索志愿者与患者之间更好的沟通模式，在保证沟通质量的前提下保证双方的隐私。

另外，从本次结果来看，由于当时管理的难度，服用"寒湿疫方"的 5 万余人，70 多万剂中药，而扫码的人只有 4 500 多人，不到 1/10，如果所有的人都能够登记进入，那么受益的患者就会更多。要做到更多的人扫码进入，前线的组织协调尚需要花费更大的精力，以及更加适宜的组织管理方法，这些都是进一步需要完善的地方。

参考文献

[1] 刘迈兰,常小荣,刘保延,等. 新型冠状病毒肺炎密切接触隔离人员灸法干预的意义与运行模式研究,中国针灸[J]. 2020,40(5)：457 - 461,471.

第三篇

"武昌模式"的优势和意义

第一章
充分发挥中医药作用

第一节　中医药防治疫病实践与经验

中医学流传至今,已有数千年的历史,因古代战争频繁、大旱大涝、饥荒、卫生条件差等因素,导致古代瘟疫频发。在没有现代医学诊疗技术的环境下,中医运用望、闻、问、切的诊病方法以获取疫病资料,从整体观角度认识疫病,结合气候与环境的变化,因时、因地、因人制宜,确立治则治法,在抗击疫病中取得良效。中医学不仅对中华民族的繁衍昌盛做出了杰出贡献,而且对世界文明进步产生了积极影响。

一、《内经》对疫病的阐释

早在《内经》中就有诸多关于疫病的记载,如《素问·刺法论》言:"五疫之至,皆相染易,无问大小,病状相似。"《内经》时代人们已经认识到自然界中存在着一类特殊的疾病,并将其称为"疫"或"疠"。《内经》中已经认识到气候异常与疫病的发生存在联系,如《素问·本病》言:"厥阴不退位,即大风早举,时雨不降,湿令不化,民病温疫,疵废,风生,民病皆肢节痛、头目痛,伏热内烦,咽喉干引饮。"此处就记载了气候异常时发生了疫病。《内经》还指出"三虚相合易发疫疠","三虚"一词,即人体五脏中某一脏的脏气不足,此乃一虚;又遇与该脏五行属性相同的司天之气所致的异常气候,此乃二虚;在人气与天气同虚基础之上,又加之情志过激,或饮食起居失节,或过劳,或外感等,此为三虚。三虚相合,即上述三种情况相遇,又逢与该脏五行属性相同的不及之岁运所致的异常气候,感受疫病之邪气,影响相应之脏,致使该脏精气、神气失守,发生疫病。此理论对于防治疫病及外感性疾病具有重要启示。《素问·刺法论》云:"不相染者,正气存内,邪不可干,避其毒气。"从这段文字看出,"避其毒气"是强调未病者的预防和自我保护,而强调"正气存内"正是与西医学提出的增强体质、提高机体免疫力的观点不谋而合。

二、汉晋时期对疫病的记载

东汉末年,张仲景亲历了疫病流行,疫病使其宗族死亡 2/3,由此便有了《伤寒杂病论》的撰著。其在《伤寒论·序》中言道:"余宗族素多,向余二百,建安纪元以来,犹未十稔,其死亡者三分有二,伤寒十居其七。"可见张仲景宗族所感的是一种传染性和致死率都很高的疾病,其符合疫病的发病特点,应属于"疫病"范畴;《伤寒论》全书重点论述了感受风寒之邪所导致外感疾病的辨治,从文献记载来看,张仲景所述伤寒与寒性疫病密切相关,在治疗上,创立了六经辨证体系,《伤寒论》六经病的论治,蕴集了汗、吐、下、和、温、清、消、补八法,寒疫以六经辨证为论治之本,八法为论治之用,随证治之。仲景治疗伤寒病的部分方剂来自上古治疗外感的天行方,陶弘景在《辅行诀脏腑用药法要》云:"外感天行,经方之治,有二旦、六(原本作四)神大小等汤,昔南阳张机依此诸方,撰为《伤寒论》一部,疗治明悉。"比如天行方中小白虎汤即仲景白虎汤,大白虎汤去半夏加人参即竹叶石膏汤,小阳旦汤组方与桂枝汤相同等。《伤寒论》的治疗思想不仅为后世寒疫的治疗奠定了基础,也是一脉相承于上古中医。

晋代葛洪在《肘后备急方·治瘴气疫病温毒诸方》中,列举了数首"辟瘟疫""辟天行疫病"的方剂,书中记载了以药物少许纳鼻中防治疫病的方法;以及用药物制成药囊佩带于胸前、挂于门户、烧烟熏居所的防治疫病的方法,至今仍有沿用者。唐代时孙思邈的《千金方》和王焘的《外台秘要》载有多首治瘟、辟瘟方剂,《千金方》还记载饮用屠苏酒防疫的方法。

三、宋、明、清时期对疫病的记载

自张仲景在《伤寒论》中确立了外感病六经辨治体系后,在以后的1 000多年间,医家们在治疗外感热病与疫病时基本都依据《伤寒论》的方法进行辨证论治。但随着历史的发展,自然气候及个体体质都发生的了巨大的变化,如有学者考据发现北宋时期气候偏暖、旱灾频发,开始出现"天行温病"。在这样的背景下,"泥古宗景"的僵化思想则非常不利于医家对疾病的系统认识及有效治疗,不少医家开始突破了"法不离伤寒,方必遵仲景"的限制,灵活应用经方治疗疫病。

宋代的庞安常在《伤寒总病论》中指出:"风温、湿温等温病,误作伤寒发汗者,十死一生。"因此,庞氏把伤寒和温病区分开来,强调寒温分治。另外,庞氏亦指出天行温病乃乖候之气所致,如五大温热证(即春有青筋牵,夏有赤脉攒,秋有白气狸,冬有黑骨温,四季有黄肉随)均为乖候之气所致,绝不同于六淫之邪。由此可见,庞氏认为乖候之气不同于六淫之邪,这为吴又可"疬气"病因说的创立奠定了基础。另外,庞氏还明确指出了"冬温之毒"而导致的温病,此种天行温病具有强烈的传染性,甚至会引起大流行,进而明确了温疫的概念。人体感受这种乖候之气,即可"即时发病",也可"末即发病",这又与温病的伏邪学说,又有相似之处。庞氏《伤寒总病论·卷第五·辟温疫论》"人闻其气"四字指出了呼吸道为温疫传播的重要途径,在治疗上庞氏善用大剂石膏,后来被余师愚所效法治疗热疫。治疗温疫注重清热解毒、表里双解及养阴生津之法,并倡导辨证使用煮散。公元1202年,济源地区流行一种"大头瘟"的疾病,当时的医生多用泻剂治疗但不获效,一泻再泻往往使病人误治死去。李东垣创立普济消毒饮治疗"大头瘟",《东垣试效方·卷九》中记载："治大头天行,初觉憎寒体重,次传头面肿盛,目不能开,上喘,咽喉不利,口渴舌燥。"李东垣虽为补土派鼻祖,临床重视固护脾胃,慎用苦寒,但纵观本方大多为清热解毒、疏风散邪之品,其认为:"由用黄芩、黄连味苦寒,泻心肺间热以为君;橘红苦辛,玄参苦寒,生甘草甘寒,泻火补气以为臣",马勃、板蓝根加强清热解毒之力,说明李东垣已经认识到这种疫病属于温热性质,为救治更多患者,李东垣命人把药方刻于木板立在人多醒目的地方以普济众生,此方活人无数。

明清时期疫病多发,据不完全统计,在 1408—1911 年间,共发生大大小小的疫病 155 余次。在这样的时代背景下,明清时期涌现了一大批抗疫名家,他们总结了宝贵的抗疫经验,留下了珍贵的疫病专著,如吴又可的《温疫论》、戴天章的《广瘟疫论》、杨栗山的《伤寒瘟疫条辨》、余师愚的《疫疹一得》、刘奎的《松峰说疫》等。经后世总结完善,形成了"温疫"学说,其中以吴又可的《温疫论》影响最为深远。吴又可是明末清初的著名医家,在他所生活的年代疫病连年流行,正如其在《温疫论》中所言:"崇祯辛巳,疫气流行,山东、浙省、南北两直,感者尤多,至五六月益甚,或至阖门传染。"然当时惯用伤寒法治疗瘟疫,吴又可亲眼目睹了因此法而失治误治的场面,如《温疫论》中言:"时师误以伤寒法治之,未尝见其不殆也。或病家误听七日当自愈,不尔,十四日必瘥,因而失治,有不及期而死者。"因此,吴又可深感"守古法不合今病",深思熟虑后写成了我国第一部温疫专著《温疫论》,使温疫的论治彻底摆脱了伤寒的束缚,自成一派与寒疫相对应。吴又可开篇即指出:"夫温疫之为病,非风、非寒、非暑、非湿,乃天地间别有一种异气所感。"突破百病皆生于六气的论点。吴氏在《温疫论·原病》中指出:"邪自口鼻而入,则其所客……是为半表半里,即《针经》所谓横连膜原是也。"提出疫病病位在"膜原"间,因邪在膜原,故波及到某经即现某经之形证,如波及太阳,则有头项痛,腰痛如折;波及阳明,则见目痛,眉棱骨痛,鼻干等;如病邪外出,即可出现太阳表证;如入里化燥,可出现阳明腑实里证。《温疫论》中又有"九传"的叙述。针对邪伏于膜原,吴又可创达原饮,达原透邪,用槟榔、厚朴、草果疏利透达之品,使邪气溃败,速离膜原。

除吴又可外,明清时期还涌现了一大批优秀的治疫医家,如余师愚根据多年经验著成《疫疹一得》,创立清瘟败毒饮治疗热疫,提出"非石膏不足以治热疫";杨栗山著《伤寒温疫条辨》,主张以升清降浊导热为法,用升降散为主方,创立了治疗温病的十五方等。该时期还出现了治疗时疫的专病专著,如陈耕田所著《疫痧草》,夏春农所著《疫喉浅论》等治疗烂喉痧的专书;黄维翰所著《白喉辨证》,张善吾所著《时疫白喉捷要》等治疗白喉的专书;郭右陶所著《痧胀玉衡》,林药樵所著《痧症全书》等有关痧胀的专书等。

四、现代中医药抗击疫病的经验

20 世纪 50 年代,河北省石家庄市暴发了流行性乙型脑炎,中医介入治疗,且取得了显著疗效。1954 年石家庄中医治疗的 34 个病例中,无一死亡,得到百分之百的治愈率,1955 年治疗的 20 个病例又获得 90% 以上的治愈率,成为当时治疗乙脑最有效的治疗方式。蒲辅周老先生事后总结认为凡是疗效最好和治愈率最高的,都是正确地按照温病体系,运用了治疗"暑温"的基本原则。蒲辅周老先生亲临实践,认为 1955 年石家庄市所发之脑炎,暑温偏热居多,以仲景人参白虎之法而收效特著;1956 年北京市所发之脑炎,暑温偏湿居多,改用通阳利湿法疗效较好,为"暑温"的治疗积累了丰富的经验。

20 世纪 80 年代,流行性出血热在中国大范围流行,造成上万人感染。"国医大师"周仲瑛指出流行性出血热属于中医学"瘟疫"范畴,将其命名为"疫斑热",治疗时以"清瘟解毒"为原则,临证要区别病期特点,分别采用清气凉营、开闭固脱、泻下通瘀、凉血化瘀、滋阴生津和补肾固摄等治法。周仲瑛团队治疗了 1 127 例流行性出血热患者,病死率是1.11%,而当时的平均病死率一般在 7.66% 左右。特别是对病死率最高的少尿期急性肾衰患者,应用泻下通瘀、滋阴利水的方药治疗,使病死率下降为 4%,明显优于对照组的 22%。

2003 年我国暴发了 SARS,广大中医药工作者怀着救死扶伤的崇高精神,努力参与到防治 SARS 的工作中。此次战役又进一步丰富发展了中医治疗疫病的理论。"国医大师"邓铁涛根据广东省中医院所收治的 112 例 SARS 患者的临床特征,初步总结并认为该病属中医春温病伏湿之证,病机以湿热蕴毒,阻遏中上二焦,并易耗气挟瘀,甚则内闭喘脱为特点,中医治疗分早、中、极和恢复期,辨证选方用药。基于此,邓铁涛所在的广州中医药大学第一附属医院收治的 58 例患者,没有患者转院,没有患者死亡。"国医大师"周仲瑛结合患者病初主要表现为发热、头痛、全身酸痛、干咳、少痰、气促等中医肺卫症状,认为SARS 应属于中医"温疫""风温"等范畴,应以三焦辨证为依据,将该病分为初期、中期、极期、恢复期进行辨证治疗,针对不同病期的主症特点,制定相应的治法和系列专方专药。仝小林院士将 SARS 命名为"肺毒疫",认为无论卫气营血、三焦、六经或瘟疫辨证都是对当时流行的那一种或几种疾病演变规律的真实客观的总结,"肺毒疫"是一种全新的疾病,应当从实际出发,找出其演变过程和规律。因此,仝小林院士将其总结为潜伏期、发热期、喘咳期、喘脱期、恢复期进行辨证论治。基于此,仝小林院士于中日友好医院用纯中药治愈了 11 例非典患者,并被收录入世界卫生组织《中西医结合治疗严重急性呼吸道综合征临床试验》报告。

展望未来,随着对中医药理论研究的不断深入以及中西医结合诊治传染病经验的不断积累,中医药对今后可能出现的一些新疫病的防治具有极大的潜力,传染病的中医诊疗将会有一个更加广阔的前景,必将为人类健康做出更大贡献。

第二节　治未病：疫病早期中医药的突出优势

中医"治未病"思想源远流长,主要包括"未病先防""既病防变"和"瘥后防复",其基本理论由《黄帝内经》确立,并将其视为"上工之治"。数千年来,作为中医防治疾病的重要法则,历久弥新,长盛不衰。新冠肺炎流行期间,面对严峻的疫情,仝小林院士亲临抗疫一线,领衔首创的"武昌模式"使防治前移,在防治新冠肺炎的流行中发挥了极大作用,快速截断了病程发展,流行趋势得以有效控制,从源头上阻断疫情的发展,发挥了中医药在"治未病"中的主导作用,为中医药防治突发性急性传染病提供更好的思路。

一、"治未病"思想源流及其内涵

中医"治未病"思想源远流长,其雏形萌芽于远古时期,早在《黄帝内经》中就有了相关记载,如《素问·四气调神大论》指出:"圣人不治已病治未病,不治已乱治未乱……夫病已成而后药之,乱已成而后治之,譬犹渴而掘井,斗而铸锥,不亦晚乎。"《素问·八正神明论》曰:"上工救其萌芽,必先见三部九候之气,尽调不败而救之,故曰上工。"可见《黄帝内经》已经确立"治未病"的基本理论,并将其视为"上工之治"的高超医学境界。在后世的不断发展中,"治未病"理论体系不断完善,根据疾病发生发展的规律,其主要内涵包括三个主要方面,即"未病先防""既病防变"和"瘥后防复","治未病"思想覆盖了疾病的全程。

疾病的发生,主要关系到邪正盛衰,正气不足是疾病发生的内在因素,邪气侵袭是发病的重要条件,"治未病"理论在防治疾病上尤其强调对正邪关系的处理。"未病先防"是指在疾病尚未发生之前,采取各种措施,做好预防工作,既要加强自身抗病能力,也要避免接触各类病邪,以防止疾病发生。"既病防变"不仅是指在疾病发生的初始阶段,应力求做到早期诊断、早期治疗以截断病势,而且在疾病发生以后,也要及时预见疾病的发展趋势,采取对应措施保护尚未被疾病波及的正常机体,以防止疾病的发展及传变。"瘥后防复"是针对疾病初愈,正气不足,余邪未尽,养护不当而容易旧病复发所采取的防治措施。

二、秉承"治未病"思想的"武昌模式"凸显奇效

2020年1月24日,仝小林院士抵达武汉,深入一线调研和诊疗大量患者,通过对发热门诊、急诊留观及住院患者的临床实地观察,发现无论是疑似病例还是确诊病例,有发热的,也有不发热的,但都有乏力、咳嗽等症状,并且大多数患者舌淡、苔白腻,参考武汉当地的地理气候,结合中医抗疫的历史经验,仝小林首次提出新冠肺炎应为"寒湿疫",仝小林院士牵头制定了《新型冠状病毒感染的肺炎诊疗方案(试行第四版)》中的中医治疗方案,以及后续的更新和修订。

2020年1月29日,当仝小林院士向武昌区人民政府和湖北省中医院提出共同开展社区中医药防控工作提议后,立即得到响应。这一思路和方案在与当地专家充分讨论后,很快得到国家中医药管理局前方工作组和湖北省卫生健康委员会、武汉市卫生健康委员会的认可,2020年2月2日武汉市新冠肺炎防控指挥部医疗救治组发布《关于在新型冠状病毒感染的肺炎中医药治疗中推荐使用中药协定方的通知》,要求对在院确诊和疑似患者轻中症患者,推荐使用抗新型冠状病毒感染的肺炎通治方——中药协定方,即仝小林院士拟定的"寒湿疫方",武昌区人民政府向悦副区长马上协调九州通药业按"寒湿疫方"连

夜熬制 27 000 袋汤药,配送到武昌区所有隔离点和社区卫生服务中心,2 月 3 日率先在武汉市的社区大范围免费发药。2 月 3 日,"寒湿疫方"开始发放使用。用药者通过扫描印在通治方包装上的二维码填写病情和用药情况,生成病情日志。志愿者定时打电话询问并记录他们病情,依据志愿者反馈的情况,一线医生则可以对用药者的情况做出判断并及时进行用药调整。2 月 5 日,"寒湿疫方"的应用初见成效,3 698 位发热、疑似和确诊人群服用"寒湿疫方"后,其中 90% 以上服药后第 3 天发热、咳嗽、咳痰、乏力、气短、情绪紧张、纳差、腹泻八大症状就已经消失。单纯服用"寒湿疫方"的 977 人中发热患者共有 318 人,服药后发热消退平均天数仅为 1.74 天,"寒湿疫方"迅速铺开,从源头上阻断疫情的发展,发挥了中医药在"治未病"中的主导作用。

"对于居家隔离用药的患者来说,由于无法及时联系到一线医生,他们容易焦虑恐慌。通过电话与 APP 的远程交流,他们不仅可以得到专业指导,还能在沟通中缓解焦虑、消除恐慌。"刘保延说,"更重要的是,及时的信息反馈能起到很好的预警作用,一旦发现用药者有病情加重的倾向,志愿者会第一时间对接前线医生介入治疗。"

三、"未病先防"与"既病防变"同步实施、广泛覆盖

徐大椿《医学源流论》中载:"《伤寒论》序云:时气不和,便当早言,寻其邪由,及在腠理,以时治之,罕有不愈? 患人忍之,数日乃说,邪气入脏,则难可制。昔扁鹊见齐桓公云:病在腠理。三见之后,则已入脏,不可治疗而逃矣。历圣相传,如出一辙。盖病之始入,风寒既浅,气血脏腑未伤,自然治之甚易。"新冠肺炎有较为独特的"未病"与"既病"特征,这里的"未病"是指新冠肺炎密切接触者等尚在潜伏期未表现出症状的高危人群和发热患者;"既病"是指尚未确诊的新冠肺炎"疑似病例"及临床症状轻微的新冠肺炎确诊病例轻型患者。因为新冠肺炎流行的暴发性与传染性,导致短期内大量患病人群骤然出现,其中不仅确诊病例与疑似病例混杂,更有大量易感的高危人群,如果不能对各类人群及时干预,就不能截断流行趋势,疫情防控工作将陷入被动。因此,在医院大力救治新冠肺炎患者的同时,社区隔离点是另一个主战场,在社区隔离点的防治工作中,中医药在早期的治疗和预防方面都有优势。隔离点主要包括四类人群:一是密切接触者;二是发热患者;三是疑似患者;四是新冠肺炎轻症患者。对于这些人群,第一时间吃上中药意义重大。比如密切接触者通过中成药来预防可以减少或者不发病,即"正气存内,邪不可干",维护人体正气,防止外邪侵入。已有发热症状,不能排除是新冠肺炎的患者,推荐用中成药来降温。此次新冠肺炎重灾区的武昌在"未病先防""既病防变"的运作上犹有独见,对于高危人群、疑似病例、新冠肺炎轻症患者,在隔离点大范围运用了通治方。

从 2 月 3 日开始发放药品,经过 14 天(病程周期),新增确诊人数出现断崖式下降,并维持在低位水平。对确诊轻型和疑似患者中药干预治疗作用明显。重症患者的死亡病例逐步下降,并保持低位水平。出院后康复期隔离患者 14 天核酸复阳情况,中医药综合干预组复阳率显著优于无干预对照组。

线下的巡诊工作也在同步进行。2 月 19 日,湖北省卫生健康委员会印发《关于开展武汉市集中隔离点中医药巡诊工作的通知》,要求巡查集中隔离点中医人员配备及中医药治疗开展情况、中药配送发放和服用情况等。截至 2 月 27 日,武汉市累计发放"寒湿疫方"70 多万剂。

截至 3 月 9 日,全国已有 682 名医生报名成为志愿者,通过 APP 为新冠肺炎患者提供远程服务,累计服务 11 847 人次,收集病情日志 82 466 份。

2020 年 3 月 31 日《人民日报》报道:由中国中医科学院广安门医院仝小林团队、武昌区政府、湖北省中医院、中国中医科学院刘保延团队、北京中医药大学刘建平团队等共同完成的研究表明,以武昌区隔离点居家治疗的确诊新冠肺炎患者为目标人群的一项回顾性队列研究,总结了武昌区确诊轻型、普通型 721 例,其中"寒湿疫方"组 430 例,对照组291 例。研究结果显示"寒湿疫方"组的新冠肺炎病情加重率为 0 例(0.0%),对照组(未服用该药汤剂和配方颗粒)为 19 例(6.5%),两组比较差别有统计学意义,表明在社区推行"寒湿疫方"对控制新冠肺炎病情的加重具有保护作用。

"武昌模式"社区防控"未病先防""既病防变"同步实施使得防控关口前移,在中医药介入的两周后,极大遏制了武昌区确诊人数的快速爬升势头,在社区医疗条件不足的情况下,中医药发挥了积极的作用,并取得很好疗效,给疫情之下焦虑的患者带来了曙光。

第三节　瘥后防复:疫病康复的中医药特色

一、"瘥后防复"的概念

《素问·热论》:"帝曰:热病已愈,时有所遗者,何也? 岐伯曰:诸遗者,热甚而强食之,故有所遗也。若此者……故有所遗也。帝曰:善。治遗奈何? 岐伯曰:视其虚实,调其逆从,可使必已矣。"在疾病渐趋康复或治愈之时,宜注意起居、饮食等方面的调摄,若调理不当则易导致疾病反复或留下后遗症,而"瘥后防复"就是针对这种"旧病复发"采取的独特防治措施。其中"瘥后"是指疾病初愈至完全恢复正常健康状态这一段时间,"瘥后"不是疾病辨证论治的终结,而是疾病暂时缓解的一个阶段,此时疾病的某些症状虽然已经消失,但因为养护治疗不彻底,正气不足,病根未除,即余邪未尽,潜伏于体内,受某种因素诱发可能复发,因而宜事先采取防治措施,其原则就是防止死灰复燃、杜绝病根。

二、"瘥后防复"是"武昌模式"独特善后之法

随着武汉市开展"不落一户、不落一人""应收尽收"等政策的实施,越来越多的患者得到了有效救治。仝小林院士团队通过回访调研发现:部分新冠肺炎患者治愈出院后,仍存在轻微的咳嗽、出汗、纳差、气短、乏力、活动后气促、情绪异常等症状,身体抵抗力较低,

还有极少数病例再次出现发热或核酸检测复阳情况以及生化、影像学检查异常等表现,部分患者存在不同程度的肺功能受损、间质性肺炎改变,甚至有肺纤维化的可能。因此,仝小林院士强调新冠肺炎患者的"瘥后防复"极为关键,并在 2020 年 2 月 22 日牵头制定了《新型冠状病毒肺炎恢复期中医康复指导建议(试行)》。在仝小林院士的指导下,3 月 5 日湖北省中医院率先开设了新冠肺炎康复门诊,为恢复期患者进行门诊复诊、随访、面对面及网上诊疗与康复指导等康复服务,仝小林院士指导康复门诊开出新冠肺炎恢复期并指导综合应用多种中医适宜技术,如导引、艾灸、穴位贴敷、穴位推拿、耳穴压豆、刮痧、拔罐、针刺疗法等,为新冠肺炎恢复期患者改善肺功能、预防肺纤维化、消除后遗不适症状开辟了中医综合治疗的新途径。据 2020 年 3 月 31 日《人民日报》报道:由湖北省中医院和中国中医科学院广安门医院合作对武汉市 6 个康复驿站观察的治愈出院新冠肺炎患者进行分析,结果表明经中医综合干预后,观察人员的咳嗽、胸闷、气短以及乏力、心悸、失眠、出汗等症状得到明显改善,中医综合干预组的复阳率较对照组复阳率明显降低,两组复阳率比较,差异有统计学意义。

第四节　中医药适宜技术应用

中医药适宜技术通常是指安全有效、成本低廉、简便易学的中医药技术,也称为"中医传统疗法",包括针灸、拔罐、熏蒸、推拿、刮痧、敷贴等技术,其内容丰富、范围广泛、历史悠久,是中医药的重要组成部分。

一、中医药适宜技术的概况、现状和应用存在的问题

中医药适宜技术具有简、便、廉、验的特色,不需要配备特殊的仪器或设备,具有简单易行的特点。同时,其应用直接、安全性系数高,对患者造成创伤小、起效时间快,能够从各个方面迎合患者的需求,体现出"安全、优质、高效"的特点。推广安全、有效、低廉的适宜技术有助于解决群众看病难、看病贵的问题,提高医疗服务水平,完善卫生服务体系。从 1991 年开始,在原卫生部的倡导和推动下,全国实施了"面向农村和基层推广医药卫生适宜技术十年百项计划",至今已推行两轮十年百项计划。2009 年国家中医药管理局办公室印发了《基层常见病多发病中医药适宜技术推广实施方案(2009—2010 年)》的通知,各级地方政府积极响应国家号召,很大程度上推动了我国中医药适宜技术的推广和发展。

许多地区实施中医药适宜技术以后,患者对适宜技术治疗效果和治疗费用等方面满意度较高,同时中医药适宜技术治疗人次及其占年门诊总人次比例、中医药适宜技术收入及其占总医疗收入比例等指标都有明显提高,总体来看中医药适宜技术推广效果较好。中医药适宜技术推广很大程度上缓解了患者的就医压力,提高了患者的就医体验。但是仍可以发现目前提供的中医药适宜技术数量尚且不足,一些群众认为中医药适宜技术推

广数量不够以及推广范围较小，难以满足就医需求，同时由于基层地区条件，导致许多群众对中医药适宜技术缺乏了解，对其认知度不强，阻碍其广泛推广。

老百姓的接受程度和中医药适宜技术的疗效是影响适宜技术应用推广的首要因素，再者就是适宜技术收费价格以及基层中医人才的缺乏和素质不高等极大地影响了中医药适宜技术的推广。说明中医药适宜技术既要科学有效，又要符合当地需要，既要为使用者和接受者所欢迎，也要在群众的经济能力承受范围之内。

二、抗击新冠肺炎中医药适宜技术发挥的作用

新冠肺炎疫情暴发以来，在党中央、国务院统筹指挥下，各部委协作行动，全国人民积极参与，进行了一场史诗般的现代大国抗疫战争。中医药此次在新冠肺炎疫情防治中发挥了重要作用，中医药深度介入、全程救治，在不同阶段都取得了成效，赢得了患者赞誉和群众好评。

中医药适宜技术是中医药的重要组成部分，在新冠肺炎疫情中发挥了不可忽视的作用。中医药抗疫可全程发挥作用，中医药适宜技术尤其在初期和恢复期中扮演了不可或缺的角色，比如艾灸、穴位贴敷、经穴推拿、针刺、耳穴压豆、刮痧、拔罐、太极拳、八段锦、食疗等。这有助于增强抵抗力，早期预防轻症转重症、恢复期促进患者彻底康复，减少后遗症。

通治方以及相关中医药适宜技术社区医生经过简单的培训就可熟练应用，在政府的主导和决策下，就可大规模推开。对于密切接触者，通过中成药以及中医药适宜技术等方法来预防，千方百计地维护身体的正气。"正气存内，邪不可干"，从而减少或者不发病，这一点在浙江省、河南省等省份也得到了很好的印证。中药可以大大降低疾病的发生率，有效阻断病毒的传播，减轻后期医疗救治压力，这也是为什么中医药要早介入、快介入的重要原因，可将大部分症状"扼杀于初期"。降低轻转重症率，减少死亡，给疾病的救治争取了时间，起到很好的防控作用。所以第一时间在社区内用中医药预防意义重大，将来可以在突发传染病防治中进一步发挥作用。

三、疫情背景下的中医药适宜技术推广应用新模式

中医药适宜技术在实际应用推广过程中，虽然取得了一些成绩，但是也遇到了很多困难。从 1991 年开始，在原卫生部的倡导和推动下，全国实施了"面向农村和基层推广医药卫生适宜技术十年百项计划"，至今已近 30 年，由于各种原因实际推广应用遇到了瓶颈。受这次疫情"武昌模式"的启发，为中医药适宜技术的推广应用提供了新的思路，即政府主导＋互联网＋社区模式。

由政府主导和搭台，以社区为基点，中医药专业力量为支撑，互联网技术为手段，开创中医药适宜技术推广应用新模式，平时加强普通群众对中医药包括中医药适宜技术的认识和理解，提高临床疗效，降低卫生支出，提高中医药的服务能力和水平，保卫人民健康。

在面对突发公共卫生事件时，可以先以中医定性，再以通治方治病，使疫情防治关口前移，降低突发公共卫生事件对人民健康的损害。

通过互联网技术、手机 APP，建立社区群众健康档案，搭建社区医院医务人员与社区群众的沟通平台、健康宣教平台、线下健康活动导引平台以及医务人员培训学习平台。对于群众可以自己在家操作的技术，如八段锦、五禽戏、艾灸贴、刮痧、食疗、手诊手疗操等，通过已经培训过并掌握这些技术的社区医务人员的线上课程，线上指导加线下活动的带引等方式开展普及。对于需要医务人员操作的中医药适宜技术如：针灸、穴位贴敷、拔罐、罐诊罐疗、手法等，通过 APP 线上课程及线下培训加强对医务人员的业务能力的培训，提高社区医务人员的水平，增强群众的信任感。

四、意义与思考

"武昌模式"的应用，对于医学关口的前移，建立更好的医患沟通，提高人民群众的健康意识，增进普通群众对于中医药的认识和理解，提高临床疗效，降低卫生支出，提高中医药的服务能力和水平有着重大的意义。虽然"武昌模式"在"战时"做出了巨大贡献，在"平时"的应用与推广有着重大意义，但是在推广过程中可能会遇到一些问题：

（1）平时的中医药适宜技术的社区应用主要在慢病管理，如何把健康管理和中医药适宜技术相结合？

健康管理虽然是一个普遍为人所接受的概念，但是具体实施过程中，并未探索出切实可行的模式，如何将"武昌模式"应用到社区慢病的健康管理，以及有机地与中医药适宜技术相结合是值得探索的问题。

（2）依从性问题：疫情期间患者的依从性比较高，而平时可能配合度及依从性就成问题。如何解决患者依从性问题是"武昌模式"是否能够成功推广应用的关键。

（3）政府和医疗机构的配合度以及经费问题："战时"由于疫情的需要与迫切性，政府政策有所倾斜，配合度高，效率高，经费充足，但在平时，政府是否依然能够给予政策和经费的支持，是中医药适宜技术结合"武昌模式"推广的必备条件。

第二章
促进中医药与互联网的有效融合

　　数字中医药是利用统一的数字信息手段,对中医药所发现的人体的现象、变化规律及其相关物质的完整重现和认识,数字中医药是与中医药理论相呼应的技术体系。中医药学是研究人体信息变化规律的科学,由于是从信息即人体运动状态和运动方式入手进行研究,中医药学所发现的人体生命活动变化规律的特点:整体、动态和个体化,这些特点支配着中医药学的发展,形成了中医药学自身的特点与优势。中医药学近百年发展偏缓,关键原因在于对海量数据信息的采集、存储、使用与理解的技术落后,不足以支撑中医药学对信息量、信息处理利用效率与能力的要求,实现中医药现代化必须从这一关键技术的跨越式发展、从数字信息技术的利用与发展做起,数字中医药是中医药实现跨越式发展的必由之路。

第一节　数字中医药模式构想

一、数字中医药背景

　　整体、动态和个体化特点,即是中医药学的特点与优势,也在一定程度上制约了中医药的发展,如中医临床的辨证论治,目前在临床上搜集四诊资料、存储信息、分析利用四诊信息,还主要靠人体的感官,它可以较好地对信息进行定性描述,但定量能力较差。借助于数字信息的手段,"人机结合,以人为主"就可以建立起从定性到定量的分析系统,大大提高中医辨证的能力。与此相类似,中医理论中十分抽象和不易被人们所接受的概念也可能通过数字化的提炼而"翻译"成具体的、更易被人们理解的语言。

　　过去中医药学对信息的采集、存储、分析,主要是依靠人体的感官、大脑,基本停留在物理纸张信息、语言信息的存储利用阶段,尽管随着现代科技的发展,模拟信息有所应用,但远远不能满足中医药学发展对信息利用效率的要求。建立数字中医药系统,从根本上解决制约中医药发展的方法与技术手段问题,同时解决长期困扰中医药的"继承与创新"问题,用数字化技术手段完整重现与认识中医药,本身就是对中医药最好的继承,重现得越完整,继承的水平就越高。数字信息的易保存、不失真等特性,可以是中医药继续的保持与延续；在重现的过程中，利用数据挖掘技术对海量数据进行分析、研究与应用，可以大大提高对信息利用的能力，做到深层次的利用，以及对隐含知识的发现与利用。同时，数字中医药可以充分利用中医药的各种资源，通过全国、全世界的资源共享，使中医药学的持续发展得到保证。

数字中医药通过纸张物理存储信息与语言传播信息技术向数字化信息的存储与利用技术的跨越式发展，使传统中医药学一跃成为能够充分利用现代科技的一个新型学科、一个国际上的领先学科，同时使中医药学跟上时代发展的步伐，并与之同步前进。

数字中医药系统在海量数据、信息的支持下，充分发挥计算机的作用，与掌握计算机的"人"结合起来，共同构建中医药的医疗、医药、防病、治病、养生保健系统，使中医药"早期诊断""个体化诊疗""综合调节"等优势能够充分发挥出来，开创出一个满足人们需求的医学发展的新局面。为人类的健康做出新的巨大贡献。

二、真实世界临床研究

真实世界研究是指研究数据来自真实的医疗环境，反映实际诊疗过程和真实条件下的患者健康状况的研究。真实世界研究的数据来源非常广泛，可以是患者在门诊、住院、检查、手术、药房、可穿戴设备、社交媒体等多种渠道产生的海量数据。数据类型可以使研究数据，如基于特定研究目的患者调查、患者注册登记研究、电子病历以及基于真实医疗条件开展的干预性研究（如实效性随机对照试验）的数据；也可是非研究性数据，如多种机构（如医院、医保部门、民政部门、公共卫生部门）日常监测、记录、储存的各类与健康相关的数据，如医院电子病历、医保理赔数据库、公共卫生调查与公共健康监测（如药品不良事件监测）、出生/死亡登记项目等。

（一）中医真实世界临床研究范式的提出

真实世界中医临床科研范式的核心是临床科研一体化，其鲜明特征是以人为中心，以数据为导向，以问题为驱动，医疗实践与科学计算交替，从临床中来到临床中去。真实世界的临床科研，是利用临床诊疗记录产生的数据来开展的科研。真实世界中医临床科研范式是复杂性范式，它是对以往以简单性范式为主体的临床科研范式的补充和整合。

随着大数据时代的来临，将真实世界实践产生的信息数据化、数字化，在各种大数据管理和利用工具的辅助下，从不同思维角度去再现、分析、重构等已经成为一种现实。临床研究的新范式，为中医辨证论治个体诊疗优势的发挥、为新的服务业态的诞生、为中医的变革和快速发展提供了理念和技术支撑。

真实世界的中医药发展模式，通常被称为"从临床中来，到临床中去"。它保障了中医辨证论治的个体化治疗、整体调节诊疗实践得以畅行，也使中医形成了其独特、系统的防病治病理论和方法体系。如何将真实世界医疗实践数据化，同时能够充分利用这些数据，将成为中医跨越式发展的关键，见图 3-2-1。

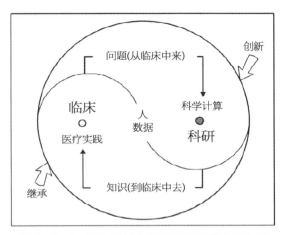

图 3 - 2 - 1　真实世界中医临床科研范式示意图

（二）新冠肺炎的真实世界中医临床研究

"以人为中心"是真实世界中医临床科研范式的根本特点。新冠肺炎中医真实世界临床研究以连续性采集的新冠肺炎数据为研究对象，适合对中低效应程度的干预措施的评价研究。面向新冠肺炎，可开展中医诊疗新冠肺炎的评价研究，探讨实际效用以及实施规范；在"寒湿疫方"及对照组患者较大的样本量的基础上，随机选择治疗措施，开展较长一段时间的跟踪评价，并通过中医通治方辨证论治的评价研究，把辨证论治作为一个临床路径或治疗方案进行整体评价，对辨证论治随症用药加减过程和多维评价指标进行细致分析，系统阐述"寒湿疫"辨证论治方法的整体效应和局部有意义的结局治疗效果，科学表达中医治疗新冠肺炎的临床优势；中药服用后再评价研究，考察"寒湿疫方"确切的临床定位、适宜人群、安全风险及成本效益，进而优化用药方案，促进合理用药。真实世界研究为实用性临床试验，可以进一步评价干预措施的外部有效性和安全性，获得更符合临床实际的证据，使研究结果更易转化到临床实践中。

中医真实世界的中医药大数据，可以开展新冠肺炎发病与临床特征研究，可基于观察性采用横断面研究、病例报告、病例系列、临床监测、注册登记等，总结分析新冠肺炎临床特征、中医症状与证候特征、中医病证的流行病学特征；新冠肺炎诊断与证候分型研究，可建立疾病诊断模型，探索中医证候识别与诊断预测模型、对新冠肺炎的并发症与继发症进行预测分析；开展"寒湿疫方"及其加减方疗效相关研究，可探讨疗效影响因素、寻找疾病最佳治疗时间时机；以相关影响因素为基础，可进行恢复期康复研究；药物学研究，可分析"寒湿疫方"及 4 个"加减方"临床应用特征、挖掘分析用药规律、进行中药疗效评价。真实世界数字中医药模式，有利于促进中医新冠肺炎临床研究质量的提高，保证研究结果的真实性和可靠性。

随着大数据与深度学习、自然语言处理、知识图谱技术的不断发展，临床科研大数据平台已经在"海量医疗数据"与"真实世界临床研究"之间架起桥梁。但从"单院"大数据扩展到"多中心"大数据的真实世界临床研究,数据安全共享问题依旧是"拦路虎"。

三、临床科研一体化研究

近年来,人们的健康需求发生了巨大改变,这为中医药学的发展提供了良好的机遇。但中医药的基础研究没有太大进展,很重要的一个因素是中医药的临床实践远远不能满足时代发展的需求,制约中医药发展的原因主要是中医药的数字化研究不够深入。

临床科研一体化是真实世界中医继承创新的主要形式,也是中医临床科研范式的核心。中医临床实践是理论的源泉和发展的基石,将临床研究与计算模拟研究相交替,最终实现"从临床中来到临床中去"的临床科研一体化研究。

(一)中医临床科研共享系统的研发

随着医学科学研究与信息技术的发展,医学科学研究的过程越来越多地采用信息技术发展的成果,通过应用个性化信息技术产品提高医学科学研究的效率和质量。中医临床研究是医学科学研究的一个重要组成部分,在自身发展过程中,不断面临发展的瓶颈,越来越需要通过信息化技术来突破方法学的限制,提升研究水平。

对于中医治疗具有重大优势的病种,临床研究的目的不再是简单地进行诊疗方案的疗效验证,而需要从证候的分布、治法治则、用药规律等多个方面进行综合研究,临床科研一体化研究通过建立中医真实、复杂临床研究的结构化原始数据,进而建立中医临床研究多维数据仓库,进行海量数据的数据挖掘分析,达到研究的目的。由于中医临床研究的特殊性,高质量的原始研究偏少,急需通过建立规范的质量管理体系特别是原始研究的数据管理来扎实原始研究基础。

临床科研一体化研究是基于真实数据的研究,与常规诊疗区别不大。通过临床科研一体化研究,解决中医临床与科研脱节的问题,不仅从临床中发现有价值的经验知识,也为促进学术进步及创新理论的形成提供了技术支撑。以平台为支撑,实现数据的共享、实时监测,为中医药的大型、多中心的研究提供保障。通过对真实世界的数据进行分析,对中医药形成量化,为形成疾病的临床客观化以及临床指南的建立提供准备。

(二)中医临床科研共享系统的应用

数据中医药的建设,需要进一步推进数据资源整合,积累整合中医药临床诊疗数据库,建立数据资源集成、存储、管理、利用及共享的体制机制,激活数据资源,发挥数据价值,"让数据发声",为政府、社会、民众等各种用户提供数据资源及决策支持。

1. 中医医疗与临床科研信息共享系统 中医临床科研信息共享系统是由一个体系、三个平台、四大功能模块构成,与医院内部运行的各种医疗业务软件和数据环境如 HIS、LIS、PACS 等对接,为临床信息的采集、质控管理提供便捷的方法,采集的数据可被自动导入采集平台,通过信息数据管理系统平台来实现数据汇交、存储、查询、导出等管理业务,最终在临床研究分析系统平台上顺畅实现数据的统计、挖掘等研究。此平台的实施涉及医院信息管理、医务管理、业务科室、病历管理、质量控制等部门,需要临床业务人员全程参与并对既往工作进行全面总结和规范化。

完善数据采集、存储、管理及分析利用的关键共性技术,优化门诊预诊系统、中医慢病管理系统、随访登记系统、结局管理系统、中医临床路径系统,加快推广应用,开展真实世界中医临床科研实践,完善真实世界中医临床科研范式的方法学体系。

2. 中医馆健康信息平台　是数字中医药模式的实践,为中医馆(基层医疗卫生机构中医诊疗区)提供统一的中医电子病历、辨证论治、中医药知识库、远程会诊、远程教育、中医治未病系统,与基层医疗卫生机构现有信息系统互联互通、资源共享,通过远程会诊、远程教育、中医知识库等医学知识系统,全面提升基层医疗机构中医药服务能力和水平,不断满足基层人民群众日益增长的中医药服务需求。

3. 全民健康保障信息化工程中医药项目　建设国家中医药数据库,建设"中医药综合管理""中药品种基础数据服务""中医临床业务基本信息共享服务""中医预防保健监督与服务""中医药专科专病信息服务""中医药经验传承服务""中医药标准服务"等信息系统,建设应用支撑平台和前置系统,保障信息系统的建设及运行维护,促进医药卫生领域数据的互联互通。

4. 国家中医药管理局中央直属(管)中医医院信息集成平台　实现信息互联互通。以中医药信息标准体系为基础,面向中医临床诊疗业务,建立 6 家局中央直属(管)中医医院信息采集、转换、校验、质控和上报系统,并建立中医药数据集成平台,实现院间互联互通、院际信息共享与协同转诊,并为公众提供健康信息服务。

5. 全国中医重点专科病案首页的直报与监测系统　实现全国 500 多家中医重点专科建设单位住院病案首页的季度直报、指标分析,提供管理绩效评价报告,为管理部门提供数据支持。

第二节　数字中医药模式实践应用

一、数字中医药模式实践的作用和意义

近年来,真实世界研究成为热点关注问题,也是数字中医药的重要内容。真实世界研究是指研究数据来自真实的医疗环境,反映实际诊疗过程和真实条件下的患者健康状况的研究。基于真实世界的数字中医药,是基于临床实际诊疗信息来开展研究的,解决将临床信息数据化及其管理、利用等问题,完善中医临床科研信息共享系统,构建"数字中医药",并通过工程化实施,将系统融入医疗的信息系统之中,使临床实践源源不断地产生出

规范、完整、准确的诊疗数据,成为真实世界临床研究的关键。

(一) 互联互通 OT 与 IT 融合是桥梁

"武昌模式"之所以能够在短时间内形成和运行,得益于互联网、大数据、云平台、移动终端等信息技术的快速发展,如果没有信息技术、医疗平台 APP 等以往工作的积累,很难将隔离区患者、前线医护人员、前线的专家团队、社区药品准备和配送、社区工作人员以及志愿者团队顺畅、有机地结合起来。主要功能区包括: ① 患者端;② 随访医生端/志愿者;③ 前线医生端;④ 临床试验 PI 端;⑤ 社区药品配送员端;⑥ 社区工作人员端。

此次 APP 的建立是在非常仓促的情况下开展的,而且研发团队是在没有任何经费支持下,全靠他们的报国之心进行的,在人力、物力方面都远远不够,如果能够得到国家的支持,必定会更加完善,应用更加广泛。

(二)"武昌模式"诠释临床过程数字化

"武昌模式"是一种针对社区隔离人群,中医药早期、全面介入新发突发传染病疫情防控的有效模式,医师志愿者架起的隔离区内外无形的桥梁,筑起了数字化、临床科研一体化抗疫第一道防线。"武昌模式"是数字中医药模式的临床实践中的真实案例,是通过大数据、互联网让中医药服务变成数字化医学,进一步推进数据资源整合,积累整合中医药临床诊疗数据库,建立数据资源集成、存储、管理、利用及共享的体制机制,激活数据资源,发挥数据价值,"让数据发声",为政府、社会、隔离人员等各种用户提供数据资源及决策支持,是中医药防控传染病现代化的一次探索。

(三) 数字中医药"武昌模式"服务能力

1. 数字中医药提升隔离人员健康服务能力　① 促进隔离人员获得更全面、精准、及时的新冠肺炎疫情健康服务;② 支持隔离人员自我用药指导和配送;③ 支持隔离人员对自我健康状态的监测指导;④ 提高隔离人员参与健康服务能力,促进政府、社区医院优化健康服务管理制度及措施;⑤ 根据对隔离人员的身体健康情况的监测,结合中医养生保健理论,给隔离人员提供个性化的健康中医养生指导方法,帮助隔离人员进行有效且有针对性的自我健康管理,可实现对疾病的预警,降低疾病的发生率和复阳率。

2. 数字中医药模式服务社区医院及一线医护人员　① 了解隔离人员健康需求信息;② 成功案例信息支持医院提高诊疗服务能力及水平;③ 数字中医药模式支持社区医院及一线医护人员确定服务策略,优化资源配置。

3. 数字中医药模式服务武昌区政府及管理部门　① 促进相关部门全面了解疫情发展动态;② 提升决策科学性,提高管理能力;③ 提高对突发事件的预警及处理能力,预防社会事件发生,协调医患关系。

二、数字中医药模式实践应用效果

（一）数字中医药在"武昌模式"中的应用效果

截至 2020 年 3 月 5 日 12:00 时，志愿者随访的患者情况如下：武昌区 1 204 名患者，提交病情日志 6 160 份；洪山、东西湖等武汉其他地区患者 2 774 人，提交病情日志 15 628 份；孝感患者 1 348 人，提交病情日志 6 332 份；鄂州患者 118 人，提交病情日志 491 份；黄冈患者 120 人，提交病情日志 429 份；郑州患者 3 749 人，提交病情日志 24 389 份；乌海患者 185 人，提交病情日志 2 450 份；在武汉、十堰等地区，累计艾灸患者 194 人，收集艾灸日志 675 份。

截至 2020 年 4 月 6 日 2:00 时，在志愿者的指导和协助下，累计收集病情日志 91 304 份，其中患者自行记录 77 412 份，志愿者协助记录 13 892 份。男女占比为 50.07：49.93，患者年龄主要集中在 29～40 岁之间。此外还可以监测即时服药前症状分布，联合用药分布，服药后不同状态分布等，见图 3 - 2 - 2。

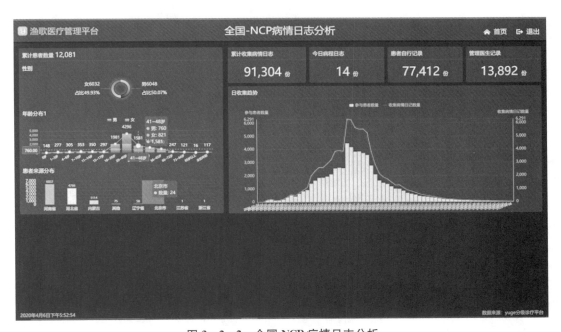

图 3 - 2 - 2 全国 NCP 病情日志分析

截至 2020 年 4 月 6 日 18:07 时，全国地区服用"寒湿疫方"患者 3 014 人，咳嗽状态显示病情减轻 70.74%，病情加重 3.62%，病情无变化 25.64%。也可监测到不同症状（如腹泻、无食欲、情绪紧张、咳痰、咳嗽、呼吸困难、发热、乏力）变化的病例数及比例，见图 3 - 2 - 3。

截至 2020 年 4 月 6 日 17:54 时，扫描二维码登记注册的人员中服用"寒湿疫方"的 4 597 人，完成病情日志 28 318 份。其中由于服药后不舒服停服药的只占记录的 7.93%，见图 3 - 2 - 4。

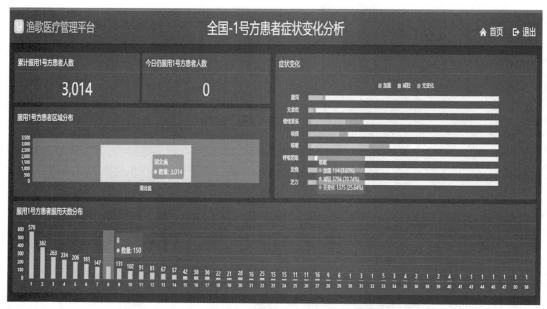

图 3-2-3　病情日志卡分析实时监控展示(患者状况分析)

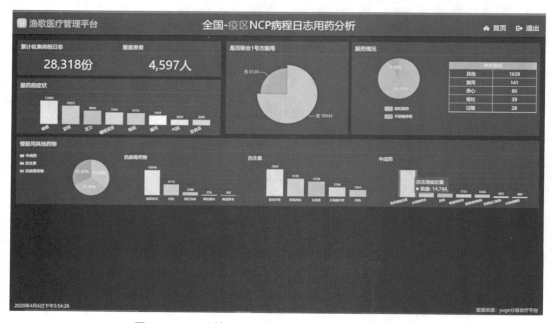

图 3-2-4　病情日志卡分析实时监控展示(用药分析)

　　从动态记录的数据可以看到,患者病情的变化与服药后的效果是非常明确的,见图 3-2-5。

　　"武昌模式"已经应用到艾灸等疗法,截至 2020 年 7 月 1 日,湖南、湖北和陕西等地登记使用艾灸的 1 145 人,形成的病情日志 9 723 份,见图 3-2-6。

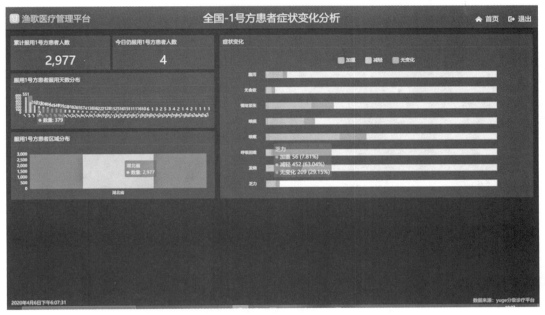

图 3‑2‑5　病情日志卡记录用药后症状变化分析实时监控展示

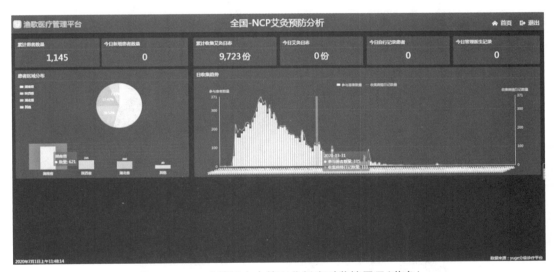

图 3‑2‑6　病情日志卡管理分析实时监控展示(艾灸)

　　截至 2020 年 7 月 1 日 11:51,参与全国随访的医生志愿者达 689 人,分别来自河南、辽宁、北京、山东、江苏、湖北、甘肃、上海、四川、广东、天津、内蒙古、云南、陕西、贵州、福建、山西、吉林等 19 个省、市、自治区、直辖市,累计协助患者 12 676 人,与患者电话沟通 6 万多次,见图 3‑2‑7。

　　作为“武昌模式”技术支撑的抗疫 APP 也通过不断的迭代更新优化,已经具有了药品发放管理、患者随访管理、方舱医院管理、反馈信息管理、随访管理以及新冠肺炎智能处方平台、疫情信息与文献信息平台、培训教育直播平台与内部信息交流平台等,见图 3‑2‑8、图 3‑2‑9。

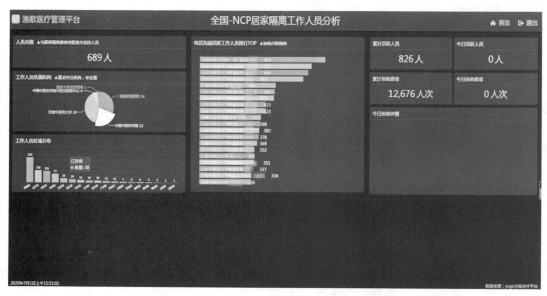

图 3-2-7　志愿者随工作管理实时监控展示

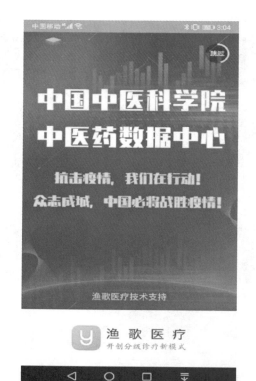

图 3-2-8　"武昌模式"中新冠肺炎
随访 APP 界面

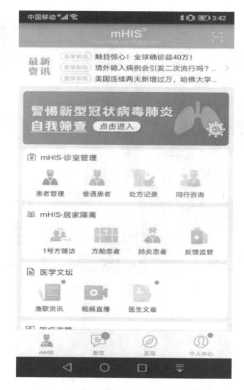

图 3-2-9　"武昌模式"APP 界面

随着新冠肺炎席卷全球,国际疫情加重,由世界针灸学会联合会主办,医疗平台提供技术支持的"国际抗疫专家大讲堂系列讲座"着力向国际社会介绍中国方案、中国经验。

2020 年 3 月 21 日,仝小林院士作为首期嘉宾在"国际抗疫大讲堂"开讲,当天就有 24 个国家 2 400 余位医护人员注册登录进入教室听讲、提问,产生了巨大影响。截至 2020 年 6 月 17 日共计开展了 29 期大讲堂,邀请 50 多位专家,注册听众分布在 58 个国家地区,共 420 000 人。

(二)"数字中医药武昌模式"的拓展应用

"武昌模式"是一种"数字中医药"模式,是通过大数据、互联网让中医药服务变成数字化医学,让复杂的中医药诊疗规律通过人工智能、数据挖掘等得到总结、优化,中医药疗效得到客观真实评价,使中医药"循证医学"得到发展。

2020 年 2 月,"武昌模式"已从武昌区扩展应用到了整个武汉市、孝感市、鄂州市、黄冈市以及湖南,河南郑州市、新乡市,内蒙古乌海市;2020 年 5 月,扩展到吉林舒兰市等区域,并且不只用于"中医通治方"的发放与管理,也应用艾灸、穴位贴敷等方法防治新冠肺炎,以及复工人员健康状况的管理。

第三章
构建特色明显的重大突发公共卫生事件社区防控体系

第一节　基层公共卫生安全的重要性和紧迫性

一、公共卫生的定义及特点

20 世纪 20 年代初，美国耶鲁大学 Winslow 教授认为"公共卫生是通过有组织的社区努力来预防疾病、延长寿命、促进健康和提高效益的科学和实践"。1995 年美国医学研究院指出，公共卫生就是履行社会责任，以确保提供给人民维护健康的条件。2003 年我国对公共卫生的定义是："公共卫生就是组织社会共同努力，改善环境卫生条件，预防控制传染病和其他疾病流行，培养良好卫生习惯和文明生活方式，提供医疗服务，达到预防疾病，促进人民身体健康的目的。"因此公共卫生的工作绝不是仅由卫生部门能够处理的事情，而应该是政府组织下的全社会共同参与。

公共卫生服务是一种成本低、效果好的服务，但又是一种社会效益回报周期相对较长的服务。其研究对象和工作目标是全社会整个群体，尽管公共卫生活动会随着科学技术和社会价值等的改变而变化，但是其以促进人群健康、延长健康寿命、实现人人享有健康服务的目标始终保持不变。

二、中国公共卫生发展简述

人类的历史即其疾病的历史，人类对疾病的认识也是人类文明史的一部分。中国历史悠久，其公共卫生理念可以追溯到几千年前，《黄帝内经》中已明确提出"治未病"的理念，秦朝时期开设的"疠人坊"制度就认识到隔离传染病患者的重要性，《淮南子》提出"良医者，常治无病之病，故无病"。早期文献还有不少与环境卫生有关的记载，如水源保护，清洁处理等，南宋时期的《养生类纂》引述的《鲁般宅经》中提出："沟渠通浚，屋宇洁净无秽气，不生瘟疫病。"

随着现代化进程的推进，不断出现的全球性贸易、工业和军事活动产生了新的公共卫生需求，公共卫生的发展是通过不断改革实现的，其中一些重大事件具有鲜明的标志性，使中国公共卫生发展呈现出不同阶段性特征。中华人民共和国成立至 20 世纪 70 年代末，我国初步建立了覆盖县乡村三级医疗预防保健网的公共卫生服务体系，坚持预防为主，开展爱国卫生运动，取得了显著的成效。其后随着社会主义市场经济体制的逐步建立，法制建设的不断完善，疾病谱和死亡谱的改变，以及群众生活质量的提高，出现防疫防病机构功能、管理体系与社会发展不相适应。中国卫生防疫系统开始将传统的、单纯应对传染病的理念转向慢性病领域（包括伤害和精神卫生领域）拓展。1998 年 11 月，上海市疾病预防控制中心、上海市卫生监督所挂牌，率先进行卫生防病体制的改革。2001 年，卫生部办公厅下发了《关于疾病预防控制体制改革的指导意见》，明确了各级疾病预防控制机构的职能与任务，将原省、地（市）、县卫生防疫站更名为疾病预防控制中心，集中疾病预防控制、公共卫生技术管理和服务、预防控制慢性病等职能。2003 年"非典"疫情发生和流行，在迎战"非典"之初，由于缺乏整合资源有效应对的能力，凸显了疾病预防控制体系力量薄弱，成为我国疾病预防控制事业发展相对滞后的一个缩影。之后国家对建立健全我国公共卫生体系的重视也提到了前所未有的高度。2004 年 1 月，国家传染病与突发公共卫生网络直报系统运行，标志着中国传染病疫情监测、报告手段和能力发生质的飞跃，逐步实现横向到边、纵向到底的疫情监测报告系统的完成。2012 年，全国已建成国家、省、地（市）、县四级疾病预防控制中心共 3 490 个，总计有各类疾病预防控制人员 193 196 人，其中卫生技术人员 141 261 人。

　　随着公共卫生的发展，2017 年 1 月，国务院办公厅发布《关于印发"十三五"深化医药卫生体制改革规划的通知》，强调要实现分级诊疗目标，通过多种途径、多种方式促进基层与上级医疗系统的协作。同年 10 月，党的十九大报告就明确提出，实施健康中国战略，要完善国民健康政策，为人民群众提供全方位全周期健康服务。

三、基层公共卫生安全的重要性

　　古人讲"县集而郡，郡集而天下，郡县治，天下无不治"，强调基层治理的重要性。我国实行基层群众自治制度，这在我国政治制度体系中有着十分独特的作用，有利于提升基层社会治理实效性，促进社会和谐稳定。《十八届三中全会关于全面深化改革若干重大问题的决定》提出，要改进社会治理方式，创新社会治理体制，以网格化管理、社会化服务为方向，健全基层综合服务管理平台。同样在新时期，我国卫生与健康工作方针也明确以基层为重点，以改革创新为动力，预防为主，将健康融入所有政策，共建共享。强调了基层和预防对提升人民健康水平的重要性。公共卫生水平的高低不仅是反映国家或地区卫生事业发展水平的重要指标之一，也关系到国民健康水平、国家公共安全、社会和谐稳定和国民经济的可持续发展。基层公共卫生安全更是保障人民群众生命财产安全的第一道防线，公共卫生安全问题不仅直接危害人类健康与生存，还会给社会稳定、经济发展造成巨大的损失。现阶段人类维护健康、与疾病作斗争已经不再是个人的活动，而是成为了一种社会性运动和措施。人类对生命价值、健康观念的认识也正在发生深刻的变化，由单纯的生物层次已经深入到心理和社会层次,因此,基层公共卫生维护健康一直是比治疗疾病更重要的任务。

2009 年,国家启动基本公共卫生服务项目,主要由乡镇卫生院、村卫生室、社区卫生服务中心(站)等基层医疗机构负责具体实施。包括免费为城乡居民建立健康档案、健康教育、预防接种、传染病防治、高血压和糖尿病等慢性病和重性精神疾病患者管理、儿童和孕产妇及老年人健康管理等方面,实施项目可促进居民健康意识的提高和不良生活方式的改变,逐步树立起自我健康管理的理念;可以减少主要健康危险元素,预防和控制传染病及慢性病的发生和流行;可以提高公共卫生服务和突发公共卫生事件应急处置能力;对于提高居民健康素质有重要促进作用,改善公共卫生均等化,缩小城乡差距,保障居民获得最基本、最有效的公共卫生服务。

从健康到疾病要经历一个发生、发展的过程,在这个过程中,如采取患病前控制,进行有针对性的预防干预,就有可能有效阻断、延缓甚至转变疾病发生、发展的进程,降低医疗费用,提高生命质量。另一方面,疾病的冰山现象导致检出或诊断的疾病犹如“冰山之巅”,仅占很少的一部分,淹没在水下的部分包括未能就医、虽就医但未能正确诊断或诊断了但未报告的疾病,特别是以隐性感染为主的传染过程,这类传染病往往隐性感染者所占比例较大。

此次新冠肺炎疫情初期,大型医疗机构人满为患,医务人员诊疗救治任务十分繁重。“武昌模式”提出社区是防控的桥头堡,先以中医定性,再以通治方治病,使疫情防治关口前移,“治未病”的观念得到了充分体现,凸显了有效分流患者的价值,也更加凸显出有效利用基层做好公共卫生工作的极端重要性。通过对现有大量系统的人群健康与疾病关系研究的数据进行分析,可减少或消除不恰当的、昂贵的和可能有害的卫生实践,保证公共卫生决策是基于科学证据并有效实施的。将疾病控制工作从医疗预防疾病发展为全社会群体健康为中心,从医疗诊治扩展为社区、家庭与个人预防(保健)服务,从技术服务拓展为全民卫生服务,全面建立健康影响评价和评估制度,依靠医疗卫生部门及全社会共同关注和参与促进疾病的预防与控制。

中国地域辽阔,健康问题层次较多,既存在新老传染病的威胁,也存在部分地区妇幼健康问题,同时面临人口老龄化和慢病的压力,1998 年开始,全国各地大力发展社区卫生服务,使之成为老百姓的健康“守门人”。社区是人们聚集和生活的地方,立足于社区,与社区居民接触频繁,有许多提供预防服务的好时机。

经过全科医学专门培养的全科/家庭医生,是社区卫生服务发展的主力军,强调持续性、综合性、个性化的照顾,强调预防疾病和维持健康的理念,强调在社区场所对患者进行不间断的管理和服务,最大的特点是对当事人的“长期负责式照顾”。全科医生在提供连续性服务的过程中,有机会了解个人、家庭和社区的背景信息,结合健康维护计划,可以全面开展健康危险因素评价,从而实施个性化健康干预。在社区中能同时接触到疾病发生和发展不同阶段的健康人、未就诊的和就诊的患者,有条件同时提供三级预防服务是预防产生理想的整体效应,节约卫生资源。全科医生与居民及其家庭成员的融洽关系,最有条件激励个人、家庭改变不良的行为方式和生活习惯,建立正确的健康信念模式,促进个人和家庭为自己的健康负责。

四、基层公共卫生安全的紧迫性

2020 年春节之际,一场突如其来的新冠肺炎疫情把我们的生活按下了暂停键,对社会各界造成的损失难以估量,此次抗击新冠肺炎疫情,是对国家治理体系和治理能力的一次大考,也是对医疗卫生服务体系的极大考验。在这场突发的重大公共卫生事件面前,党政军民上下一心,联防联控,群防群控,实行社区、村镇基层网格化管理,挨家挨户拉网式排查,通过网格化管理,将一个个社区和街道打造成为严密、安全的"抗疫堡垒",控制疫情蔓延取得良好的效果。经此一疫,"没有全民健康,就没有全面小康""人民健康是民族昌盛和国家富强的重要标志"等论述越发引起全社会的强烈共鸣与认同。

在抗击疫情的战役中,也暴露了全社会对预防为主的卫生健康工作方针认识不足,基层公共卫生治理能力不足,基层医疗卫生服务和疾病防控工作网底薄弱,应对突发公共卫生事件或重大疫情的技术和物资储备不足等问题。随着经济的发展和人民生活水平的提高,群众对公共卫生服务将会有更高层次的要求,现代化、人口老龄化、疾病谱变化和生态环境变化等,都给基层公共卫生工作带来严峻的挑战。如何抓紧补短板、堵漏洞、强弱项、提升基层公共卫生治理能力,筑牢基层公共卫生安全防线已经迫在眉睫。

实现健康中国,必须要实现从国家级到省级、市、县、乡四级卫生机构的改革,增强公共卫生体系的韧性,面对大型突发公共卫生事件,仅靠医学来应对是远远不够的,它涉及公共卫生管理领域的方方面面。另外,随着信息化发展,大健康、大数据的观念不断加强,信息安全问题日益严峻,但基层在信息化管理方面缺乏充足、有效的工具,没有合理的规划及资金预算。各项工作最终还是要落实到人的身上,人才队伍的均衡发展,始终是必须面对和亟须解决的问题。现阶段我国基层医师队伍水平还不尽如人意,基层医师诊疗疾病、防治疾病的能力还比较低。基层是国家各项工作的落脚点,是疾病预防的主战场,基层医师是构建健康中国的主力军,要不断加强基层医疗卫生服务体系和全科医生队伍的建设。2020 年 4 月 2 日,清华大学万科公共卫生与健康学院正式宣告成立,这是面向全球发展趋势,响应国家重大需求,培养公共卫生与健康事业发展的高层次人才所迈出的重要一步。

新冠肺炎疫情期间,习近平总书记发表的重要文章《全面提高依法防控依法治理能力,健全国家公共卫生应急管理体系》,要求健全国家公共卫生应急管理体系。要改革完善疾病预防控制体系,坚决贯彻预防为主的卫生与健康工作方针,坚持常备不懈,将预防关口前移,避免小病酿成大疫。要健全公共卫生服务体系,加强公共卫生队伍建设,持续加强全科医生培养、分级诊疗等制度建设。强化风险意识,完善公共卫生重大风险研判、评估、决策、防控协同机制。应深入总结经验,尽快补齐公共卫生体系建设的短板,提高我国基层公共卫生的安全,全面保障人民群众身体健康。

五、筑牢突发重大公共卫生事件社会治理体系

将突发重大公共卫生事件纳入社会治理视野,建立健全相应的社会治理体系,以探究更好的治理方式,对我们来说,还是一个全新的课题,既充满机遇也充满挑战。从我国共建共治共享社会治理制度的基本要求出发,依据突发重大公共卫生事件固有的传染性、隐蔽性、对公众生命健康的重大危害性,以及滋生的对社会的重大危害性等特点,突发重大公共卫生事件社会治理体系建设,应从横向、纵向两个维度上,不断完善党委领导、政府负责、民主协商、社会协同、公众参与、法治保障、科技支撑的社会治理体系。

(一)横向上,建立健全权责明确、体制顺畅、方法多样、多元互动的社会治理体系

我国社会治理体系从"五位一体"到"七位一体",治理制度和治理体系不断完善,但是由于针对突发重大公共卫生事件的社会治理体系还没有建立起来,导致各社会主体的权责不清、彼此交流互动的体制机制不畅、应对事件的方法不多,具体在新冠肺炎疫情防控中,这些不足表现得尤为突出。一要尽快制定、修订应对突发重大公共卫生事件的相关法律法规,充分发挥法治应对突发重大公共卫生事件的引领、规范和保障作用。根据事件发生发展的内在机制,明确各社会主体应对事件的权责、参与的渠道、方式。更好发扬党的核心领导和政治保障作用、政府在公共卫生事件中的组织管理职能,保证社会协同和公众的有序有效参与。二要创新灵活多样的民主协商和科技支撑的体制机制。创新应对突发重大公共卫生事件的政党协商、人大协商、政府协商、政协协商、人民团体协商、基层协商以及社会组织协商的体制机制,寻求最大公约数,维护广大人民的利益。充分运用现代科技和信息化手段,统筹推进大数据、云计算和物联网等各种信息数据的集成运用,持续提升应对事件的效能。

(二)纵向上,建立健全指挥有方、服务到位、专心救治、上下联动的社会治理体系

突发重大公共卫生事件除具备社会治理属性外,还兼具应急管理的特点,应该有一套与之相适应的统一指挥、专常兼备、反应灵敏、上下联动的应急管理体制。十八届三中全会以来,我国社会治理创新高潮迭起,成绩斐然,共建共治共享的社会治理制度更趋成熟,"七位一体"的社会治理体系更加完备,但是在纵向治理上,贯通中央、地方、城乡社区的基层治理工作体系还未建立起来,同时,突发公共卫生事件应急管理体制也未完全建立起来,统一指挥、专常兼备、反应灵敏、上下联动难以实现。在新冠肺炎疫情防控中,各地都不同程度地出现了指挥混乱、形式主义、官僚主义、外行领导、错误研判、反应迟缓、贻误战机、物资及服务供给不及时、工作衔接不紧密等问题。建立健全突发重大公共卫生事件社会治理体系,应将突发重大公共卫生事件的社会治理属性和应急管理属性有机结合,将治理重心下沉,突出基层治理的重要性。具体而言,在城市,以市域社会治理共同体为单元,

打造市（区）、街道、社区联动的城市基层治理工作体系；在农村，以县域社会治理共同体为单元，打造县乡村联动的乡村基层治理工作体系。一要不断提高市县"一线指挥部"的指挥能力和水平。市县党政是我国社会治理的中坚力量，是国家大政方针最重要、最直接的执行者，发挥着"一线指挥部"的功能。国家的每一项政策，乃至我国国家制度优势能否转化为治理效能，都与市县党政的执行力息息相关。在应对突发重大公共卫生事件中，市县党政首先要坚持原则，始终和党中央保持一致。坚决服从党中央的统一指挥、统一协调、统一调度，做到令行禁止。要能因时因地因人制宜，创造性应对突发事件。作为"一线指挥部"指挥官的市县党政领导，就是身处战"疫"一线的将军。面对突发事件的发展变化，应将原则性和灵活性有机结合，创造性执行政策，避免教条主义、形式主义。要统筹谋划，协调各方。突发公共卫生事件，不只是医护医药等救治问题，而是全方位的工作。市县党政，不仅要做好指挥官，还要当好调度员，要能够有效统筹协调好应对突发事件的各项政策、各种资源和各种关系。二要不断提高街道、乡镇公共卫生服务的能力和水平。街道、乡镇是公共卫生服务中心，在突发公共卫生事件中担负着管理和服务的职责，是应对突发事件的"后勤保障服务部"。街道、乡镇领导要加强管理和服务，运用数字化、信息化手段，有效推行精细化、网格化和人性化管理。利用一切资源，调动各方力量，搭建各种平台，畅通各种渠道，实现一站式服务、人性化服务。确保突发事件应对中医疗设施、医疗资源、生活物资供应及时、充足。三要不断完善"三治"结合的社区治理体系。城乡社区是居民居住区，也是突发公共卫生事件防控的前沿阵地。要以社区为单元，形成由党组织领导，自治、法治、德治相结合的突发事件防控体系。首先，要强化自我管理、自我服务、自我教育、自我监督，形成良好的自治格局。每个居民要坚信党和政府的领导，相信科学，相信自己，安排好作息，照顾好自己，照顾好家庭。其次，要发扬科学、互助、信任、关怀的德治精神。在突发事件应对中，要充分发扬道德教化的功能，大力弘扬优良家风家教，倡导互助、信任、关怀等社会公德，树立道德典范，形成团结向上、充满活力的社区风尚。再次，要依法应对。要提高居民群众的法治意识和法律素养，引导人们遵守、学习、运用应对突发事件方面的法律规范，依法表达诉求、解决纠纷、维护权益。最后，要坚持党建引领。加强基层党组织建设，在基层党组织的坚强领导下，紧紧依靠人民群众，构建起共建共治共享的社区治理格局，实现善治。

第二节　社区是抗疫的主战场和关键点

"社区是疫情联防联控的第一线，也是外防输入、内防扩散最有效的防线。把社区这道防线守住，就能有效切断疫情扩散蔓延的渠道。"这是习近平总书记在北京调研指导新冠肺炎疫情防控工作时做出的重要指示，是"坚决打赢疫情防控的人民战争、总体战、阻击战"的决策部署的重要一环，也为全面做好抗疫工作提供了基本遵循。

社区是人员最为集中之处，如果一旦出现有人感染，将会累及这个家庭，甚至影响到整个社区居民，从而使疫情发生难以预料的变化。因此，社区抗疫工作也成为整个联防联控体系中最为重要的环节之一。

新冠肺炎疫情防控工作开展以来，广大的基层社区成为了与新冠病毒抗争的第二主战场，街道社区工作者、基层民警、基层卫生工作者、社工志愿者以及各级机关干部等都参与到这场防控肺炎疫情阻击战当中，在地区基层党组织的带领下，从大年三十开始，加班加点，任劳任怨，一直坚守岗位，牺牲巨大，作用突出。抗击疫情工作中，各个社区可谓"八仙过海各显神通"，有的社区一边抓好"全域排查""全域封闭"，把外围筑牢，一边抓好"建章立制""重点管理"，把内在落细；有的社区推行"四合一"工作制，即一名社区工作人员、一名支部成员、一名楼院党员家庭代办员、一名门洞信息员为一组，按照划分的楼院包保责任区，实施网格化、地毯式排查，对社区的每栋楼、每户居民进行全覆盖排查；有的社区建立"党员冲锋队""青年突击队"确保抗疫工作扎实推进。

目前，经过联防联控、群防群控等应对策略的实施，全国各省份疫情得到明显改善。这说明前期的"严管"，特别是社区基层一线的"严管"是扎实有效的。但也要看到存在一些不和谐的音符，对于那些攻击一线"严管"，不懂道理，不懂当下正处于非常时期的人，一点松懈可能就会导致前期所有的努力功亏一篑。

抗疫"千条线"，基层"第一线"。要毫不放松做好疫情防控重点工作，要坚决守住社区这个主战场，确保抗疫成果巩固，要加大对社区一线工作人员在口罩、消毒液、食品等"粮草"的保障力度，也要及时做好人员补充和调整，减轻社区一线工作人员的工作压力，降低工作强度，确保取得这场抗疫斗争的最后胜利。

一、联防联控、群防群治、明确业主组织主体地位

住宅小区是城市的基本单元，是城市居民日常生活聚集的场所，城市基层治理要从住宅小区做起。

在此次疫情防控中，物业服务企业坚守在住宅小区防疫第一线，发挥了很大作用——对小区进行封闭管理、加大卫生清洁消杀力度、协助开展人员信息排查、协助做好居家隔离服务、物业服务企业在业主支持下参与小区治理等。物业服务企业的无私奉献得到了社会各界的充分认可。因此有人认为，城市基层治理要更加充分地发挥物业服务企业的作用。

物业服务企业参与基层社会治理的关键在于明确各方责任主体职责边界，这是机制问题、也是体制问题，而体制问题的关键在于明确业主组织是基层治理的责任主体。

明确业主组织的主体地位，业主组织可以将承担的义务委托给物业服务企业，这样就理顺了各主体的责任边界，实现权、责、利对等。在这种情况下，物业服务企业才能回归纯粹的市场主体身份。各个政府职能部门将基层治理义务交给业主组织，业主组织再委托给物业服务企业，此时的物业服务企业只需要履行发现、劝阻、报告的义务，对业主组织

负责。

联防联控是手段，群防群治才是基础。抗击疫情需要人人参与，小区业主和物业服务企业需要勠力同心。如在广东省深圳市，市、区住房和城乡建设部门先后给业主和业委会发布公开信，呼吁广大业主积极捐款、捐物支持物业服务企业工作。通过业主的捐赠，保障了绝大多数物业服务人员防疫物资的需求。

业委会成立难、运作难、监管难是物业服务行业目前亟须解决的问题。这些问题的根本原因在于目前多数小区没有党的领导。在理顺小区责任主体的同时要完善小区的治理领导核心，如目前，深圳市 38% 的小区成立了党组织，今后深圳市将推进小区党组织的全覆盖。

小区党组织领导小区治理，主要是领导责任主体——业主组织。要明确业委会候选人须经过社区党委同意，小区党组织是社区党委在小区的主要落实机构。在小区党支部的领导下，小区业主组织开展工作、承担权利与义务。小区党支部对业委会候选人遴选把关，监督业委会的日常运作。

在小区党支部的领导下，业主组织履行法定的权利义务、委托物业服务企业做好服务。各类主体权责对等时，共建共治共享的社会治理格局思路也会更为清晰。

除此之外，物业服务行业另一个迫切问题是明确业主组织的法人身份。赋予业主组织统一社会信用代码，允许其开账号，并将业主共有资金存入该账号内。但是业主组织不是法人，仍面临财政部门没有明确共有资金账号的会计规则、税务部门没有明确收税比例等问题。只有尽快明确业主组织的法人身份，业主组织才能承担小区治理主体的责任。

二、社区志愿者助力疫情防控

在新冠肺炎疫情防控阻击战中，广大志愿者真诚奉献，奔波在城市的各个角落，哪里需要哪里就有他们的身影。

根据习近平总书记关于统筹解决湖北省疫情防治工作的重要指示精神，中宣部、中央文明办在武汉市启动实施"志愿服务关爱行动"，在全市范围内专项招募"志愿服务关爱行动"志愿者。广大市民积极参与，踊跃报名，截至 2020 年 2 月 26 日 16 时，报名人数已超过 5 万，1.9 万人通过审核上岗。

此次专项招募的志愿者以武汉市社区居民为主，主要为所在小区居民提供食品药品代购代送等服务，"志愿服务关爱行动"主要针对小区封闭管理的状况，动员志愿服务力量为武汉市城区居家市民提供生活服务。志愿者招募按照就近就便原则，主要在本社区内招募身体健康、热心公益的党员、青年、社区工作者以及其他自愿参与人士。志愿者在社区居委会安排调度下，以居民小区为基本单元，立足居民小区住户，提供粮油蔬菜日常用品、药品等代购代送服务，同时力所能及地满足居民提出的其他服务需求。

此外，武汉市委宣传部（武汉市文明办）也下发了《关于在志愿服务关爱行动中推行"三个三"工作法的通知》，就着力提高志愿服务关爱行动规范化科学化水平，按照招募好、管理好、保护好的原则和数据做实、管理做实、服务做实、督导做实、宣传做实的要求,推出了三个方面的工作举措。

《通知》要求各区在志愿服务关爱行动中,要构建社区负责人、网格员、志愿者"三位一体"工作架构,加强对志愿者的科学调配和统一管理,切实完善专项行动的基层组织架构;要集中实施"三个一"沟通方式,组织志愿者以发一次信息、打一遍电话、上一次门,切实畅通志愿者与服务对象(即居家市民)的联络渠道,不断提高服务针对性、实效性和居民可感度满意度;要着力推进管理精细化、责任精确化、服务精准化,引导社区做深做细做实志愿服务关爱行动各项工作,确保完成管理、责任、服务"三到位"目标任务。

《通知》指出,"三个三"工作法是有力有序有效推进志愿服务关爱行动的具体手段,是提高专项行动规范化科学化水平的重要途径,是志愿服务工作实践的创新成果。要求各区紧密结合实际,灵活实行"三个三"工作法并在实践中不断加以丰富和完善,慎终如始推进志愿服务关爱行动,确保专项行动取得更大成效。

三、把制度优势转化为打赢社区防疫人民战争的伟大力量

新冠肺炎疫情阻击战打响以后,社区成为继医院之后的第二战场,面临严峻挑战。这道人民战争、总体战、阻击战的"第一道防线"是否牢固,检验着基层社会治理能力,关系亿万人民群众生命健康。社区离群众最近,是社会治理的基本单元。在党组织架构中,社区党支部(村党支部)是党在群众中的战斗堡垒;在国家制度中,社区居委会(村委会)是群众自治的主导力量;从公共服务看,社区是把党和政府的方针政策落到居民身上的最基础的平台。面对骤然来临的社区防疫大考,举国上下都关注着小小社区给出的答案。

从目前看,社区交出的答案是合格的。我们至少看到社区工作在四个方面的初步成效。一是把社区人员流动的"关口"管起来了。在城市社区,小区出口有人把守,有人测体温,重点小区出入凭证;在农村社区,村民自发轮流值守村口,盘查过往车辆行人,许多领导暗访也进不去半步。二是基层宣传工具发动起来了。微信、APP、宣传栏、致小区居民的信、让人看一眼就忘不了的宣传语录,还有硬核的农村大喇叭广播,时刻传递着防疫形势、要求和知识等重要信息,发挥了立竿见影的效果。看到微信,听到大喇叭,封闭在家的居民在感受到党和政府关心、体会到社区大家庭温暖的同时,也减轻了恐慌和寂寞。三是防疫筛查搞起来了。社区工作者和志愿者们纷纷行动起来,他们把疫区来的送去隔离,把发热的送去检查,把发病的送到医院。一些地方绘制防疫"作战图",把居民用四种颜色进行标注,代表居家隔离、观察、外出、健康,让人一目了然。四是把温暖送到困难群众身边。父母被隔离后留下的孩子,子女不在身边的老人,得到社区工作者和志愿者的问候和帮助。疫情汹涌之下,社区工作者就是他们的亲人。

在疫情防控中,社区工作者们勇敢逆行的身影令人难忘。即使缺乏防护装备,他们也毅然站了出来,走上街道巡查;即使家里有患者需要照顾,他们也毅然舍小家为大家,来到更需要帮助的困难家庭。他们构筑了疫情报告的信息渠道,使各级党委政府得到了珍贵

的数据和信息,从而能够迅速分析疫情,作出决断,保证了指挥畅通;他们构筑了患者与医院的联系桥梁,使患者得以及时被发现、被救治;他们构筑了家庭与市场的联系桥梁,保证了居民生活的基本物资供应。这些奔忙在基层的社区工作者,尽管"压力山大",但他们始终在咬牙坚持,有的还累倒在社区防疫的战场。如浙江省桐乡市梧桐社区专职网格员张浙伟,在"疫情日记"里写道:"大年初四,五点就起床了……回到家里已经晚上十点多了。看着卧室已经关了的灯,真的觉得很对不起家里人。"在社区防控战场上,这样的社区干部很多很多。试想,如果我们没有社区组织,没有这支队伍,没有这道防线,会是什么样子?后果不堪设想。我们能够调动全国最精锐的医疗资源支援武汉,这是社会主义制度优越性的体现;我们能够快速启动社区防疫的人民战争,把党中央决策落实到底,这也是社会主义制度优越性的体现。可以说,中国特色社会主义的基层治理制度,已经转化成为这场疫情防控人民战争的强大战斗力。

基础不牢,地动山摇。多年来通过不断加强的基层党组织、基层群众自治组织和不断完善的基层治理制度,在抗击疫情中发挥了重大作用。我国 10.8 万个城市社区、54 万个行政村、近 400 万名社区工作者,构成了我国社会治理的兜底防线。社区之所以能够交出这样一份答卷,证明了我们党的组织基础坚实,执政基础坚实,这是我们的底气所在。

第一,基层党组织的战斗堡垒作用提升了。党的十八大以来,基层党组织建设不断加强,党内开展的各种教育活动,对软弱涣散党组织的持续整顿,推动党组织的战斗力不断增强。通过选派上级部门的优秀干部到社区、村任职,到贫困村任第一书记和驻村工作队队员,有力地充实了基层工作力量。通过落实和提高村"两委"干部待遇,提高社区工作者待遇,如上海等地建立了社区工作者"三岗十八级"的岗位工资体系,有力地调动了社区干部积极性。在抗击疫情的战场上,我们看到社区防疫最困难的地方,总是党员干部先上。他们亮出身份,用自己的先锋模范作用,让党旗在社区抗疫一线高高飘扬。

第二,基层群众自治组织和社区治理加强了。经过多年建设,基层群众自治体系不断完善。在基层党组织领导下,居委会、村委会、村民小组、网格长、楼栋长、网格员等形成了完整链条。"战争的伟力之最深厚的根源,存在于民众之中。"人民是社区的主人翁,群防群治是基层治理的重要传统。"小巷总理"一出面,带动群众一大片。在社区党组织的带领下,基层治理手段不断完善,群众参与程度不断提高。在社区,群众性的社会组织不断涌现。据不完全统计,全国各类社区社会组织已达到 300 万个。这些组织丰富了群众的文化体育生活,促进了社区居民交流的开展,也增强了基层群众的凝聚力。社区也成为志愿者最活跃的场所,社区志愿者队伍不断壮大,全国已达到 420 余万人。在这次社区防疫战中,我们看到了群众强大的自组织能力,他们自发守护,轮流上阵,不要报酬,秩序井然。

第三,基层治理机制完善了。我们多年来持续不断地加强基层建设,创新基层治理,形成了一批好的管用的成果。北京市完善基层组织动员机制,实行"街乡吹哨部门报到";天津实行了"主官上、权下放、战区制",这些改革给社区赋能赋权,使社区的作用得到充分发挥,有力提高了基层战斗力。信息化建设带动了社区管理水平的提升,各类智慧社区、云上社区、掌上社区不断涌现,家庭多少、人口多少、外来人口多少、困难家庭多少等,这些数据在社区电脑里、台账里都能查到,居民的流动、来源与去向都能基本掌握,可以实施精准管理,对于开展社区疫情防控具有极为重要的价值。

在疫情防控这场大考面前,社区治理也仍然存在一些不足和问题。面对海量任务,社区人手少,防疫专业能力不足,服务能力不足;社区权能不够,缺乏必要手段,缺乏物资和资金的保障。一些上级单位还习惯用形式主义、官僚主义的方法指挥基层工作,无数的检查,没完没了地填表,浪费了基层干部的精力和时间。以上这些问题亟须解决,加强社区建设、提升社区治理水平,还需要持续发力。

社区组织应把上级党委、政府下派到社区的干部、警力和物业、社区社会组织、志愿者等充分组织起来,把驻区单位、企业调动起来,凝聚强大的抗"疫"力量;要进一步落实责任,织密防控网络,把社区工作者、网格长、楼栋长、物业管理服务人员的责任细化量化;要进一步改进方法,在发挥政治优势的前提下,用好自治、法治、德治手段,做好群众工作,调动群众参与防控的积极性;要开发好运用好信息应用软件,多用信息跑路代替人工操作。

各级党委和政府应改进和加强对社区的领导,千方百计给社区工作创造条件,当好社区的后勤部长。要给社区人手,像抓脱贫攻坚一样,把机关、事业单位干部下到基层,让党员干部到所在社区报到上岗,充实基层力量;要给社区保障,把保证社区工作者的健康和安全放在首要位置,口罩、防护服、交通工具都要努力保障,信息化手段要加快完善;要给社区赋权赋能,为适应战时状态临时处置突发情况的需要,可采取临时授权的办法,让社区工作者有职有权地开展工作;要给社区减负,坚决摒弃形式主义、官僚主义,不要把社区工作者变成"表哥表嫂",不能让他们对多个部门不停地"对上报告",要建立容错免责制度,还要给他们必要的心理疏导,让他们真正"轻装上阵"。社会各方面都要为社区创造条件,支持社区在彻底打赢疫情防控这场人民战争中,充分发挥应有的作用。

第三节　基层社区防疫能力的提升和网点建设

在应对新冠肺炎疫情大考中,基层社会治理,尤其是社区防控取得了不错的成绩。同时,也暴露出了不少问题和短板。要认真总结疫情防控经验、教训,多措并举构建基层社会治理新格局,夯实社区疫情防控共同体。

一、社会治理和服务重心向基层下移

2020年新冠肺炎疫情是对我国治理体系和治理能力的一次大考,也是对基层社会治理体系和治理能力的一次大考。由于重大传染病疫情防控涉及全面的社会动员和管制,必须依靠最基层的社区来守住最重要的社会防线。2020年1月24日,国务院印发《关于加强新型冠状病毒感染的肺炎疫情社区防控工作的通知》,将社区作为疫情防控的主要阵

地,社区防控成为这场战役的"治本"之策。此后一个多月,近400万名城乡社区工作者奋战在65万个城乡社区的疫情防控一线,承担了极为繁重的工作和任务,为遏制疫情扩散蔓延作出了重要贡献。

党的十八大以来,随着社会治理和服务重心逐步向基层下移,社区管理服务资源不断增加,队伍力量不断加强,治理能力明显提升,为应对此次重大疫情提供了坚实的社会基础和保障。一是党的统筹全局、协调各方的核心领导地位在基层应急管理中起到了关键作用。基层党组织发挥战斗堡垒的作用,迅速从平时状态转换成战时模式,广泛动员社区党员和群众骨干,启动各类应急管理和服务工作。各级党员根据组织安排,有序下沉、服从调配、履职尽责,积极有序开展各类工作。二是网格化管理机制迅速启动并高速运转。社区工作者、志愿者、党员干部等不同来源的队伍在网格单元中有效整合,横向到边、纵向到底,开展起拉网排查、联防联控、封闭管理、隔离转运、生活服务、弱者照护等各项工作。三是社会建设长期积累的社会资本激发起了广泛动员和自救互救。不仅涌现出大量舍身忘我、可歌可泣的志愿者人物和事迹,而且居民从初期的慌乱中恢复过来后迅速以各种形式参与到群防群控和生活保障中来,巩固了战胜疫情的社会基础。四是微信、"互联网＋"等新兴信息沟通技术在抗疫中的民主协商、资源配置、远程办事、民生保障等方面发挥了突出作用。可以说,没有近年来基层社会治理的大发展和大巩固,要在如此恶劣环境下维持如此超大型社会的有序运转是难以想象的。事实证明,近年来国家关于加强基层社会治理的一系列决策和部署是十分正确的。

二、基层治理暴露出不少亟待完善的弱项与短板

由于这次疫情是中华人民共和国成立以来传播速度最快、感染范围最广、防控难度最大的一次重大突发公共卫生事件,基层在仓促之间应战,面临着巨大压力和考验,服务管理过程中也暴露出诸多问题和不足,有些与群众的期盼还有相当距离。部分问题是因为时间紧急造成的失误或不妥,而有些则反映出基层治理存在的矛盾和短板,长期得不到真正解决,已经到了必须正视和亟须改变的地步。

一是基层公共服务依然薄弱,特别是基层卫生医疗能力,还不能适应时代的发展和群众的需求。武汉市在封城之初,由于医疗资源供需极度失衡,不得不建立分级分类就医机制,希望由社区卫生服务中心对辖区内发热患者进行筛选分类,并开展居家观察服务。但现实中可以看到,最基层的卫生服务体系实在难以担此重任,由于医疗人员缺乏,设施设备不足,救治能力有限,大量患者无法在基层获得及时服务和帮助,只能反复来往于多家医疗机构和家庭之间,成为流动传染源。可以说,疫情将许多地方存在的家门口服务能力有限、医疗服务"最后一公里"问题暴露无遗。

二是条块关系未能理顺,"表格抗疫"等官僚主义、形式主义不同程度存在。长期以来,部分地方政府片面理解中央部署,认为重心下移就是把所有与老百姓相关的事情都交给基层完成,全然不顾基层是否有能力和资源完成这些工作。"上面千条线,下面一根

针",基层往往疲于应付各类报表和指标,而上级条线部门却成了发放通知、考核验收的管理者。疫情来临时,这种行为逻辑一如既往,有的地方条线部门要求基层干部填写各类统计表格,却很少主动帮助基层解决防护资源等实际问题;有的把人员转运工作全部压给基层,完全不考虑社区是否有能力协调车辆等基本资源,基层干部很多时候流汗流血还要流泪。正因为如此,习近平总书记也明确要求:"要让基层干部把更多精力投入到疫情防控第一线,而不是以形式主义、官僚主义的方式来给基层增加负担、消耗基层干部的抗疫精力。"

三是公众参与有限,社会协同不足。重大疫情打乱了原有的社会正常供需机制,导致社区体系一夜间成为连接居民生活健康需求与社会资源系统的中枢与转换器,不仅要负责拉网排查、联防联控、封闭管理、隔离转运等疫情防控工作,还需要承担生活服务、弱者照护等方面的职能,工作量较常态情况翻数倍不止。武汉市汉阳区某社区中每个网格员平均要"承包"居民363户,工作压力和工作状态可想而知。与此同时,整个社会面的参与和协同还有较大潜力和发展空间。如很多居委会同志表示,社区志愿者多是年纪较大的退休老人,平时还可以发动,但面对这种重大传染病疫情,难以完全顶上去。有的社区内部临时建立微信群,但加入者寥寥,高楼深院和关门闭户阻隔了居民之间的有效"连接"。还有的地方不得不以"政府令"的形式紧急招募志愿者以补充基层队伍。这些都说明,我们在常态治理过程中的社会动员范围其实较为有限,大部分公众事实上游离于社区公共空间之外,在突发事件中自然成为"看客"和"旁观者",而难以转换成"积极行动者"。由于社区成员之间的互动、连接并不充分,陌生人社会状态并未完全改变,紧急时刻就难以形成有效且持续的互助和互救。

三、补短板、堵漏洞、强弱项,多措并举构建基层社会治理新格局

分析和总结这些问题,并非为了问责或者哗众取宠,而是系统反思常态管理中的短板和不足,既着眼当下又立足长远,为今后的扎实工作指明方向和路径,为进一步系统提升基层社会治理、建设社区治理共同体提供保障。正如习近平总书记强调:"针对这次疫情暴露出来的短板和不足,抓紧补短板、堵漏洞、强弱项,该坚持的坚持,该完善的完善,该建立的建立,该落实的落实。"

党的十九届四中全会提出:"推动社会治理和服务重心向基层下移,把更多资源下沉到基层,更好提供精准化、精细化服务。"经过这一次疫情的大考,就坚持和落实来说,推动重心下移的战略部署和制度优势必须毫不动摇地坚持,也需要更多更完善的政策予以落实。就完善和建立来说,还需要抓住制约基层治理服务能力的瓶颈和问题,通过体制改革逐步缓解和改善,构建基层社会治理新格局,夯实治理服务的社会根基。

第一,做实家门口服务体系,提高基本公共服务均等化水平。"家门口"服务是指在社区层面设置、以15分钟服务圈为形态,以多元化的居民需求为导向的就近、便利、稳定的公共服务体系。家门口服务的建立和完善不仅能方便居民,更直接决定了基本公共服务

均等化水平。以医疗卫生服务为例，改革开放以来，全社会的医疗费用越来越高，但医疗资源也越来越向上集中，在扩大就医自主选择性的同时也削弱了基层卫生医疗服务能力。小病到大医院、医疗资源紧张、患者等待时间过久等现象严重影响了基本公共服务的公平性和可及性。因此必须加快建立分层分类的公共服务体系，特别是夯实社区公共服务的基础，让老百姓在家门口就能获得健康、教育、养老、文化等基础性、基本性服务。2019 年11 月，习近平总书记在上海调研时就基层公共服务优化升级明确指出："要推动城市治理的重心和配套资源向街道社区下沉，聚焦基层党建、城市管理、社区治理和公共服务等主责主业，整合审批、服务、执法等方面力量，面向区域内群众开展服务。"同时，"要推进服务供给精细化，找准服务群众的切入点和着力点，对接群众需求实施服务供给侧改革，办好一件件民生实事"。可以说，没有贴近居民、家门口式的服务体系，就难以实现服务的精准化和精细化，遇到突发性灾害和疫情，就难以提供快速、高效的公共服务，切实保障人民生命财产安全。

第二，完善治理结构，提升基层社会治理效能。多年来对基层社会治理的政策性、体制性关注所形成的"聚光灯效应"在提升基层治理理性化的同时，也意外增加了治理系统的复杂性，并造成了基层治理空间中权力结构的失衡，基层政权组织及工作人员在现有政府权力结构中处于相对弱势的地位，其工作自主性和博弈能力逐步变小。这种状况虽然明显提升了政府整体性的行动范围和管控能力，却也在一定程度上降低了基层政权组织的自主行动能力和社会回应灵敏度，具体表现为"工作负担"越来越重，形式主义增多。解决这一问题的关键在于恢复基层权力结构的平衡。一方面，要建立职责、权力、资源相匹配的职能体系，实现多层次管理体制的合理分工和分权。比如，将基本公共服务均等化、重大基础设施的建设和维护、重点应急单元的管理等明确界定为市级政府职责，将区域经济发展、城市管理、市场秩序监管、环境综合治理等明确界定为区级层面职责，才能让基层真正专注于与辖区内民生相关的社会管理、公共服务和社会建设事务，避免基层陷入"小马拉大车"的超负荷运作困境。另一方面，要赋予基层政权组织在民生服务、社区治理等职责范围内考核、调动条线资源的权力和能力，逐步建立以"事"为中心而非以"权"为中心的基层协调机制，为基层赋权增能，提高其整体运行效能；同时，提高群众对基层政权组织和自治组织的监督、评议权力，推动基层更好服务民众。

第三，充分发动群众参与基层社会治理，提高社会协同组织能力，实现政府治理和社会调节、居民自治良性互动。重大突发疫情下，全社会齐心协力、同舟共济，最大程度整合资源，最大程度凝聚共识，这正是"人人有责、人人尽责、人人享有的社会治理共同体"的最生动诠释和写照。事实证明，只有真正的社区命运共同体和社区治理共同体，才能在常态环境下创造生动活泼的环境氛围，也才能在应急状态下快速拧成一股绳，共度艰难时刻。因此，新时代必须提高基层政权组织连接、沟通、凝聚基层党员、群众和社会组织的能力，放手发动群众参与基层社会治理。连接既是一种静态的通道、渠道，也是动态的联络、沟通、互动。只有建立这种静态与动态的连接，才能塑造与提升基层组织的影响力、组织力和动员力,改变社区居民"原子态"关系状态,形成执政党主导下多元主体协同共治的良好秩序和局面。比如,完善群众参与基层社会治理的制度化渠道,创造多种参与方式和形式。又比如,深度挖掘社区社会组织的内生资源,通过各种形式将社区居民组织起来,发动起来,共同投身于社区环境改善、生活服务和事务协商,不断累积基于信任、理解、关爱和协作的社会关系和社会资本。这些深厚的社会关系与社会资本正是紧急状态下形成有效社会协作的基石和条件。

第四,坚持体系建设与场景应用相结合,提高科技手段对社会治理服务的支撑能力。移动互联网、云计算、大数据、人工智能、区块链等新一代信息技术的集群式发展,正在对公共治理和服务产生革命性的影响和变革。这次疫情防控中,网络预约口罩、健康码等基层创新实践正是科技力量助力社会治理的成功案例。但也要看到,许多平时叫得响的智能系统、数据系统还没有完全、及时地运用到病患识别、隐患排查、人员跟踪和公共服务之中。除了时间紧迫之外,还有一个值得注意的问题是,常态下的科技运用和智能系统开发过于简单强调所谓功能强大和覆盖全面,而未能聚焦于实际应用场景和动态变化,造成系统看起来高大上,却相对静态和迟滞,难以在短时间内因应新情况、新环境。今后在体系建设的同时,应该更注重根据实际需要和可能风险来"定制"与"设计"信息系统,提高信息系统的针对性、包容性和弹性化,增强其解决实际问题的能力。

第四节　凸显社区疫情防控的中医药地位

2020年2月13日,国务院总理李克强主持召开应对新冠肺炎疫情工作领导小组会议提出,强化中西医结合,促进中医药深度介入诊疗全过程,及时推广有效方药和中成药。加快药物临床试验,有效的要抓紧向救治一线投放,提高治愈率、降低病死率。

近段时间以来,我国各地努力应用中医药防治新冠肺炎疫情。中医药不仅在我国受到更多医生、患者和民众的认可与支持,同时在国际社会也得到更多关注和肯定。

一、在疫情防治中,中医药正发挥重要作用

据不完全统计,在中国历史上曾经暴发过1 400多次瘟疫,大规模的有321次。几千年来,在中国历次疫病的防治过程中,中医药已经形成了一整套系统且独特的理论和实践体系。新冠肺炎疫情发生以来,党中央、国务院多次强调坚持中西医结合治疗。多地推动中医药及时介入诊疗全过程,打出中西医结合救治"组合拳",有效降低了轻症变成重症、重症变成危重症的发生率,进一步提高了疾病救治率。

这次新冠肺炎疫情防控中,我们再次见证了中医药的作用,如减轻症状、控制病情进展、减少激素用量、减轻并发症等。面对今天的重大疫情和将来还会不断发生的疫情,我们应该弘扬先人的智慧,重视和正视中医药对防治此类新发传染病的价值和作用。

中医药学是劳动人民在长期生产、生活实践中逐步积累和创造的，是实践的产物。中医药学无论在人体结构、生理、病理、诊法、辨证、治则、治法等基础理论方面，还是中药在临床的运用等各个领域都有丰富的经验和知识积累，逐渐形成医学理论体系。张仲景的《伤寒论》、吴鞠通的《温病条辨》等都是针对瘟疫和疑难杂病的专门著作。

越来越多的成功治疗案例证明，在新冠肺炎疫情防控阻击战中，中医药疗效显著，发挥了不可替代的重要作用。举例而言，全国 31 个省（区、市）的省级专家组中都有中医专家参与，26 个省（区、市）单独设立了省级中医药专家组。截至 2020 年 2 月 17 日，全国中医药参与救治的新冠肺炎确诊病例共计 60 107 例，占比为 85.20%。北京市 20 家定点医院中医药参与救治率为 90%，服用中药患者中出院和症状改善的总有效率为 81%；广东中医药参与率 93.54%，有效率达 89%；四川中医药参与率为 90%，有效率约 70%；江西中医药参与率 95%，有效率达 82%；浙江中医药参与率 95.83%，有效率约 82%。

中医药抗击疫情效果在全国是有目共睹的，这也将使国际社会对我国中医药发展拥有全新的认知。面对新型疫病，中医传统的治疗总则"观其脉证，知犯何逆，随证治之"依然具有良好的效果，对未知疾病的处理仍具相对的优势，其辨证方法具有很强的指导价值。

国家卫生健康委员会、国家中医药管理局共同组织专家论证，先后发布了多版《新型冠状病毒肺炎诊疗方案》。从试行第三版开始，增加了中医治疗；从试行第四版开始，分别就医学观察期推荐了中成药治疗，临床治疗期给出了初期、中期、重症期和恢复期辨证论治的推荐处方，明确了基本病因病机、分期分阶段及具体的中医治疗方案。此后还多次修订完善，这为新冠肺炎的防治提供了借鉴和参考，满足了不同病情患者的不同治疗需求。

2020 年 2 月 22 日，国家卫生健康委员会、国家中医药管理局发布了《新型冠状病毒肺炎恢复期中医康复指导建议（试行）》，针对解除隔离和符合出院标准的恢复期人群给出了治疗和康复指导。其中包括了汤剂、针灸、中成药、中药注射剂、传统养生功法、心理疏导、食疗养护禁忌等众多中医治疗方法，可以协同发挥作用。

随着国家新冠肺炎诊疗方案不断更新，中医药的参与力度不断加大，越来越多的新冠肺炎患者经中医或中西医结合治疗治愈出院，给我们带来很大的自信，这表明中医药在疾病防治方面取得了良好的效果，而且在重大疫情防治和突发医疗状况中优势凸显。

目前，我国中医药公共卫生服务体系正在逐渐完善，同时，中医药科学研究引起了国际社会的高度关注与认可。中医药现代化产业发展迅速，逐渐成为国民经济与社会发展中具有特色和广阔发展前景的产业。中医药文化的传播已经达到了 180 多个国家和地区，为中医药发展打下了坚实基础。

随着人民健康理念的变化、疾病谱的变化，中医"治未病"的思想深入人心，从疾病为中心向健康为中心转变，中医药的优势得以进一步挖掘，中医药治疗的认同感不断增强，服务方式和内容不断拓展丰富。尤其是在可持续发展与"一带一路"倡议的背景下，也为中医药的发展和传播创造了有利条件。

中西医两套医学的结合，正是我们国家医疗的优势所在，二者相辅相成，优势互补。新冠肺炎是一种来势凶猛的传染性疾病，患者自身免疫的修复能力是康复的主要条件，这固然离不开西医在生命体征支持、抗感染抗炎等方面对症处理；同时也需要中医的辨证论治，针药结合，以发挥最大的疗效。

中医在新冠肺炎早中期具有良好疗效，危重症的救治中同样有发挥的舞台。中西医协同，一切为了患者康复，一切为了战"疫"的最终胜利。

《素问·刺法论》里用十六个字解释了人生病的原因："正气存内，邪不可干；邪之所凑，其气必虚。""正气"是指人体的功能活动和抗病能力，是不得病的根本所在。"邪"就是邪气，指的是致病原因、条件等。人之所以会得病，就是因为身体的正气不足，抗病能力低下，邪气乘虚而入发病。因此，针对患者不同的病因病机，采取不同的针药并用方案，同时辅以八段锦、耳穴压豆、穴位敷贴等传统疗法和外治法。一套中医"组合拳"下来，有助患者补益正气，人强壮了，就可以靠自己的力量祛邪，最终战胜疾病。

目前，中医药参与疫情防控取得阶段性进展，参与救治的广度和深度不断提高，中西医密切协作、联合攻关，发现了一批有效方药和中成药，在治疗新冠肺炎中取得了较好疗效。2020年1月24日晚，中国中医科学院中药研究所第一时间设置抗冠状病毒中药筛选的应急专项，启动所内P2实验室，开始进行抗疫药物筛选工作；已成功构建多个适宜于中药筛选及评价的冠状病毒感染体内外模型；完成8个诊疗方案中所涉及中药复方及中成药药效筛选与评价；成功筛选13个具潜在疗效的中成药，明确10个中药方剂具有潜在治疗价值，其中，部分方剂已在北京地坛医院、佑安医院进行临床观察。

在新冠肺炎诊疗方案中，多种中成药作为推荐用药列入了国家及各省市的诊疗方案。如何在毫不放松、扎实做好疫情防控的同时，积极主动、科学有序地推进复工复产工作是许多药企重中之重的任务。疫情防控关乎生命，复工复产关系生计。面对新冠肺炎疫情防控的严峻形势，许多药企在全力做好防控工作的前提下，复工复产，开足马力生产临床急需药品与消杀物资，把疫情带来的影响降到最低，为疫情防控贡献力量。

二、中医药事业发展面临诸多挑战与瓶颈

中医药作为中华文明的杰出代表，对世界文明进步产生了积极影响。中医药学理论体系完整，在世界最早形成的三大传统医学体系中（中医药学、印度阿育吠陀医学、阿拉伯医学）一枝独秀。2018年，世界卫生组织首次将以中医药为主的传统医药列入国际疾病分类系统，从此，中医学病症成为国际"通用语言"，被世界主流卫生保健体系认可。

同时我们也要清楚地认识到，我国中医药事业的发展还存在很多方面的问题。比如中医药在纯西医医院全面介入还需进一步推动，东西方文化差异增加了中医药文化传播的难度；中药材品种混乱及道地药材的真伪鉴定方法欠缺，严重影响了中药材的疗效与安全；中药材种植业的快速发展，导致品种产区扩张转移的盲目、种质资源保护利用的失序；使用植物生长剂、化肥农药的混乱以及生产管理不规范等问题，对中药材品质的稳定和提

升带来严峻挑战。

此外，中医药企业自主创新能力不足，对技术开发投入欠缺，主要依靠高校和科研机构作为科研主体；对中医药基础研究投入也需进一步大力扶持，加大基础研究投入是对中医药临床疗效发挥的有力支撑。知识产权法律体系不完善，影响对中医药知识产权的有力保护。中医药标准的缺乏，阻碍了中医药的国际化发展步伐。

近年来，一些医学专家提出医学的目的不是治疗疾病，而是防止疾病的发生，而中医的"治未病"理论恰好符合该观点。中医药在预防医学、保健医学方面具有突出优势，针灸、推拿、药膳等越来越受到国内外人们的欢迎。在未来的大健康产业当中，中医药产业的市场份额和地位将显著提升。

在医学领域发生重大转变的新的历史条件下，中医药事业的发展既面临机遇，也面临挑战。一方面是中医药的传承问题。需要加大中医药人才梯队的培养，加大"国医大师"经验的挖掘继承。需要政策扶持，资金支持，需要教育引导和文化传播，中医药的精髓才能一代一代传承下去。另一方面是中医药的发扬问题。临床实践是由医学理论指导的，中医现代化必须首先使中医理论现代化，主要包括中医证候学、单味中药、复方中药的药效及药物动力学、针灸疗法的分子机制、中医疗效评价体系等。

三、发挥中医药在防治疫情过程中的积极作用，进一步推动中医药事业高质量发展

历史上，我国发生过数千余次瘟疫，古人成功应用了中医药，积累了丰富的防治疫病经验，《伤寒论》《温病条辨》《温疫论》等著作成为中医药体系的重要组成部分传世至今。我们要传承精华、守正创新、强化基础研究，正确指导经典方剂的创新、科技进步和产业化发展。

在新冠肺炎疫情防控中，各省市特别批准的 20 多种中药方药用于新冠肺炎治疗，这是在非常时期优先审批、因地制宜、百花齐放，也是药品管理的创新。未来，应推进中医药监管科学的发展和循证医学为核心的中药临床研究和评价的发展。我们需要以传承精华、守正创新的理念，共同加速宝贵的经典名方的研发、审评规范和产业化进程。

推动中医药事业高质量发展，首当其冲应解决好中医传承发展的问题。第一，坚定文化自信，以传承为根基，强化中医思维。深入挖掘中医药疫病防控相关理论，包括五运六气等在疫病预警的知识和经验，以及温病的理论和实践应用，并积极挖掘民间或传统的有效防控疗法，提供安全有效、方便可及的疫情防控技术和方法，并为相关的决策判断提供参考依据，不断提高防控综合水平。第二，遵循中医药发展规律，以创新为动力。在探索中医药优势的过程中，要充分利用现代技术手段和传统中医药的有机结合，推动中医药在疫情防控方面的创新。深化改革创新，大力推进院校教育改革，把现代高等教育和中医师承教育的优势相结合，把优秀的学术、临床经验等挖掘出来，为进一步传承研究提供基础。第三，大力弘扬"治未病"的理念，防患于未然。在如今安定、祥和的社会环境下，更要强化

防患于未然的健康意识。进一步构建和完善以中医药为主体的重大疾病（传染病）防控体系，加大中医药人才培养教学制度改革力度，更加注重中医药人才"治未病"能力的培养，增强其在重大传染病的防范意识和工作能力。

"传承精华，守正创新"是习近平总书记对中医药工作作出的重要指示。传承是为了保根，没有传承就不能正本清源；创新是为了提升，没有创新就不能与时俱进。中医在几千年的发展中积累了大量临床经验，我国历史上有文字记载的经典名方浩如烟海，疗效确切、安全可靠，但大多数还在古籍中沉睡。屠呦呦发现青蒿素受到古籍的启迪，这也为中医药的创新发展带来了启发。我们既要善于从经典古籍中寻找创新灵感、取其精华，也要善于运用先进科学技术提高创新能力，两者相结合方能带来原创性成果。一方面，大数据、人工智能等先进技术为中医药研究突破提供了有力支撑，多学科、跨行业合作为加快中医药现代化发展带来广阔空间。通过协同作战，推行工、农、商、学、研一体化，将中药农业、中药商业、中药科研及中药外贸形成产业链；另一方面，伴随全球疾病谱改变及老龄化现象加剧，中医药健康产业迎来巨大市场需求和发展机遇。2020 年中医药健康产业市场规模有望突破 3 万亿元。中医药行业应着力打造"我主人随"的国际领先产业体系，抢抓健康领域新一轮科技革命契机，做好产业全链条顶层设计，实施一体化统筹发展。

中医药企业要把促进中医药的现代化、产业化、国际化、多元化发展作为企业责任与奋斗目标。为推进我国中医药事业的健康发展，要加快中药国际化进程，进一步提升中药现代化水平。通过制定"高质量制药"发展路线，不断提升各类中药制剂产品质量标准。要从产品标准制定、药材源头控制、生产过程控制、产品放行控制、市场流通产品质量监测等多个环节入手，实现对产品从中药材到市场流通的过程质量控制，达到全面质量管理水平，推进中药质量标准成为国际质量标准体系的重要组成部分。

社区是最基础的单元，也是最重要的单元。在疫情防控的前期，中医药第一时间介入社区，对实现关口前移、提高临床疗效和治愈率起到了重要的作用。集中救治后，越来越多治愈患者重回社区，中医药对促进恢复期患者康复将发挥更多积极作用。

此次，中医药抓住社区防控的"两头"——前期干预和后期康复，有效助力打赢这场武汉保卫战。

（一）前期干预：中医药第一时间介入社区疫情防控

从防控工作来说，必须从社区开始切断源头。新冠肺炎患者初期容易出现发热、咳嗽、腹泻等症状，而中医擅长调理脾胃，退热降咳，使用中药可以缓解大部分患者初期症状，效果很明显。

依托社区医疗信息网络平台，专家医疗队前往武昌区，向社区隔离点密切接触人群发放藿香正气滴丸、连花清瘟颗粒等中成药，为武昌区社区隔离点的疑似患者和轻症患者发放中药汤剂，在疫情防控中起到了积极的防治作用。

为了方便对武昌区社区隔离点的疑似患者和轻症患者的用药指导，利用手机 APP 模式,医生志愿者在后台随时对患者的用药反馈和咨询给予指导,及时开展中医药疗效的评估工作,同时也对恐惧、焦虑的患者进行安抚。

中成药、中药汤剂的使用已经在武汉市社区隔离点全面推开,中医药抓住社区防控的"前头",前期干预对实现关口前移、提高临床疗效和治愈率起到了重要的作用,也为打赢疫情防控阻击战提供了有力的支持。

(二)集中救治:开出通治方,加强巡诊尽量做到辨证

"一人一汤药,一人一辨证"是中医最理想的用药模式。但面对社区隔离点的大量患者,单靠中医医生一个一个把脉开方是不现实的,"通治方"加减的方式在新冠肺炎普治及预防中发挥了重要作用。

通过对武汉市患者的临床观察,结合当地的气候,讨论拟定出针对社区隔离点人群的通治方,即"寒湿疫方",方中包含了生麻黄、生石膏、杏仁、羌活等20味中药。根据主症的不同,还拟定了4个加减方,可在通治方基础上变化使用,根据患者实际情况辨证施治,也方便社区医生经过培训,熟练掌握和操作。

2月19日,湖北省卫生健康委印发《关于开展武汉市集中隔离点中医药巡诊工作的通知》,要求巡查集中隔离点中医人员配备及中医药治疗开展情况、中药配送发放和服用情况等。湖北省中医院专家组成员,开展了对东湖高新区、青山区、武昌区、洪山区等地的隔离点进行巡诊和督查,根据患者的舌象、现有症状等情况进行指导用药,并配合开展一些中医适宜技术,尽量在通治方的基础上做到中医的辨证论治。半个多月时间,通过深入隔离点进行中医药辨证指导用药,对于轻症和普通型患者,中医干预的病情好转率可达84%,中医药进入社区隔离点的效果凸显。

随着更多方舱医院的建设,社区隔离点的确诊患者进入方舱医院,接受更系统的中西医结合治疗,更有利于病情的恢复。

(三)后期康复:中医药为更多恢复期患者保驾护航

随着武汉市地毯式大排查的开展,"不落一户、不落一人""应收尽收"等政策的实施落地,越来越多患者得到了有效救治。与此同时,新冠肺炎患者治愈出院的好消息也频繁从各定点医疗机构、方舱医院传出,那么,新冠肺炎康复患者如何度过恢复期?中医药又能在其中发挥什么作用?

部分新冠肺炎患者出院后,仍存在轻微的咳嗽、出汗、身体乏力、活动后气促等症状,身体抵抗力较低,甚至还有极个别病例再次出现发热的情况,恢复期的中医药治疗可帮助患者扶助正气,加快肺部损伤后的修复。

2月19日,湖北省卫生健康委印发《关于进一步做好新型冠状病毒肺炎中西医结合防治工作的通知》,通知指出,对于恢复期患者,应及时应用新版诊疗方案中推荐的中药汤剂和中西医结合康复技术等,促进患者早日痊愈。

益气养阴、健脾和胃、化痰通络的中药汤剂和中成药，配合针刺、穴位按摩、刮痧等中医适宜技术，对患者出院后的康复有很好的疗效。团队专家后期通过视频、培训手册等形式，对患者进行恢复期的中医药知识普及宣传。此外，推荐患者们通过八段锦、太极拳等传统健身功法帮助身体的恢复。可以肯定的是，中医药开辟了强有力的恢复期主战场，为更多患者的康复保驾护航。

面对一种新的病毒，中医药治疗新冠肺炎上有着自己的独特优势，中医治疗往往不是着眼于病，而是调动机体自身的抗病能力和提高自身的免疫力。不管什么病毒，只要是活物，就必须依赖环境生存，患者的身体就是它的生存环境，患者表现出来的症状就是病毒与身体抗衡的展示，这个就是中医讲的邪正斗争。疫情发生以来，中医药第一时间抓住疫情发展的"前头"，介入社区控制传染源，力求未病先防；随着越来越多的患者病愈出院回归社区，中医药再抓住为恢复期患者保驾护航的"后头"，确保愈后防复。结合本次在疫情防治中发挥的巨大作用，我们看到了中医药在医疗核心战场持续发力的宽广前景。

第五节　互联网和各种社会资源作用的发挥

2020年开年之际，新冠肺炎疫情汹涌而至。疫情突发性高、传染性强、扩散性广、风险性大，防控工作任务艰巨、时间紧迫、形势严峻。新冠肺炎是中华人民共和国成立以来在中国发生的传播速度最快、感染范围最广、防控难度最大的重大突发公共卫生事件。疫情在考验国家公共卫生体系、应急管理体系的同时，也考验十多年来我国卫生健康委员会系统对国家网络直报系统的管理水平和医疗信息化整体建设水平。

一、提高对互联网手段加强基层社区诊疗体系建设的认识和站位

党的"十九大"报告中提出构建全民共建共治共享的社会治理格局的思路和要求，强调指出社会治理的制度建设，要完善党委领导、政府负责、社会协同、公众参与、法治保障的体制，社会化、法制化、智能化、专业化水平。在COVID-19抗疫过程中，基层医疗体系建设与改革也是其中重要环节，正如习近平总书记一再强调指出的："治国安邦重在基层，基层是一切工作的落脚点，社会治理的重心必须落到城乡、社区。党的工作最坚实的力量支撑在基层，最突出的矛盾和问题也在基层，必须把抓基层、打基础作为长远之计和固本之举。"大数据、云计算、人工智能等先进的科技、信息技术，已经成为推进国家治理体系和治理能力现代化的必然选择和重要抓手，信息技术的发展创造出一个新的领域，即包括大数据、互联网等在内的新的公共空间，各级政府的权力将受到这个空间的限制，政府和社会将在这个空间互动、博弈。如何充分利用信息技术手段，最大限度拓展和发挥基层医疗卫生组织的能效，是摆在我们眼前的现实课题。

习近平总书记在完善重大疫情防控体制机制健全国家公共卫生应急管理体系的讲话

中提到确保人民群众生命安全和身体健康，是我们党治国理政的一项重大任务。既要立足当前，科学精准打赢疫情防控阻击战，更要放眼长远，总结经验、吸取教训，针对这次疫情暴露出来的短板和不足，抓紧补短板、堵漏洞、强弱项，该坚持的坚持，该完善的完善，该建立的建立，该落实的落实，完善重大疫情防控体制机制，健全国家公共卫生应急管理体系。

要利用信息技术手段，加强医疗卫生领域与其他社会治理职能领域的高效互动，建立一个适合多元主体参与的互联网基层医疗卫生管理框架和运行机制，充分容纳各多元主体的利益诉求，在沟通交流、相互妥协、协商一致的基础上达成共治共识，确保在行动上，实现"全域覆盖、全网共享、上下联动、内外兼修"的应用效果。

二、立足基层社区医疗实际，开展"互联网＋远程分级诊疗"实践探索

武昌区卫生健康局联合中国中医科学院中医药数据中心、临床评价中心专家根据"寒湿疫方"发放的情况，采取国际上通行的"患者结局登记注册的方法"来收集和管理服用通治方的患者相关信息，同时联合"渔歌医疗"等技术团队在原有"分级诊疗"平台的基础上，适时开发出抗疫的 APP 软件及对应的二维码，实现了"云诊疗"，成为实践"四早"原则的新冠肺炎社区疫情防控新模式。由于此模式最早从武昌区开始，所以将其简称为"武昌模式"。

采用 H5 技术开发完成患者日记卡收集系统、云数据库系统；同时开发实现了配套 APP，实现药物发放管理、志愿者随访管理、问题反馈管理、微医疗-处方、患者病案管理、咨询管理等功能，同时在云端实现了方舱医院、艾灸研究等信息管理；为了便于态势研判，开发了注册人群基本情况、病情变化、药物使用等的实时动态管理与展示平台、疫情报告、论文展示等系统以及直播培训教育系统。

具体做法是：首先社区隔离人群扫描药袋上的二维码，将其基本信息与病情日记（患者自我报告的结局 PRO），直接上传到建立的云端数据库；医师志愿者通过 APP 上所获取的患者信息，通过电话回访方式，一对一与每位患者联系，了解病情变化与服药后的改善情况，指导舒缓患者情绪，并及时与前方医护人员沟通，解决患者提出的问题，并核查和辅助患者完成日志卡内容。志愿者每天将需要前线解决的问题，通过微信群反馈给前线的汇总人员，再分发给不同社区的医护人员和药品发放人员，使相关问题得到及时的回复。这样就形成一个以隔离区患者为核心，围绕着前线专家诊疗团队、一线社区医生与服务人员、与外围的医生志愿者以及各级管理人员、企业药品提供团队、技术支撑团队形成一个闭环的抗疫战斗体系，共同来帮助患者战胜新冠病毒，维护生命健康。

截至 2020 年 3 月 25 日，扫描二维码进入注册登记管理的隔离人员共 12 051 人，填写患者病情日志 90 456 份，其中患者自行完成的 76 805 份，在志愿者的协助下完成的 13 651 份，见图 3 - 3 - 1。

此种方法已经应用到武昌区与孝感、鄂州、黄冈以及湖南、河南郑州、新乡、乌海以及西安等区域应用，并且不只用于"中医通治方"的发放与管理，也应用于艾灸、穴位贴敷等方法防治新冠肺炎，以及复工人员健康状况的管理。

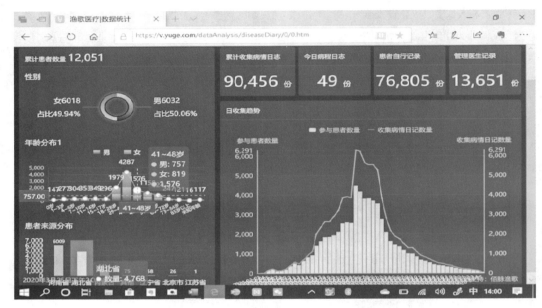

图 3-3-1 渔歌医疗数据统计——累计患者数量

（截至 2020 年 3 月 25 日）

扫描二维码登记注册的人员中服用"寒湿疫方"的 4 579 人，完成病情日志 27 884 份。其中由于服药后感觉不适停服药的只占记录的 7.85%，见图 3-3-2。

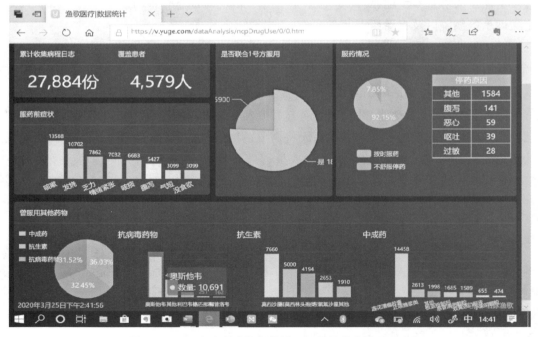

图 3-3-2 渔歌医疗数据统计——累计收集病情日志

（截至 2020 年 3 月 25 日）

从动态记录的数据可以看到,患者病情的变化与服药后的效果非常明确的,见图
3-3-3、图3-3-4。

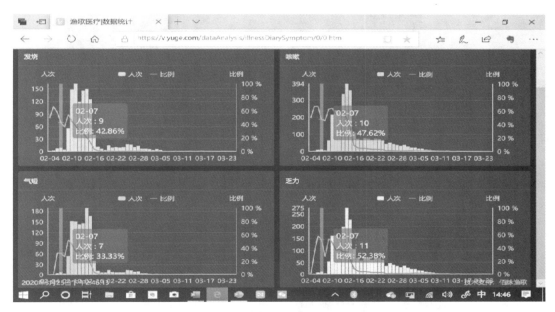

图3-3-3　渔歌医疗数据统计——患者病情变化

（截至2020年3月25日）

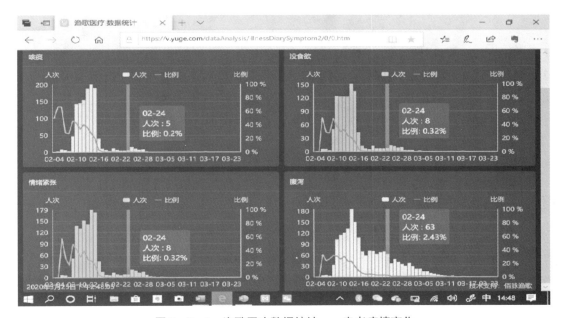

图3-3-4　渔歌医疗数据统计——患者病情变化

（截至2020年3月25日）

已经应用到艾灸等疗法,目前在湖南、湖北和陕西等登记使用艾灸的 1 003 人,形成的病情日志 7 506 份,见图 3 - 3 - 5。

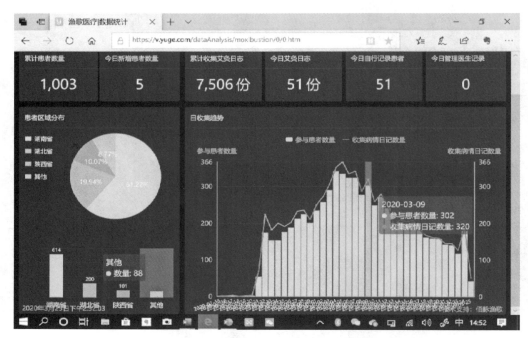

图 3 - 3 - 5　渔歌医疗数据统计——使用艾灸的累计患者数量
(截至 2020 年 3 月 25 日)

截至 2020 年 3 月 25 日,参与随访的医生志愿者达 690 人,分别来自全国 19 个省市。其中有中国中医科学院数据中心、临床基础医学所、广安门医院、西苑医院;山东中医药大学、天津中医药大学、上海中医药大学、辽宁中医药大学、甘肃中医药大学以及世界针灸学会联合会等单位,累计协助患者 4 571 人,与患者电话沟通 3 万多次,见图 3 - 3 - 6。

三、人工智能技术助力新冠患者康复治疗

随着大量新冠肺炎患者的治愈,以及方舱医院患者入舱、出舱数量不断增多,患者智能化管理成为焦点和难点。在这场疫情阻击战中,在中国工程院院士、国家远程医疗支援队领队、清华长庚医院董家鸿院长和武昌区卫生健康局的指导和协助下,科大讯飞利用在人工智能等新一代信息技术上的积累,为国家远程医疗支援队研发了"新冠肺炎康复智能护航系统",让疫情防控的组织和执行更加高效,成为战"疫"的强有力武器。

(一) 采用 SAAS 部署模式,实现隔离点独立维护运营管理

采用 SAAS 多租户模式云端部署的方式,多家隔离点独立维护运营,同时数据可进行

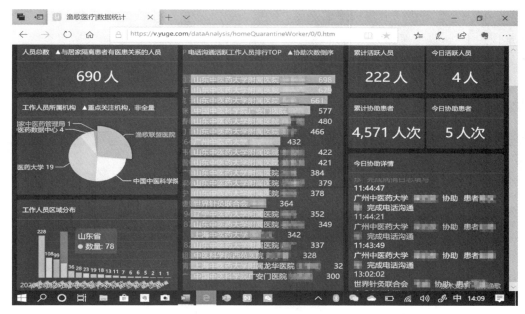

图 3 - 3 - 6　渔歌医疗数据统计——医生志愿者人数

（截至 2020 年 3 月 25 日）

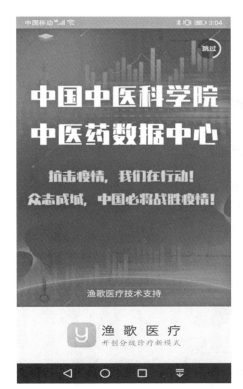
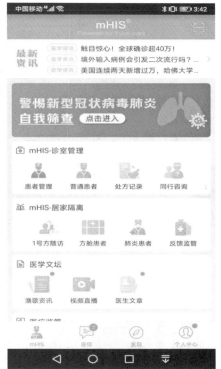

图 3 - 3 - 7　渔歌医疗软件

汇总分析。已经考虑了武汉市全部隔离点的接入应用场景，各个医院可以快速接入系统，实现快速上线，提供医护人员管理、病区病房管理、患者信息管理、患者数据状态等。此外，可以根据权限提供基于隔离点、医院、区域的图形化统计，帮助直观了解方舱医院运营动态情况，实时动态调配医护资源。后面再加入其他隔离点时，可以通过如下方式创建新的隔离点即可，见图3-3-8、图3-3-9。

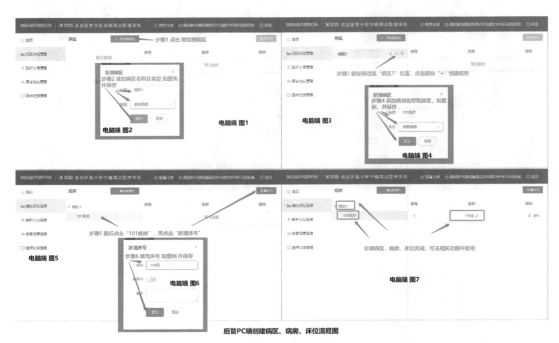

图3-3-8　新冠肺炎康复智能护航系统1

（二）康复智能护航 APP 实现医护人员智能管理

医护人员可安装"集中医学新冠肺炎康复智能护航系统"手机 APP，借助移动端可以快速实现患者入院登记，实时查看和管理名下的患者状态。当医护人员进行查房时，可以在手机上实时通过手工输入（后期还可以支持语音录入）的方式记录巡查信息，见图3-3-10。

（三）实现患者自服务功能

患者可以在移动端 APP 上自助填报每日体征数据，同时在人工智能的帮助下，系统会自动对体征信息进行检查，发现异常体征，及时提醒医护人员和患者，达到早发现早诊断早应对的目的。通过这些手段，帮助患者实现自我健康管理，大大地减少了医护人员的工作量。基于 SAAS 的快速部署能力，武昌区卫生健康局的新冠肺炎康复智能护航系统自 2020 年 3 月 4 日上线后，在短时间内实现管理 14 个街道，97 家隔离点，累计收住人数

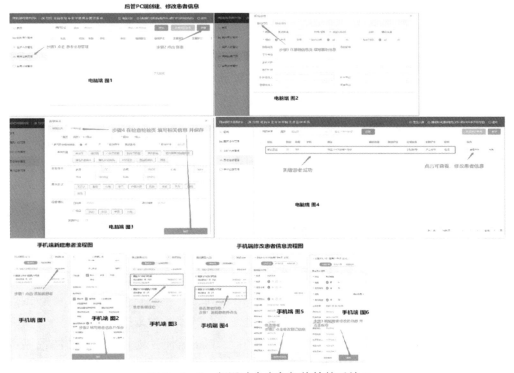

图 3－3－9　新冠肺炎康复智能护航系统 2

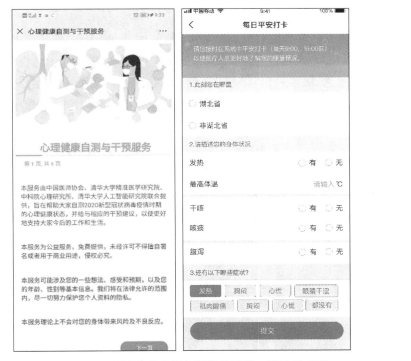

图 3－3－10　新冠肺炎康复智能护航系统—移动端 APP

13 995 人，累计解除隔离人数 11 890 人。

四、下一步工作展望

疫情暴发后，充分利用信息化手段开展互联网线上咨询、区域影像会诊、远程会诊、疫情登记管理、健康码通行等，为有效控制疫情提供了重要技术支撑。但由于应对仓促，信息化系统在疫情防控中的整体预警能力、研判能力、分析能力未能充分展现，难以发挥快速反应、跨时间、跨空间的特性，主要实现的是业务应用功能，未能在早期给各级决策者提供充分的决策信息和有效技术支撑。下一步拟从以下几个方面进行针对性地补齐。

（1）进一步利用大数据和知识图谱等信息化技术，构建从社区网格员收集的个体数据，到卫生、交通、通信、公安等部门的时空大数据库，形成一套自动化、智能化的重大疫情防控溯源监测平台，实现精准闭环疫情防控，包括疫情预警、重点人群定位、患者闭环管控。

（2）夯实信息网络基础架构体系，建立公众健康综合监测系统，追踪重点人群生活、学习、工作、就医等活动轨迹，帮助疫情防控部门找到工作重点区域、重点人群和重点场景，为各级疫情防控指挥部提供数据支撑、辅助决策支持和联动指挥的依据。

（3）要求强化数据采集分析应用，充分利用大数据技术建设一体化疫情防控溯源监测平台，对疫情发展进行实时跟踪、重点筛查、有效预测，为科学防治、精准施策提供数据支撑。帮助政府和社会及时掌握疫情发展动态，对社会给予舆情辅导，避免出现信息不对称导致的不必要的经济、社会和政治动荡。

（4）为做好新冠肺炎确诊和疑似病历汇聚、分析、应用工作，服务于疫情防控、临床救治和科研攻关，强化数据共享，充分利用大数据手段，强化数据统一采集、规范管理，避免多头填表和数据报送，城乡社区、基层医疗卫生机构要注重运用信息技术，通过家庭医生签约 APP、有线电视网络、微信等手段与管理对象互动信息，及时推送疫情防控、健康教育信息。

（5）将公共卫生治理体系与社会基层治理体系深度融合，确定公共卫生机构、医疗机构、政府机构和社会团体在监测预警、应急管理过程中的明确分工和协同抗疫机制。从流程优化的角度对重大公共卫生事件下感染者的闭环管控机制和流程进行探讨，覆盖感染者全过程医疗救治，包括诊断、治疗、出院后康复、随访、医学隔离观察和居家隔离观察等。

（6）构建基层多层级网格化疫情防控体系，推动多机构跨条线高效协同、无缝衔接，守护好基层抗疫的防线，协助开展网格化管理和地毯式排查，对辖区内四类重点人群进行分级分类管理，实现重点群体监控全覆盖，筑牢基层第一道防线。

（7）搭建疫情防控信息平台，实现医疗卫生机构主要包括二三级医院、社区卫生服务中心、公共卫生机构的接入，实现确诊患者、疑似患者、重点人群临床数据和门诊发热、人员摸排、社区隔离管理数据的采集；政府相关机构主要包括街道办、政务服务中心的接入，实现人员摸排、居家隔离管理等数据的采集；疫情数据中心实现区域内疫情数据、排查数据、病历数据、舆情数据的标化、存储及应用，主要包括采集库、基础库、核心库、模型库、疾病库、主题库等不同类型数据库的建设，为全面的疫情阻击监管决策提供保障支撑。

（8）构建疫情防控大数据中心，围绕疫情防控的重点工作，建立疫情防控决策应用体系，为疫情防控决策提供精准、及时、全面的数据支持和科学依据。实现疫情舆情平台，汇聚医院、基层、疾控等机构，感知社交媒体、移动互联网、新闻门户等互联网舆情动态，建立全环节全流程全人群疫情数据汇集通道。

（9）面向不同机构的疫情数据采集平台提供系统对接、服务接口、数据填报、文件导入、舆情抓取等多种采集方式，满足不同数据类型及疫情防控管理的数据采集要求，有效推动政府疫情治理以及公共服务及时化、数据化、可视化的实现，将为疫情管控提供多维度的风险预警。

第四章
"武昌模式"的推广应用实践

第一节 从"武昌模式"到舒兰患者
"一人一方"的灵活应用

中医药在新冠肺炎疫情防控中发挥的重要作用得到国家乃至世界认可,成为此次疫情防控的一大亮点。吉林省一直高度重视发挥中医药在抗击疫情中的独特优势,在前期防疫工作和支援湖北中医医疗队的经验基础上,坚持中西医并重,科学防治,精准施治,取得显著成效。吉林市疫情发生后,按照省委省政府部署,长春中医药大学第一时间响应,迅速组建医疗队,全面参与吉林市、舒兰市疫情救治工作。

一、"武昌模式"在吉林舒兰的应用背景

2020 年 5 月 7 日,吉林市报告首例本土确诊病例后,按照省委省政府部署,长春中医药大学冷向阳副校长作为省疫情防控工作指导组专家组组长,陪同安立佳副省长和高材林副秘书长第一时间赶赴舒兰,积极参与舒兰市疫情防控工作。在此次疫情防治过程中,长春中医药大学整合了赴武汉雷神山医疗队和武汉同济医院中法新城院区援助医务人员,同时抽调骨干精锐力量,结合地域特点和实际情况,充分发挥中医药"未病先防、已病防变、病后防复"的防治优势,按照仝小林院士提出的"中医的防控工作必须做到关口前移、重心下沉、早期介入、全程干预,将新冠病毒阻断在萌芽之中"这一观点,将"武昌模式"深度应用到吉林舒兰的疫情防控当中。医疗队采取专家现场诊疗和网上问诊相结合、现场送药和定期发药相结合、首诊登记和跟踪随访相结合的方式,深度开展中医药在预防、救治、康复的全链条、全覆盖救治工作。

二、"武昌模式"为吉林舒兰守牢防控关口

面对吉林市疫情的新情况、新问题,长春中医药大学医疗队审时度势,科学研判疫情变化新形势、新动态,主动服从国家指导组和吉林省防控领导小组统一指挥和调度,按照"外防输入、内防反弹"总体原则,迅速制定实施了"早期干预、分类防控、中医药全程覆盖"的防控模式。

（一）"武昌模式"加持社区战疫

医疗队以落实"四早"要求为前提，以提高抗病能力为基础，以主动防御为策略，以"武昌模式"为模板对舒兰市4月1日以来的隔离人群进行摸排，分类防控。针对密接、次密接、发热门诊、留观病房等六类重点人群，灵活变通"通治方"采取"一人一方"的辨证精准救治，实现中医药全覆盖治疗、全过程参与，累计为近9万人次进行了针对性干预，中医药覆盖率100%。从治疗效果和群众反映情况看，中医药在舒兰市此次聚集性疫情防控中发挥了重要作用，得到吉林市、舒兰市政府的高度肯定和舒兰市民的广泛认可。

（二）线上沟通，助力疫情防控

在发挥中医药治未病的优势方面，医疗队将防治重心下沉，关口前移，全面构建了社区疾病防控体系。以科技为支撑，利用国家科研平台，开展重大疫情科研攻关项目，利用APP管理平台，对六类重点人群采取"一人一随访"的全程预防干预用药，时时监控，动态反馈，做到精准施策，将疫情消灭在萌芽之中，筑起疫病防控的分类分级梯度防线，为政府加强社区管理提供有效依据。

（三）个体化康复，促进患者及早痊愈

在发挥中医药康复治疗的核心作用方面，医疗队与舒兰市第二人民医院进行深入对接，面对复阳率高的情况，确定新冠肺炎恢复期患者的康复治疗方案。针对恢复期患者的不同症状体征，采取"一人一案"的个性化康复治疗，应用中医药辨证治疗、中药塌渍、中药熏洗、艾灸、八段锦等方式，进行系统、规范、科学的中医药康复治疗，促进患者早日康复回归社会。

（四）传承国医精粹，助力基层发展

指导当地医院开展中医药治疗，提升基层中医药服务能力、提高基层医生急危重症救治水平、加强对基层医务人员的传帮带作用，协助舒兰市中医院建设远程会诊中心，与长春中医药大学附属医院实现远程医疗，健全舒兰市第二人民医院感控管理制度、规范流程、强化标准、改造布局，全面提升感控意识和能力，使基层医院感染防控能力快速达到三甲医院水平，从而更加有力地守护患者健康和保障医护安全。

三、"武昌模式"构建中医药防控传染病的现代化之路

在吉林舒兰的抗疫工作过程中，中医药在重大传染病的深度介入、全程救治中发挥了重要作用，主要体现在：一是早期介入，中医药应用越早，越能有效遏制疑似转确诊、轻症转重症、重症转危重症的进程。尤其是"武昌模式"的防控为中国特色的公共卫生健康体

系筑牢了第一道防线。二是全程干预,中医药在传染病的预防、治疗、康复全过程中均能发挥作用,中西医优势互补,在此次新冠肺炎疫情防控中发挥了 $1+1>2$ 的作用。三是全面覆盖,在突发疫情没有疫苗和有效药物的情况下,大面积应用中医药通用方的干预,简便易行有效,可以最大限度降低医疗资源占用,提高公众信心。

针对此次疫情,医疗队加强了公共卫生安全管理,建立"社区＋互联网"的管理平台,准确收集人群数据,做到精准管理。另外,还应加强对已治愈人员的康复管理。在疫情防控的关键期,坚持"四早"原则不变,充分加强对已治愈人员的康复治疗和管理,实施精准治疗,信息化管理。依托国家互联网平台——中国中医科学院后台 APP 和长春中医药大学志愿者服务团队,对所有治愈人员和绥芬河返吉、返舒人员进行健康状况管理,防止疫情再一次暴发,充分发挥中医药在人生命全周期健康维护中的作用。

以科技为支撑,利用国家科研平台,以线上沟通的形式,助力疫情防控。通过开展重大疫情科研攻关,利用 APP 管理平台,对重点人群采取"一人一随访"的全程预防干预用药。患者可以及时上传信息,利于医生掌握第一手消息,更有针对性地分析病情、辨证论治,根据实际情况不断完善和改进药方,在舒兰期间累计填写日记卡数 2 万余人,累计入组患者数近 1.5 万人。这种时时监控,动态反馈的方式,做到精准施策,将疫情消灭在萌芽之中,筑起疫病防控的分类分级梯度防线。

四、"武昌模式"为中医药防控带来的启示

总结此次抗疫工作,长春中医药大学将进一步充分发挥中医药在治未病中的主导作用、在重大疾病治疗中的独特作用、在疾病康复中的核心作用,推动中医药深度介入重大疫情防治,让中医药在疫情防控中发挥更大作用。

一是全力保障密切接触人群的全过程中医药诊治服务,对社会各层面重点人群进行中医药预防干预全覆盖。二是建立并完善网络会诊制度,指导基层中医院发热门诊患者及普通患者的治疗。三是加快互联网医院建设步伐,尽快通过"互联网＋医疗"的模式为患者提供健康管理、居家诊疗和用药服务,提升吉林省中医药服务能力。四是加强对教师、学生的预防工作,为学校全面复工复学提供好中医药服务。五是认真总结抗疫经验,加快医院传染病科、呼吸病科、急诊急救科建设,培养传染病、感控、重症治疗人才,在院校教育中提高对中医防治传染病的教育重视程度,培养一支中医功底深厚、重症救治能力强的临床人才队伍,构建重大疫情中医药防治体系,建设重大疫情中医药救治中心,将中医药真正主动融入公共卫生应急管理体系。六是坚持以科技为支撑,在传染病中医早期预警、中医疫病理论创新、临床诊疗方案筛选与优化、药物研发及机制研究等领域开展科研攻关,力争在传染病预防、治疗、康复等环节的关键点上取得突破。

第二节 "武昌模式"在"新冠隔离综合征"人群中的应用

隔离综合征(separation syndrom)亦称"隔离创伤",原指由于早期与社会隔离而行为发展异常,表现为冷漠、好动,不由自主地运动,缺乏社会依恋及其他社会反应性的心理症候群。本次新冠疫情客观存在居家隔离造成社交缺失,独居时间增加等情况,隔离状态下心理负担较大,因而出现心理、生理问题,其表现常以各种非新冠病因造成发热及发热相关问题为主。上述身心问题可类比心理学概念,国家康复辅具研究中心附属康复医院中医科主任刘红梅称其为"新冠隔离综合征"。另外,疫情导致部分原发病甚至危重症治疗中断、新发疾病失治等特殊临床变化,也会加重心理负担,产生一系列特殊时期专有的身心表现。

一、"武昌模式"在新冠隔离综合征人群中的应用背景

"武昌模式"自疫情前线的湖北地区首先获得实践验证,通过中医通治方-社区-互联网协作模式有效阻止了大量轻症患者转重。但对于全国其他大部分地区而言,防疫抗疫的主要任务是以排查、隔离、阻断病毒传播途径为主。

在北京等非疫区社区鲜见确诊及疑似人群,防疫的重点在于阻断病毒传播和及早发现感染者,因此出现了新的问题:① 根据发热进行疫情初筛是新冠肺炎期间防疫工作的主要手段,但发热常可由很多常见疾病引起。社区等公共场合进出普测体温排查出现大批临界发热人群,引起管理方和居民恐慌亟待解决,部分患者因反复测量体温增高多次进行核酸检测,出现癔病,怀疑体温测量仪器等心理问题也需要引起重视;② 社区居民有疫区籍人员、家庭成员和密接人员,因为接触史造成恐惧心理,长期过量服用各种中西医药物;③ 因为疫情预防知识不对称,网络充斥谣言,居民恐慌心理严重,时有群体或个体癔病散发;④ 因疫情防控要求,大量医院停诊,患者原发疾病治疗过程中断、复诊受阻等问题急需解决。

北京社区在启动"突发公共卫生事件一级响应"期间(2020 年 1 月 26 日至 2020 年 4 月 30 日),社区实行网格化管理,利用网络把居民以户为单位,以栋为组划分,网格员社区专人负责,配以义工群体加强管理,使得"武昌模式"的核心要素"中医+互联网+社区"均已具备,春节假期和疫情使众多在京专业医生居家隔离,业余时间增多,有了可供"武昌模式"落地实施的物质条件和人员条件。

二、"武昌模式"在新冠隔离综合征人群中的中医药技术应用特点

"武昌模式"在疫区的干预问题与非疫区不同,疫区主要针对新冠肺炎疫情,非疫区要针对所有类似新冠肺炎症状干预,排查同时要审因辨证论治,中医药技术也由"通治方"转

为多样化中医药技术。

"武昌模式"在北京社区落地期间,中医药实践首先围绕第一排查指标"发热"以及其他伴生症状进行干预,应查尽查明确非新冠病毒感染者,然后以发热为中心辨证施治,使用针、药、灸、导引、按摩等各种中医药技术,并且应用网络技术收集居民共性问题,给出非疫情地区"中医药方案",并使中医适宜技术使用最大化。

(一) 外治法退热

发热原因中感染最常见,排除 COVID-19 感染检查及流行病学史后,用中医外治法干预,大椎穴刺络拔罐是本次活动中简便有效的退热方法,居民通过网络指导可以迅速掌握。值得一提的是 6～12 个月婴儿,最常见的感染发热疾病是幼儿急疹,所以这个阶段的孩子尽量不给退热药物,而是给予"清天河水""捏脊"等中医小儿推拿手法退热,既避免了误诊误治,又达到及时有效的退热效果。

(二) 宣传中医常识,去伪存真避免过度医疗

月经期妇女和三岁以下儿童会较常人体温更高。小儿禀赋少阳生发之气、易寒易热,体温变化大,同时幼儿存在特有的生理"变蒸"之热,可以到达或超过排查体温标准。女性排卵期中医称为"氤氲期",妇人孕期"胞宫本是一团火"体温都可高于常人,另外妇女更年期潮热等也可见到生理体温升高,团队将生理体温增高常识——总结向居民宣传,比如周岁以内婴儿的体温变蒸周期是 32 天,可以摸耳朵和臀部鉴别生理、病理性发热,耳臀发凉为"变蒸",发热为发病。

(三) 多种中医适宜技术联合干预

每种中医适宜技术优势是不同的,比如耳针、腹针优于安神助眠,中药擅长治疗慢性内科杂病,刺络放血拔罐对外感性疾病更佳,八段锦等导引术对情志心理问题效果稳定。传统中医认为天人相应,失常的生活规律扰乱气血运行,阴阳之气相交不顺,同时"五志过极皆可化火"致脏腑功能失常,表现为失眠、不规则发热、生理期紊乱、胃肠道便秘或腹泻等类新冠综合征,干预时选用多种适宜技术联合,针、药、灸、导引、按摩组合。仅就居民共性的睡眠饮食问题,应用网络指导皮内针贴敷、自我穴位按摩等中医干预手段,达到了很好的效果。在社区工作中还联合了社区社工专业的心理咨询干预,使居民最短时间内显效,达到阴平阳秘,邪祛正安。

(四) 规范中药应用,倡导药食同源

团队在排查居家隔离人群中,发现超量、超期、错误使用预防或者治疗用药时有出现,导致阴阳气血逆乱,发热症状反复出现。指导居民掌握正确防疫知识,合理用药,在保证疗效的前提下,停止错用、滥服药物,倡导应用药食同源的中药,如山药、白术、莲子、百合

等调理身体,以其药味平和,对心胃同调,对便秘腹泻具有双调作用,防疫同时固护脾胃后天之本,避免医疗风险和药物不良反应。

三、"武昌模式"在新冠隔离综合征人群中的资源链接特点

团队在应用"武昌模式"开展工作时,特别注重社区基层管理者、社区工作者、志愿者和居民自身配合的重要性,模仿"武昌模式"联合社区政府,启用了社区原有社工义工资源(社区派 2 名专人社工负责沟通联络跟进项目,原社区拥有七彩阳光志愿者注册人数 209 人,选取其中适用者作为团队成员分摊科普、文体、外籍居民联络等工作),形成以中医药专家为带头人,以社区负责社工为资源链接中心,构建社区医疗团队,通过社区工作群、居民群、通知布告等方式拓展工作面。

中医服务团队在北京某社区实践中,以责任社工陪同医生入户服务、社区微信群内介绍医疗团队等方式加深居民对身边中医药技术的信任、了解,快速取得了广大居民的认同。责任社工为团队提供了社区网格数据支持,包括全社区 19 栋楼内 2 353 户居民的人数、性别比例、年龄分层、流动人口比例、党员、退伍军人家庭、慢性病患者、独居老人、离退休老人家庭情况、0~3 岁儿童、4~6 岁儿童、学龄儿童等分布情况、宠物饲养情况等全部信息。同时在第一时间,通过社区大数据分析,找到具有较高危险性的居民住户 37 户,他们之中有武汉籍贯人员家庭、疫情暴发前来往武汉、湖北等地人员家庭、高度易感家庭、其他高危因素家庭等,通过北京市、区、街道、社区多级筛查,解决医患信息交流不通的关键问题。

非疫区社区医疗防控工作在防疫同时,也要重视居民新患病、原发病、慢性病等的医疗工作,为严格居家隔离创造基础条件,团队利用在京医疗资源优势链接社区外专家团队分科专病指导,帮助居民隔离防御的同时,通过多种中医药适宜技术,实现了"小病不出门,轻症居家愈"的目标。见图 3 - 4 - 1。

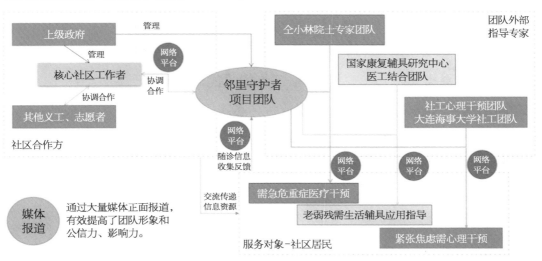

图 3 - 4 - 1 "武昌模式"北京社区实践资源链接示意图

四、"武昌模式"在新冠隔离综合征人群中的互联网技术应用特点

"武昌模式"社区团队建立之初就根据团队结构确定了以网络问卷形式广泛收集信息形式,人工甄别其中需要重点干预的对象,通过问诊后区分为需要医疗介入、社工介入和心理咨询师介入的三个部分。在医疗介入方面,根据北京社区特点,在社区内试行分层诊疗,分别应对普通疾病、重症或与疫情相关疾病、危重症或疫情暴发的三个需要医疗干预疾病层次。见图3-4-2。

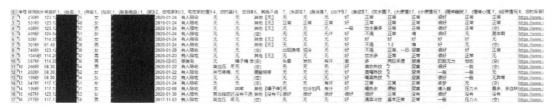

图3-4-2　网络平台:互联网问卷后台数据

"武昌模式"在非疫情地区社区进行的医疗实践与前线抗疫在规模、工作强度和团队实力上均有明显差距。尤其在互联网技术方面,缺乏大数据团队、互联网技术团队的支撑。前期的网络服务主要依靠社区已有的居民互助群体和网络联络方式。活动中团队每一个医生护士,都主动加入这些QQ群、微信群,成为兼职的网络中医咨询师,尤其心理压力较大的患者最容易在夜深人静时寻求他人帮助,为了能够有效缓解患者的焦虑情绪,此时已经疲惫不堪的医生仍要不断开导患者,以保证取得满意的效果。

网络技术的应用一方面体现在医患关系上,另一方面也体现在资源链接与团队交流上,便捷的移动互联网、5G等技术在北京的率先铺开,为医生与社区工作人员对接经验、多层次区分病患、分清轻重缓急以及其他许多新冠隔离综合征干预措施的开展提供了条件。患者通过照片视频等进行问诊也为医生和患者减少了许多奔波之苦。更通过网络积极引入卧床、行走困难老人辅具装配指导、心理干预等外部专家,解决社区居民实际问题。

五、"武昌模式"对未来社区防疫工作模式的启示

随着"武昌模式"的正式确立,对照总结了自身前期工作中的不足与经验,同时根据北京地区由"防疫"到"复工复产"工作重心转移,重点关注解决社区居民亟待解决的就诊难、取药难、生活难等问题,以"武昌模式"的"中医药、互联网、社区"三者联合为标准,总结经验如下。

（一）中医诊疗实践的进一步加深

疫情防控期,"武昌模式"社区团队开展中医药实践以诊、治、防、药为工作重点,排除疫情、干预发热,将孕妇儿童和生理期体温增高等医学常识向大家普及宣传,缓解了不必

要的民众恐慌心理。未来发生突发疫情时中医团队则应以防疫、抗疫为入口,重点关注与社区开展长期有序合作。为复杂多样的社区医疗工作明确思路并进行验证。国家康复辅具研究中心附属康复医院中医科主任刘红梅团队通过学习"武昌模式"进一步开展了和更多社区、企业等的合作,医疗服务覆盖居民就由 2 300 余户扩大至 22 300 余户,进行医疗和心理干预服务人次由 2 月 28 日前的 50 人次提高到 230 余人次。抗疫后团队与周边各社区建立了更为紧密的联系,以慢性病专项干预为切入点,建立了社区老年人慢病医疗合作模式,解决了社区工作缺乏中医药专业技术人员的问题,改善了中医药形象,扩大了疫情防控团队的影响力,为未来"武昌模式"带领中医药进入疫后社区康复工作做好了准备。

(二)增强互联网技术应用能力

"武昌模式"提出了互联网技术在疫情防控模式中的重要作用,非疫区"武昌模式"实践的互联网技术应用从早期单纯进入社区微信群进行一对一问诊的网络应用方式,快速迭代转变为新媒体覆盖居民群体、电子病历追踪重点个体的点面结合方式。其中新媒体通过群会议、短视频、网络课堂等方式开展中医常识网络授课,在线指导居民运动、饮食调护,共计开展网络授课 6 次,直接观看人数 6 078 人次,覆盖人群 6 000 余户;电子病历追踪方面,通过小程序设计简化问卷,无需下载微信之外的手机 APP,网络平台直接接待问诊 420 余人次,分诊至门诊接待患者 1 300 余人次,同时增加了网络舌象、面相、体温、体征等重点观察窗口,对上述窗口发现的问题及时提示医疗团队。团队专人负责网络平台的活动组织、数据收集、分析汇总等项目。充分体现了互联网问诊的时间优势。

综上,"武昌模式"在北京社区防疫工作践行中所负责的社区无原发感染者,1 例输入性病例未引起聚集性病例,疫情初期发热患者 37 户均得到充分诊治,发热症状 72 小时内均消失,社区中医团队覆盖患者群 22 300 余户,所在社区基层政府、居民双满意。实际验证了"武昌模式"在非感染人群中防疫的有效性和在非湖北省地区工作的高效性,在未来世界抗疫战场上,中医药＋社区＋互联网的新型抗疫模式"武昌模式"也必将有其用武之地。

第三节 "武昌模式"在襄阳市的应用与推广

"武昌模式"是由中国科学院院士仝小林发起,在我国面对新发、突发重大公共卫生事件时社区中医药防控的一种创新模式,尤其是在疫苗及特效药未出现之前,先以中医定性,再以通治方治病,使疫情防治关口前移。"武昌模式"将中医防疫第一时间推进了社区,在新冠肺炎早期介入、全程参与,以及后期康复过程中发挥了独特的优势。2020 年 3 月 8 日襄阳市中西医结合医院陈娟医师及团队以"武昌模式"为模板,复制形成襄阳市"中医社区"共建,服务隔离非新冠肺炎人员急慢性病管理,初获成效。

一、"武昌模式"在"襄阳市中医社区"的应用背景

2020年3月5日襄阳市中西医结合医院新冠患者清零,全院医务工作人员进入休整期,院区保持封闭状态,社区封闭。但辖区4.3万居民隔离将近1月余,各种就医困难开始凸显,该院治未病科主任陈娟在防疫期间一直通过个人QQ群和部分患者进行沟通解决慢性疾病常备药物短缺及常见病、急诊突发疾病治疗等问题,但是一人力量有限,且在医院封闭、无现代化设备可依赖的前提下,如何规范、有序地联合全院职工服务隔离百姓?恰逢听闻全小林院士"武昌模式"的中医抗疫方式取得了极大的胜利,仔细参详"武昌模式"的框架和执行流程,考虑复制"武昌模式"微缩版,形成"襄阳市中医社区"深入社区服务隔离群众。

二、"襄阳市中医社区"应用"武昌模式"流程转化

2020年3月5日襄阳市中西医结合医院宣布新冠患者清零后,陈娟向医院党委、团委提出申请,并在襄阳市高新区卫生健康部门的支持下,迅速制定出"中医社区"方案,以"中医师-网络＋网格员-患者"为轴线,通过社区工作人员将中医师下沉社区入社区网格群,直接接触患者。挑选的中医师均为中医专业、针推专业毕业,擅长使用中医经络腧穴治疗内科杂病。同时由医院宣传科发布新闻信息,提高公信力和辖区的告知率。

中医师下沉入社区网格群后,在群中发布信息,将有就诊需求的患者引导入就诊群,指导患者利用医院公众号进入医信软件平台,上传自己的就诊资料(如果是独居老人,或者是老年机的老人由网格员上门处理)。医生随后通过医信软件完成问诊、望诊,同时分诊,见图3-4-3A。对于轻症患者通过中医望诊、问诊之后,电话或视频指导患者利用经络穴位治疗简单的疾病,比如突发的胃脘痛、小儿积食、急性扭伤等,对于需要药物辅助的

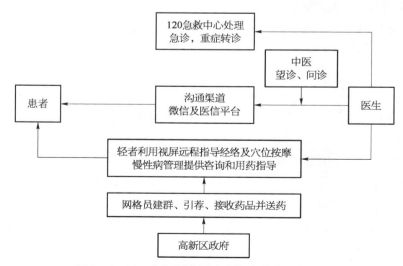

图3-4-3A　"武昌模式"在襄阳市的应用流程图

情况,指导使用家中自备药品或者开具简单的中药处方,由医院配送;危急重症患者由120转运至市区非定点医院紧急救治。

分诊涉及慢性病管理、急诊轻症患者、普通常见疾病患者以及急诊重症患者。对于轻症、常见疾病利用远程视频指导穴位和经络按摩的方式进行对症治疗,确实需要药品的可以根据辨证开具中草药由网格员送药,确实需要面诊及送医院处理的报市120接诊分诊,具体模式如图3-4-3B。

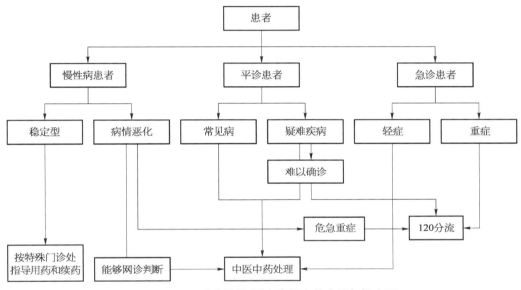

图3-4-3B "武昌模式"在襄阳市的应用与推广图

2020年3月8日12名青年中医师自愿组成"东风医院青年医师服务团"(襄阳市中西医结合医院前身为东风医院)正式成立。在襄阳市高新区管委会支持下,辖区东风街道办将所在辖区划分为4个组,分别为东风社区、车城社区、鼎府社区、五月花社区,其中东风社区有5个小区,车城社区有4个小区,五月花社区1个小区、鼎府社区5个小区,共计4.3万人,通过4个社区负责人,建立网格群15个,利用社区网格员的引荐将12名中医师下沉推送入各个网格群,并利用医信软件平台,免费收集患者信息,通过中医望诊及问诊的方式,判断疾病,并给予相关指导。

三、"武昌模式"在"襄阳市中医社区"的践行举隅

襄阳市中西医结合医院所在辖区街道办有人口约4.5万人,其中老年人所占比例较大,涉及慢性病患者较多,常见有高血压、冠心病、糖尿病、恶性肿瘤、精神类疾病面临药品短缺,还有孕产妇、新生儿、婴幼儿等需要随时监控的人群。治未病科因工作需要,创建名为"美好体质调理群",自2015年开始便通过微信群为附近居民通过网络直播宣教中医中药知识,科主任陈娟参与抗疫期间也在不断利用中医知识网诊处理一些突发疾病,比如一

老年女性患者，81岁，突发丹毒，下肢高度水肿且高热不退，同时有脑梗死等慢性病史，襄阳市其他皮肤科都已征用，无法转诊他院，利用医信平台通过望诊及问诊方式，对患者进行皮疹、面色、舌苔照片的查看，同时进行语音通话进行详细的问诊，诊断为急性丹毒，由于无法进行皮试使用进行抗生素治疗，果断选择中药口服加外敷，6天痊愈。另一2岁9月幼儿，因意外烫伤臀部，村医无法救治，远程指导村医用仅有的紫草、苦参和家中自备的明矾煮水熏洗痊愈。

四、"襄阳市中医社区"应用"武昌模式"的成果举例

自志愿服务团成立后，共建群15个，全部为500人满群，线上7 500人，每户人家仅限一人入群，覆盖人群4.3万人。通过此模式共开具门诊处方116张（其中中药处方占60%）、特殊门诊处方224张，共计340张处方，服务开药约450人次，网络问诊答疑约3 000余次，持续时间接近10天，其中75%的常见疾病通过按摩穴位经络的方式解决，并及时随访，确保安全有效。

送药过程中偶遇2岁幼儿桡骨头脱位，襄阳市中西医结合医院骨伤科专业医生赶去小区门口手法复位，迅速解决患儿病痛，治疗不足10秒，倘若没有"中医社区"号召和居民的了解，患儿很可能会延误最佳的治疗时机。对很多慢性病患者，及时指导用药并宣传中药预防知识也得到高度认可。患者范女士是一名高血压患者，和90岁的父母共同居住，三人都面临缺医缺药的困境，因为"中医社区"的方式，及时反馈了病情并获得救助。在救治过程中部分特殊用药，比如胰岛素等，志愿服务团中医师亲自去送给患者，告知用法和须知，也加深了群众对中医的了解。

五、"武昌模式"在"中医社区"中应用感悟

疫情期间，广大人民群众都承受了对新冠肺炎的恐惧，也同时需要克服日常疾病无法就医的困境。"武昌模式"是新冠肺炎发生后，仝小林院士及其团队在武汉抗击疫情最危急时刻构思并果断执行的医疗模式，初识"武昌模式"认为其存在价值仅为抗疫，但是随着疫情逐步得到遏制，回顾"武昌模式"还带着中医"治未病"理念，通过发放预防中药方、中药香囊等方式，极大程度减少新增患者，对健康人员起到有效的保护，从源头杜绝疫情扩展。而陈娟及其团队的全面复制和有效执行的"中医社区"同样预防和降低了隔离群众中危急重症的发生。

中医讲"上工治未病"，防病的价值大于治病的价值，防患于未然是中医治未病的核心理念。襄阳市中西医结合医院治未病科，在过去5年的时间一直在尽力通过各种互联网发帖科普、直播讲解等方式宣传"未病先防"的重要性，在新冠治疗中也将预防疾病恶化贯穿始终，并取得好的成绩。但是"治未病"也不仅仅在本次疫情需要应用，更应该成为常态化，防止健康人生病，对慢性病患者有效的管理防止疾病恶化，宣传预防保健的知识，对潜在疾病的早期发现等都是"治未病"，通过中医的望闻问切可以从患者非常细小的差别中

甄别潜在的隐患,最大限度地防止疾病的产生、发展,最大程度降低轻症患者重症化。

疫情结束后,"中医社区"并没有停止工作,网格群被青年志愿者各自接管,一方面防止疫情反复,一方面作为"治未病"中医中药宣传途径存在,治未病科团队依旧保持和辖区居民的密切沟通,3月15日襄阳市中西医结合医院逐步恢复门诊,中医类医师的接诊率明显高于疫情前,治未病科及皮肤科的中医类治疗处置人次增加近3倍,这足以说明"中医社区"成功将中医理念深入到群众心中。

中医中药是国家的瑰宝,是中华民族智慧的结晶,广泛普及中医知识,让群众了解预防疾病的方式、重要性,才能在关键时刻及时有效地推进中医治疗和防控机制。防疫时期"武昌模式"和"中医社区"可以为抗击疫情提供有力武器和方案,而在平时,两者可以为辖区居民提供长治久安的防病治病的铜墙铁壁,守护居民安全。以中医药为特色的社区共建,将中医知识的神秘性揭开,让广大人民群众更多地了解中医、接触中医,才能更加广泛地推动中医发展。所以中医类社区共建应该被长期保存并广泛推广。

无论是舒兰市疫情防控中灵活变通"武昌模式"中的核心要素"通治方",采取"一人一方"的辨证精准救治,或是北京疫情初期学习"武昌模式"应用在"新冠隔离综合征"对隔离人群的管理,还是襄阳市应用"武昌模式"对疫情期间非新冠病毒感染患者的慢病管理,无不体现了"武昌模式"的前瞻性、普适性、高效性和灵活性。"武昌模式"多地区应用实践证明该模式无论是对未来新发、突发传染病的中医药防控,还是推广在建设中医社区慢病管理都有较高的可复制性。

参考文献

[1] 杨浩宇,杨映映,张莉莉,等. 中医疫病理论发展史对现代传染病诊疗的启示[J]. 四川中医,2020,38(6):5-7.

[2] Qingwei Li, Han Wang, Xiuyang Li, et al. The role played by traditional Chinese medicine in preventing and treating COVID-19 in China[J]. Frontiers of medicine,2020,14(5):1-8.

[3] 刘红梅. 中医下沉社区同战"疫"[N]. 健康报,2020-4-22(1).

[4] 邓玉. 谢谢你,为"医"而生[EB/OL]. 生命时报(2020-8-19) https://mp. weixin. qq. com/s/BCRR0aly5Xm_5uVIxSLT4g.

[5] 苑佳慧. 一封沉甸甸的感谢信[EB/OL]. 人民日报(2020-3-24) https://wap. peopleapp. com/article/rmh12341844/rmh12341844? from=timeline.

[6] 杨琳. 凡人亦英雄,他们就是身边的贴心"小棉袄"[EB/OL]. 北京亦庄(2020-2-23) https://mp. weixin. qq. com/s/1uPbCQmnpT0gQCzj6DbLUA.

[7] 白菲斐,沈斌,赵妍玉珠. 襄阳市中西医结合医院和社区携手为居民送医送药[EB/OL](2020-3-12)[2020-2-12] https://mp. weixin. qq. com/s/0j0Ykg0b6ay7yIf_nS3mRg.

[8] 湖北荆楚网于2020年3月12日以题为《襄阳:医院和社区携手为居民送医送药》报道,襄阳市电视台也对活动全程跟踪采访,3月18日以《抗疫医生,送药上门》为题报道。

[9] 武汉一线报道组. 中医突击 火线救人——中医抢救新冠肺炎重症病人实录[EB/OL](2020-2-

24)[2020-2-24]https：//epaper. gmw. cn/gmrb/html/2020-02/24/nw. D110000gmrb_20200224_3-03. htm.

[10] 李立明,姜庆五. 中国公共卫生概述[M].北京：人民卫生出版社,2017.

[11] 王国强. 中国疾病预防控制 60 年[M].北京：中国人口出版社,2015.

[12] 肖荣. 预防医学[M].第四版,北京：人民卫生出版社,2019.

[13] 于晓松,路孝琴. 社区预防[M].北京：人民卫生出版社,2019.

[14] 陈方若. 新冠肺炎疫情的行业影响及对策分析[M].上海：上海交通大学出版社,2020.

[15] 建立健全突发重大公共卫生事件社会治理体系[EB/OL]. (2020-03-19)[2020-04-24] http：// theory. gmw. cn/2020-03/19/content_33663880. htm.

[16] 吴宗友,丁京. 空间重组背景下城市社区疫情防控的挑战与策略——以安徽省 Y 县城 C 社区为例 [J]. 城市问题,2020(02)：66-72.

[17] 李多灵,赵甜,王盛. 新冠肺炎疫情下的社区防疫[J].上海房地,2020(04)：21-25.

[18] 杨依军. 习近平出席二十国集团领导人应对新冠肺炎特别峰会并发表重要讲话　倡议有效开展国际联防联控　坚决打好新冠肺炎疫情防控全球阻击战　呼吁加强宏观经济政策协调、防止世界经济陷入衰退　王沪宁陪同出席[J].台声,2020(06)：6-8.

[19] 运用"六重六心"织密社区联防联控防护网[J].新经济,2020(Z1)：156-157.

[20] 以基层治理完善夯实社区防疫共同体[EB/OL]. (2020-03-23)[2020-04-24]. http：//www. sxdygbjy. com/content/2020-03/23/90_257142. html.

[21] 易外庚,方芳,程秀敏. 重大疫情防控中社区治理有效性观察与思考[J].江西社会科学,2020,40 (03)：16-24.

[22] 疫情防控是基层社区建设和治理的契机[EB/OL]. (2020-03-13)[2020-04-24]. https：// www. thepaper. cn/newsDetail_forward_6487981.

[23] 邓宏兵. 建立社区疫情管控与区域管制的几点思考[J].区域经济评论,2020(02)：21-23.

[24] 以疫情防控为切入提升社区服务水平[EB/OL]. (2020-04-01)[2020-04-24]. https：//www. sohu. com/a/384769400_120302.

[25] 如何让中医药在疫情防控中发挥更大作用[EB/OL]. (2020-03-16)[2020-04-24]. https：// baijiahao. baidu. com/s? id=1661287660658677113&wfr=spider&for=pc.

第四篇

"武昌模式"中的科学研究

第一章
新冠肺炎中医药防治真实世界研究

新冠肺炎是一种急性传染病,病情险恶,变化极快,且有严重传染。2020 年初期发病的人群,新冠肺炎的发病率高,死亡人数多,临床救治工作面临着巨大的压力。如何降低病死率,减少并发症,提高治愈率,给医学界提出了挑战。

在抗击疫情中,中医较早地参与了疫情的防控并深度介入在临床救治中发挥了重要作用,在武汉地区包括在湖北全省应用中医药进行救治的患者已经达到 90% 以上。如何在第一时间有力、规范地获取并利用患者病情资料的大数据,开展病情演变规律的相关研究,成为开展中医药治疗新冠肺炎的临床真实世界研究亟待解决的问题,也为中医药优势,探索重大传染性疾病临床病例注册登记的真实世界及研究提供机遇。

第一节　基于"武昌模式"的社区
隔离人群注册登记研究

一、基于"武昌模式"的社区隔离人群注册登记研究项目建立

由中国中医科学院仝小林院士及其团队、刘保延首席研究员及其团队、武汉市政府以及武昌多个社区医院等通力合作,并在医疗平台提供的"互联网＋"技术的支持下,在疫情初期发起了社区隔离人群的真实世界研究。该项目是由"患者＋一线医护人员＋远程医助团队在互联网＋医疗 APP"组成的一种远程协同、医患互动的研究方式,目的是采集中医药干预和用药后的安全性监测数据,并针对"五疫之至,皆相染易,无问大小,病状相似"的特点,建立社区隔离状态下"中药通治方"进行群体治疗的效果评估新思路。该项目得到武汉市武昌区政府的支持,并于 2020 年 2 月 4 日紧急启动,多方人员密切配合,以手机 APP 为窗口的扫码,采集系统研发成功,平台顺畅运转,实现了社区组织患者或感染者领药,患者通过扫二维码注册登记病情信息,反馈用药后反应,后台医生辅助进行密切随访的机制,用真实的数据反映了中医药治疗的情况,为中医药抗击新冠肺炎做出了巨大的创新性贡献。截至 2020 年 3 月 5 日,累计收集患者 4 273 例,包括"密切接触""疑似患者"

以及"轻型"和"普通型"患者,收集服药患者的病情日志 21 198 份,参与并负责随访的医务志愿者团队人员达 300 余名。

二、基于"武昌模式"的注册登记研究组成要素分析

(一)细查瘟疫核心病机,辨证产生"通治方"

中国中医科学院仝小林院士及其团队在武汉现场,面对"人群聚集性感染,症状相类,中医个体化诊疗无法实施,治疗场所尚未健全"的局面,对新冠肺炎患者和密切接触者的临床表现进行分析和总结,提出了中医药干预新冠肺炎的"寒湿疫方"。该方针对此次疫情的核心病机,采用了宣肺透邪、解毒通络、避秽化浊、健脾除湿的治法,并经武汉市政府统一推广,免费向武汉各社区和方舱医院的"密切接触""疑似患者"以及"轻型"和"普通型"患者分发,保证了"武昌模式"的治疗用药基础。"寒湿疫方"(1 号方)服用方法见图 4 - 1 - 1。

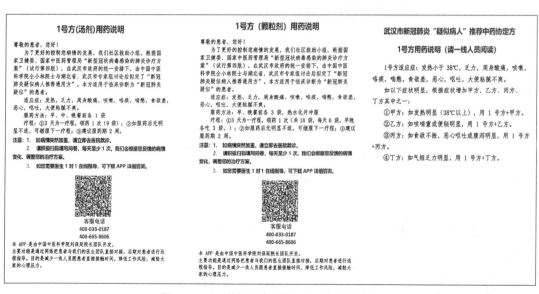

图 4 - 1 - 1   "寒湿疫方"(1 号方)用药说明

(二)发挥网络技术优势,随访平台"急运行"

仝小林院士、刘保延首席研究员提出通过武汉市政府统一组织制备药品,组织社区人员发放药品,发挥互联网作用,建造线上随访路径,形成患者服药安全监督管理模式,为解决对患者或密切接触者服用"通治方"后的症状变化进行跟踪观察,以便及时调整用药的难题,采用"手机 APP 扫码",与服药患者建立互动联系,既能使患者得到充足的药物保障,同时能够获取患者服用中药后的反馈信息。

（三）关注服药人群病情，有效性与安全性"细随访"

针对社区人群的"通治方"策略，中医药固定方在广泛人群中治疗，必须加强随访，服药后的反应，及时辨证加减，确保疗效最大化，防止不对症时的不良反应。进行基于医疗平台开发的医护人员随访通道，由中国中医科学院中医临床基础医学研究所评价中心团队科研（简称"志愿随访者"）首先承担起患者随访的重任。时值疫情高发期，隔离状态患者紧张、药物治疗无法及时观察变化的困境，利用电话随访，直接与隔离状态人群建立紧密联系。可将病情、用药情况及时反馈给前方现场医务人员，为患者提供必要的支持。随访人员需要每日跟踪其所负责患者的病情日志填写情况，利用 APP 观察监控患者特殊情况变化及时上报给前线负责人。通过电话与患者保持联系，解答患者的问题，指导患者正确服用药物，指导和帮助患者正确填写病情日志，完整、准确、及时地记录病情日志和反馈患者需求，团队制定详细的随访流程及细则。在随访时，如有患者咨询的问题无法回答或者患者服药后出现不良事件，如症状加重、出现新症状等情况，项目组制订了统一的随访登记表和问题反馈表，每天定时反馈给前线医护人员，可以了解到真实的患者状态，为前线医护人员精确诊治每位患者提供信息支持，为中药的调整以及其他处置奠定基础；由于患者处于隔离状态，可能充满焦虑和不安，志愿者及时主动沟通并反馈病情信息，为患者送去了中医药医务人员的温暖和信心。

（四）研究新冠肺炎特征，随访内容"少而精"

为了尽量减少新型冠状病毒感染者填报负担，项目组动态学习观察新冠肺炎的最新指南和案例报道，设计出简单明了的结构化"随访内容"，包括人口学信息、基本病情、常见临床症状、基础疾病、治疗用药情况、服药后反应、诊断分类和结局等，为总结武昌社区新型冠状病毒感染人群特点、中医药社区"通治方"治疗后的情况及时收集了真实世界数据。信息采集内容见图 4-1-2。

三、网络招募医生志愿者

广泛招募非疫区的医生志愿者，加入后台随访团队，志愿者由有医师资质的人员担任。本平台运行过程中，网上征集了 600 余位医生志愿者，来源于北京、甘肃、陕西、山东、辽宁等地，均签署数据保密协议，负责随访的同时，对患者信息进行保密。在"居家隔离"平台医生端-移动 HIS(m HIS)上，无接触地远程管理"疑似"或 COVID-19 轻型、普通型患者，减缓了疫区医生不足的问题，减少了医生的感染机会，同时居家隔离患者们也感觉到党和全国人民对疫区人民的关爱。另外，用药期间根据患者的服药反馈意见进行药味和剂量调整，确保临床效果；对患者服药后日记卡的实时采集，利用人工智能技术动态分析用药情况，发挥了良好的指导作用。该模式在非疫区推广应用，也可以发挥科学指导用药的作用。

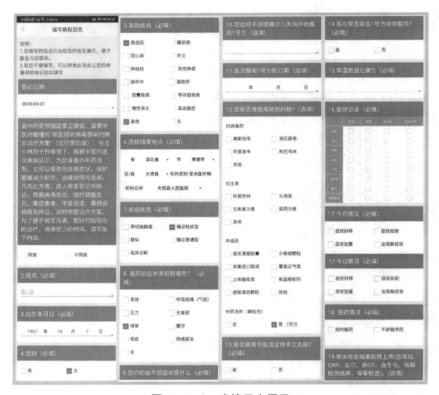

图 4‑1‑2　病情日志展示

四、注册登记研究项目实施效果

（一）大数据实时监管

如图 4‑1‑3 所示，本模式的互联网平台可以实时播报疫情发展动态变化和工作进展情况，截至 2020 年 2 月 25 日，平台服务于湖北省患者总数 3 953 人，累计收集病情日志 13 124 份。400 客服累计接打电话超过 2 000 人次。志愿者团队来源于中国中医科学院、山东中医药大学等 16 家医疗机构。志愿者团队医生总数 203 人，累计与患者电话沟通超过 3 000 人次，协助患者记录数据 2 340 人次。

（二）患者病情监测与展示

如图 4‑1‑4 所示，工作人员根据病情日志可得知 58.58% 的患者在服用了中药后症状整体减轻。

（三）药物按需配送

患者缺药可以基于平台进行申请，所有数据进行汇总。如图 4‑1‑5 所示，药物的制

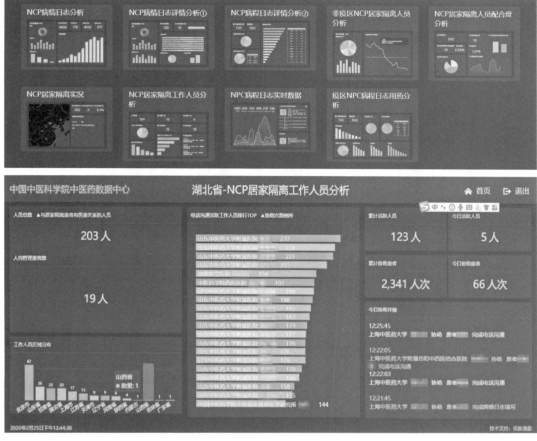

图 4-1-3　大数据实时更新和随访管理工作展示

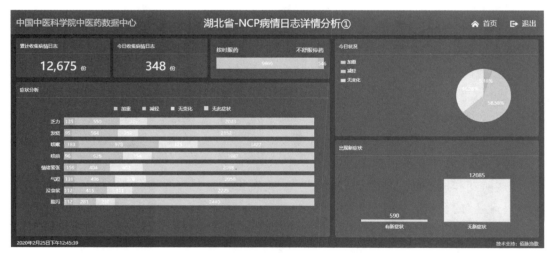

图 4-1-4　患者病情变化实时更新

作以及运输配送能够根据切实的需求进行，使得配送更高效、精准。

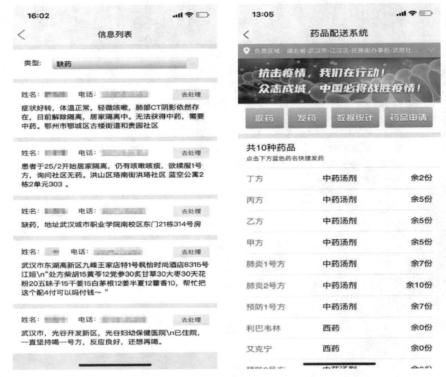

图 4-1-5　发放药物实时记录

（四）"武昌模式"助力抗疫医疗决策

"武昌模式"是借助互联网技术支撑所创立的以"中医'寒湿疫方'＋社区＋互联网"为核心，以政府主导、社区运作、通方治疗、专家指导、志愿者辅助、信息支持为特征的一种采用中医药干预措施和用药为具体手段，针对社区疫情防控的非接触式社区医患互动诊疗模式。在我国，社区人口密集，一旦疫情来临，社区便成为防控疫情的"桥头堡"，"武昌模式"的成功实践，突出的特点是有组织的隔离状态、高效的网络平台介入、有效的中医药方药、有序的病情随访。其中，最重要的是政府支持、药企支持，以及医务人员跨越时空的大协作，是将疫情在社区阶段阻断的有意义尝试。通过这次在武昌区的实践，探索建立了我国实现新冠肺炎疫情群防群控的最有效途径，也体现出中医"治未病"，即未病先防、已病防变和瘥后防复的观念，成为新发、突发重大公共卫生事件的"切断传染源、控制传播途径"的全新方法。

全小林院士介绍说，"武昌模式"是我国在面对新发、突发重大公共卫生事件时社区中医药防控的一种创新模式，尤其是在疫苗及特效药未上市之前，先以中医定性，再以通治方治病，使疫情防治关口前移。

1. 社区防控采用"互联网＋中医通治方"的医疗决策，提高就诊效率　仝小林院士在与当地专家充分讨论后，根据当时的病例会诊，得到核心病机并拟定出宣肺透邪、避秽化浊、健脾除湿、解毒通络的通治方——"寒湿疫方"，并于 2 月 3 日率先在武昌区大范围免费发放。在通治方基础上，分别针对发热、咳喘、纳差、气短乏力等症状的 4 个加减方，在主方的基础上合并使用，体现了辨证论治思想，社区医生经过简单培训即可熟练应用。根据拟定的通治方，江苏康缘药业免费为武昌区提供了主方及 4 个加减方约 4.2 万人份 14 天用量的中药颗粒剂。

2. 政府支持中医药介入治疗，让患者得到及时预防与救治　抗击新冠肺炎选择中医药全方位介入，是一项非常正确的举措。武昌区政府和卫健康委员会领导的支持，使得该区在疫情暴发初期面临的巨大困境得到逐步缓解，大量疑似、确诊患者得到了及时救治，大量的密切接触人员得到预防性治疗，避免发病。因此，"武昌模式"是由政府主导、中医药专业力量的支撑以及互联网信息平台的搭建和后方药企、专家团队协作，缺一不可，此种模式在应对重大公共卫生事件时具有突出的创新意义和实用的社会价值。

五、基于"武昌模式"的社区隔离人群注册登记研究结果

由医疗平台显示的 4 273 例社区隔离人群登记情况中，3 617 例（84.65％）服用过"寒湿疫方"；在 21 998 例次病情日志记录中，18 696 次（88.20％）应答为正在服用"寒湿疫方"，日志记录显示能够按时服药患者占服用药人数的 80.42％。治疗过程中出现腹泻或腹胀不舒服等情况，自行停药或按照社区医生、随访工作人员指导停药者占 5.50％。还有部分患者未填写服药情况或随访时患者无法确定服用的是否为"寒湿疫方"，此类人群约占 14.09％（见表 4-1-1）。

表 4-1-1　社区隔离人群服用"寒湿疫方"情况表

服药情况	是否服药（人数）		日记卡应答（频次）		服药依从性（应答频次）		
	服用	未服用	服用	未服用	按时服药	不舒服停药	缺　失
频数（％）	3 617 (84.65)	656 (15.35)	18 696 (88.20)	2 502 (11.80)	17 047 (80.42)	1 165 (5.50)	2 986 (14.09)
合计	4 273(100.0)		21 198(100.0)		21 198(100.0)		

以上数据提示运用"武昌模式"的监督管理方式达到了将中药通治方大规模地干预隔离人群的效果，总结了急性重大传染病暴发情况下中医药社区"通治"干预新型模式的研究方法和患者反映，为线上开展疾病管理提供参考。

第二节 社区隔离人群注册登记研究的关键问题

一、构建居家隔离＋互联网平台

在居家隔离时期,紧急启动观察性研究是十分困难的,中国中医科学研究院数据中心联合相关技术团队在疫情开始的第一天联手进入紧急工作状态,根据武汉市武昌社区的实际情况,在现有的"分级诊疗＋互联网"平台的基础上,研发出"居家隔离＋互联网"无接触医疗及药品配送服务管理平台,由社区服务中心工作人员,送到每个"居家隔离"单元的门口,保证医疗数量和质量。

二、多个 APP 实现无缝链接

本平台通过数据、软件、网络、平台等信息技术与医务人员、社区、药厂供应链等要素的深度融合,构建一个信息空间与物理空间数据自动流动的闭环服务体系,实现资源优化配置、数据自动流动、远程患者管理,缓解前线基层医疗、社区卫生中心医务工作者的工作压力;补充疫区前线医务工作者的短缺,平台构建的关键不在于技术本身,而在于通过平台,链接患者、随访医生、前线医生、疫区监管端、临床试验 PI 端、社区药品配送端、社区工作人员等多端服务,并且针对区域与业务进行交叉锁定患者需要填写的病情日志内容。以下 APP 各端口功能及应用情况可以看出,注册登记研究的工作机制显示了网络工作的快捷性特点。

1. 患者端 二维码链接扫码填写病程日志。
2. 随访医生端/志愿者 APP 查看患者列表,针对患者填报情况进行电话沟通、协助填写、问题反馈、缺药申请。
3. 前线医生端 APP 用于方舱模式中,医生少数医生管理众多为患者,如 10 位管理 600 名患者,保证工作效率;针对此种情况研究了流动型信息系统,医生自主选择区域查看患者列表,针对患者病情进行权重算法,重点需要关注患者排在列表上方。
4. 临床试验 PI 端 APP＋监管大屏 基于反馈监管查看问题反馈列表,同时进行回复处理;查看到患者用药情况及病情数据,调整配方药量等。
5. 社区药品配送员端 APP 查看缺药申请需求,取药发药。
6. 社区工作人员端 APP 筛查上报,对疑似患者、发热患者进行上报。

三、紧急状态下研究项目的伦理审查

本研究基于社区人群,前瞻性设计,研究方案经过湖北省中医院伦理委员会审核通过,伦理审查编号:HBZY2020－C01－01。知情同意书设计在患者 APP 手机端首页,填

报信息前均需要勾选"同意"或"不同意"的选项。

第三节　真实世界数据质量控制方法

一、APP 设计真实世界数据质量控制方法

APP 的数据平台可提供各新冠肺炎研究中心的研究进度报告。报告内容包括：研究的启动时间、研究持续时间、研究终止时间、研究任务需完成例数、测试例数、筛选例数、在研例数、完成例数、中止例数、脱失例数、监查及稽查应完成的例数。APP 平台对每一份病例进行完整性、及时性、准确性评估可生成单病例、单研究中心、全体研究中心总体研究进展报告。

依托 APP 数据平台的提醒功能，根据设置提交病例时限，针对数据过时未提交可启动提醒程序，电话、短信、微信等形式及时通知受试者、随访工作人员进行线上或线下数据补充采集，保障研究数据的及时性和完整性。

依托 APP 数据平台的逻辑核查功能，生成疑问清单，根据生成的疑问病例清单，启动核查程序，提示随访工作者进行线上或线下的人工结合智能疑问核查，保障数据的准确性。如新冠肺炎真实世界研究中受试者部分以家庭为单位进行隔离，自然信息中偶尔会出现姓名重复、联系方式重复、出生日期与年龄矛盾、体温选项正常但数值超过 37.3℃ 等问题。

二、线上随访

新冠肺炎中医药防治过程中产生的数据具有真实世界数据的信息丰富、响应快速的特点。"武昌模式"的线上随访能高效有序避免感染地采集突发公共安全事件的一线数据，为我们采集数据提供了可实现的途径。

(一) 基于线上管理的远程随访工作机制建立

1. 随访人员组成　首先随访工作需要硬件条件有三：通信设备如手机，患者情况登记设备计算机即可，通畅的网络服务。其次，随访工作人员工作环境没有要求，疫情期间随访人员的招募也有所不同。因响应国家的政策为减少人员流动疫情扩散，多数科研工作者、部分医疗卫生系统工作人员、医学院校广大师生都为居家状态，远程随访对其工作环境不设定要求。随访工作组由中国中医科学院数据中心人员作为主要成员，向下辐射招募世界针灸学会联合会工作人员、临床医院医生、中国科学院和多家中医药大学研究生等成为随访志愿者。

2. 随访内容设计　根据随访目的，除了获取中医药防治疗效的相关内容，尤其应注

意随访对象的情绪,必要时应协助予以心理治疗。随访内容主要包括:第一,新冠随访对象的真实世界数据描述:如人口学资料的采集。第二,新冠随访对象的整个病情变化过程,帮助总结新型冠状病毒的发病规律。第三,尤其是随访对象接受的治疗情况对不同干预措施的准确描述,包括用药类别、剂型、疗程、服药后反应。

3. 随访规范形成　项目组组织编辑随访工作手册,咨询专家拟定随访计划、明确随访内容,研制随访工作流程,招募随访人员实践,优化随访工作流程,对实践中的问题指定解答方案。

4. 随访工作的原则　第一,保护随访对象的隐私是随访工作的重要原则。随访工作人员签署保密承诺书,方可获得随访资格。随访工作人员对随访对象信息不予以泄露、不违规记录、存储、复制随访工作的文件,未经批准不使用随访中产生的数据并承诺随时接受本项随访工作的保密审查。第二,随访工作不干扰现场诊疗行为是研究得以有序开展的基本原则。随访工作中,明确随访工作职责及业务范围即前线医务人员的互联网医疗助理,配合现场诊疗行为,出现特殊问题及时上报给前线诊疗医护人员,协调一致开展工作。第三,随访采集数据的真实性和准确性是开展一切临床研究的基本原则。随访数据的准确采集是研究质量的根本保障,个别随访对象出于某些原因填报的虚假信息,需要随访工作者耐心解释随访目的,帮助患者正确理解随访工作,最终提交真实数据。第四,随访采集数据的及时性对数据质量保障尤为关键。随访工作人员及时核对检查填报的病情日志及时对疑问部分进行清洗。部分随访对象在疫情特殊的状况下如场地限制部分随访对象转进方舱医院,但是对随访对象归类还应随着检查结果而设定,只有及时随访才能获得准确数据。

(二) 随访质量和效率的方法研究

在研究中,随访是一项艰巨的任务,如何提高随访质量,项目组在实际工作中总结出了一套行之有效的方法和流程,用于培训随访员,为高质量开展随访发挥了积极作用。随访沟通的内容被称为"话术"。随访话术设计流程及内容如图 4 - 1 - 6 所示。

(三) 随访工作中的问题

1. 随访填报方式的选择　在疫情特殊情况下,因人而异根据随访对象操作手机的能力匹配与之相适应的随访方式。对于有能力操作手机软件的随访对象,可提供二维码、手机 APP 客户端、短信填报链接。对于没有手机操作能力的随访对象,可以请社区医生,隔离点医护人员指导扫描二维码,其中二维码的图片可以张贴在诊室或隔离房间的墙壁上,二维码图像有效且图像清晰。

根据随访对象自身特点,匹配推荐的填报病情日志方式。本研究的主要填报方式有如下三种:方式一,下载 APP,建议年轻随访对象使用这一方式填报使用。方式二,发送手机短信,随访对象点击链接,建议年轻随访对象填报使用。链接发送短信内容应包括:

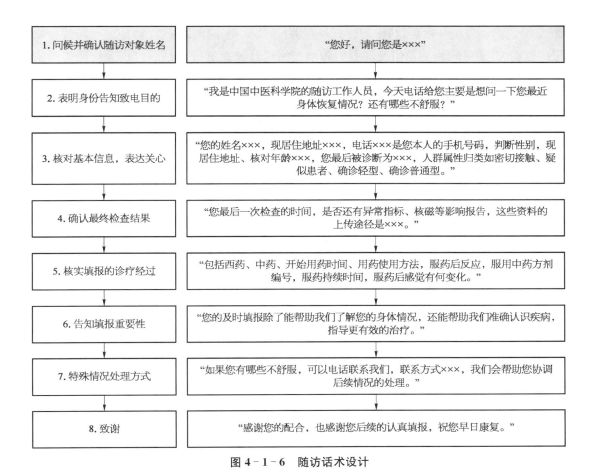

图 4 - 1 - 6　随访话术设计

研究项目名称,填写提醒,随访对象填写病情日志的网址。如本研究的短信形式"【社区医院发放新冠肺炎中药】请您每日服药后填写问卷 https://dwz.cn/QceAPAA4,以便医生及时了解您的用药情况辅助治疗"。方式三,扫描二维码填报病情日志,二维码的图片应清晰抗污染易保存,大小适中。建议中老年随访对象可在医护指导下填报。

2. 随访对象的依从性提高方法　随访对象情绪紧张,部分由于烦躁拒绝随访,在人文关怀下随访工作人员应尊重随访对象的意见。这也是疫情下的真实情况,体现了真实世界数据不够整齐的特点。疫情下中药是免费提供,没有约束性和强制性,因此不能通过领取药物的方式提高依从性。疫情蔓延之下,如何提高随访工作效率和质量,提高随访对象对随访工作的正确认知及满意度是随访取得成功的关键。经过大量的随访工作实践,随访团队总结应从如下方面提高依从性。

随访时间可通过平台观察填报规律,随访对象多选择下午或傍晚填报,考虑原因多在服用当天最后一次中药后填报病情日志。建议随访工作在傍晚时间开展,既能够满足观察用药是否整齐还能帮助随访对象及时填报当天数据。

随访次数通常为每位随访对象通话一次,详细核对填报信息,通话时长控制在15～

30 分钟之内。致电一次后,若发现没有及时填报日志,可再次提醒随访对象,询问没有填报的原因,分析并预防漏填情况。服药和填报病情日志提醒可通过后台程序对随访对象进行提醒:如人工语音致电形式、短信息形式、微信信息或语音呼叫形式、邮件形式等。

随访对象的信任是取得随访数据的感情基础。应与随访对象建立互信,调查工作应体现人文关怀。尤其对随访对象出现家属因新冠肺炎离世的情况,首先,应考虑共情,理解随访对象的心情;其次,每一项数据的采集都应带着随访人员及医护人员的温暖,缓解随访对象的紧张情绪,耐心听取随访对象的倾诉;最后,可有针对性地为有需要的随访对象联系专业心理医生配合治疗。

（四）随访实践下内容及流程更新

随访过程中实时根据前线治疗进行优化,结合随访内容中存在问题实现随测试随更新,从而使随访流程更加顺畅合理,随访流程图如图 4 - 1 - 7。

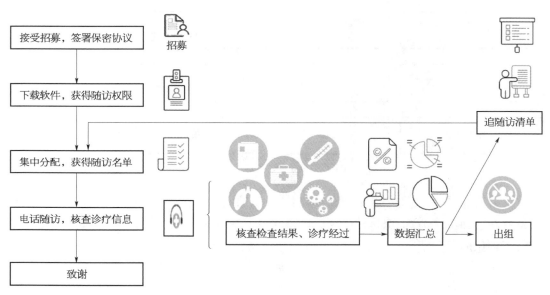

图 4 - 1 - 7　随访流程

三、线下随访

线上随访能够满足有限时间,特殊空间下的数据采集,但突发公共事件及应急条件下,仍然会有部分数据采集不及时、不完整的情况,线下的现场随访则可弥补线上随访的不足。如通讯方式不能满足与随访对象进行交流无法采集数据时,研究中心的现场随访工作人员可无障碍进行补充采集。此外,由于现场随访工作人员多由隔离点医务工作者承担,因此获得随访对象的信任可提高患者提交数据的积极性,提高受试者的依从性。

四、原数据审核

新冠肺炎中医药防治研究针对原数据的审核，主要包括随访对象情况、治疗方法、观察疗效指标等内容。

随访对象的基本情况可以通过随访工作者在 APP 随访工作端进行检查，随访对象上传个人诊疗信息，如核酸检测结果的纸质报告的照片及或电子报告的截图，可从随访对象手机 APP 客户端不限次数直接上传。

对新冠肺炎中医药防治原数据中对随访对象使用中药剂型、给药频率、给药途径、疗程、服用方法等内容可根据隔离点或医院的药物发放记录进行核查。

对新冠肺炎中医药防治原数据中其他治疗可通过核查原始诊疗记录，如受试者病志，或者通过随访工作者对 APP 提交信息通过电话问询与受试者进行核查。除接受中药治疗外，随访对象接受的其他疗法，常见包括西医治疗用药和其他中医治疗方法，如针刺、艾灸、刮痧、推拿等疗法。

对新冠肺炎中医药防治原数据中疗效评价指标，包括安全性评价指标和有效性评价指标，如核酸检测、抗体检测、辅助肺部 CT 检查结果。核查指标的评价、记录、分析方法和时间点，不良事件和新冠肺炎伴随疾病的记录和报告程序，不良事件的随访方式与期限。

真实世界的注册登记研究模式，从平台建立到人群注册登记，整个过程的治疗记录及后期的数据利用，在新冠肺炎突发的紧急情况下启动，是一次科学研究实践。研究中的设计、质量管理、多方人员协同奉献是成功的关键，所获取的真实数据为形成研究成果奠定了基础。

第二章
新冠肺炎中医药治疗效果的探索性研究

在疫情抗击过程中,中医较早地参与了疫情的防控并深度介入,在临床救治中发挥了重要作用,湖北全省包括武汉地区在内应用中医药进行救治的患者已经达到 90%以上。本部分内容就社区隔离人群注册登记的中医药治疗相关数据进行分析,展示"通治方"的效果及安全性。

第一节　社区隔离人群的中医药干预疗效分析

在临床真实世界中,大多数隔离人群的具体药物治疗方案并不单一,社区隔离人群涉及的药物干预除中医药干预外,还包括西药干预。由于登记的隔离人群无住院治疗患者(隔离人群若在随访过程中标记其状态为"入院",则停止随访),故涉及的药物均为口服药,中药主要为"寒湿疫方"及由不同医院开具的各类中成药,西药主要包括抗病毒及抗感染药物。其中服用"寒湿疫方"的患者,可通过医疗平台 APP 记录隔离人群相关信息、疾病情况。

一、社区隔离人群用药情况分析

4 273 例隔离人群中,服"寒湿疫方"人数为 3 617 例(84.65%),同时服"寒湿疫方"与中成药者 2 666 例(62.39%),同时服用"寒湿疫方"与抗病毒药者 2 038 例(47.69%),同时服用"寒湿疫方"与抗生素者 2 076 例(48.58%),"寒湿疫方"同时合并服用抗病毒药与抗生素者 1 704 例(39.88%)。1 717 例无症状的隔离人群中,服"寒湿疫方"者 1 061 例(61.79%),仅用"寒湿疫方"者 433 例(25.22%),仅服用"寒湿疫方"与抗病毒药者 93 例(5.42%),仅服用"寒湿疫方"与抗生素者 64 例(3.73%),仅服用"寒湿疫方"合并服用抗病毒药与抗生素者 402 例(23.41%),见表 4-2-1、表 4-2-2。

(一) 抗病毒药的使用

国家新冠肺炎诊疗方案中提到了抗病毒药物的应用,但目前没有确认有效的抗病毒

表 4 - 2 - 1　社区人群隔离期间用药情况 $n(\%)$

用 药 情 况		密切接触者 $(n=868)$	疑似患者 $(n=2\ 157)$	平台记录的确诊患者 $(n=1\ 248)$	总计 $(n=4\ 273)$	P	CDC核酸检测阳性者 $(n=905)$
是否服药	是	693(79.84)	1 779(82.48)	1 145(91.75)	3 617(84.65)	0.000 0	746(82.43)
	否	175(20.16)	378(17.52)	103(8.25)	656(15.35)		159(17.57)
中药颗粒剂("寒湿疫方")		693(79.84)	1 779(82.48)	1 145(91.75)	3 617(84.65)	0.000 0	746(82.43)
"寒湿疫方"+中成药		357(41.13)	1 385(64.21)	924(74.04)	2 666(62.39)	0.000 0	605(66.85)
"寒湿疫方"+抗病毒药		249(28.69)	1 046(48.49)	743(59.54)	2 038(47.69)	0.000 0	492(54.36)
"寒湿疫方"+抗生素		238(27.42)	1 116(51.74)	722(57.85)	2 076(48.58)	0.000 0	457(50.50)
"寒湿疫方"+抗病毒药+抗生素		193(22.24)	893(41.4)	618(49.52)	1 704(39.88)	0.000 0	390(43.09)

注：无单独服用中成药/抗病毒/抗生素，这些药物的服用均是和"寒湿疫方"同时使用的。

表 4 - 2 - 2　无症状者隔离期间用药情况 $n(\%)$

用 药 情 况		密切接触者 $(n=528)$	疑似患者 $(n=815)$	平台记录的确诊患者 $(n=374)$	总计 $(n=1\ 717)$	P	CDC核酸检测阳性者 $(n=324)$
是否服药	是	353(66.86)	437(53.62)	271(72.46)	1 061(61.79)	0.000 0	165(50.93)
	否	175(33.14)	378(46.38)	103(27.54)	656(38.21)		159(49.07)
仅服"寒湿疫方"+中药颗粒剂		223(42.23)	137(16.81)	73(19.52)	433(25.22)	0.000 0	47(14.51)
仅服"寒湿疫方"+抗病毒药		23(4.36)	47(5.77)	23(6.15)	93(5.42)	0.417 5	13(4.01)
仅服"寒湿疫方"+抗生素		12(2.27)	34(4.17)	18(4.81)	64(3.73)	0.091 2	11(3.40)
仅服"寒湿疫方"+抗病毒药+抗生素		62(11.74)	195(23.93)	145(38.77)	402(23.41)	0.000 0	86(26.54)

治疗方法，因此抗病毒药物应用的种类较多，且存在多种抗病毒药联合用药的情况。医疗平台显示，4 273 例隔离人群服用的抗病毒类药物包括奥司他韦、利巴韦林、洛匹那韦、阿昔洛韦及其他类别。21 198 例次病情日志中，7 671 例次(36.19%)服用奥司他韦，996 例次(4.70%)服用利巴韦林，163 例次(0.77%)服用洛匹那韦，105 例次(0.50%)服用阿昔洛韦，3 474 例次(16.39%)服用其他抗病毒药，见表 4 - 2 - 3。

（二）抗生素的使用

抗生素即抗感染药物在新冠肺炎人群中应用广泛，4 273 例隔离人群服用的抗生素包括阿莫西林、头孢类、左氧氟沙星、莫西沙星及其他抗生素。21 198 例次病情日志中，3 495 例次（16.49%）服用阿莫西林，2 920 例次（13.77%）服用头孢类，1 859 例次（8.77%）服用左氧氟沙星，5 518 例次（26.03%）服用莫西沙星，1 407 例次（6.64%）服用其他抗生素。见表 4-2-3。

表 4-2-3　隔离人群服用药物情况（$n = 21\ 198$）

口 服 药 分 类	频 数（%）	
	服 用	未 服 用
抗病毒药		
奥司他韦	7 671（36.19）	13 527（63.81）
利巴韦林	996（4.70）	20 202（95.30）
洛匹那韦	163（0.77）	21 035（99.23）
阿昔洛韦	105（0.50）	21 093（99.50）
其他抗病毒药	3 474（16.39）	17 724（83.61）
抗生素		
阿莫西林	3 495（16.49）	17 703（83.51）
头孢类	2 920（13.77）	18 278（86.23）
左氧氟沙星	1 859（8.77）	19 339（91.23）
莫西沙星	5 518（26.03）	15 680（73.97）
其他抗生素	1 407（6.64）	19 791（93.36）
中成药		
连花清瘟胶囊	10 430（49.20）	10 768（50.80）
小柴胡颗粒	369（1.74）	20 829（98.26）
双黄连口服液	379（1.79）	20 819（98.21）
止咳糖浆类	1 751（8.26）	19 447（91.74）
板蓝根制剂	1 224（5.77）	19 974（94.23）
感冒清热颗粒	1 070（5.05）	20 128（94.95）
其他中成药	1 588（7.49）	19 610（92.51）

（三）中成药的使用

中成药是指在中医药理论的指导下，以中成药饮片为原材料，按规定的处方和标准制成的具有一定规格的药品，可用于疾病的防治。2020 年 2 月 5 日国家卫生健康委员会《新型冠状病毒感染的肺炎诊疗方案（试行第五版）》解读中明确指出可根据临床辨证论治，安全合理使用中成药。隔离人群中应用的中成药主要包括连花清瘟胶囊、小柴胡颗粒、双黄连口服液、止咳糖浆类、板蓝根制剂、感冒清热颗粒，以及其他中成药但药名不详。21 198 例次病情日志中，10 430 例次（49.20%）服用连花清瘟胶囊，369 例次（1.74%）服用小柴胡颗粒,379 例次(1.79%)服用双黄连口服液,1 751 例次(8.26%)服用止咳糖浆类,1 224 例次(5.77%)服用板蓝根制剂,1 070 例次(5.05%)服用感冒清热颗粒,1 588 例次(7.49%)服用其他中成药,见表 4-2-3。

二、隔离人群的中医药防治效果

仝小林院士认为此次传染病可定义为"寒湿疫","寒湿疫方"为仝院士以"寒湿疫"为理论基础而制定的通用方。对于社区隔离状态人群中有发热、咳嗽症状表现的人群推荐使用该方,隔离人群可根据自身意愿选择治疗方式(中成药、西药或联合使用)。根据武汉社区真实世界的诊疗数据,结合疾病控制中心(Centers for Disease Control,CDC)最终结局报告,观察应用"寒湿疫方"治疗新冠肺炎的疗效,为中医药防治该病提供线索。

(一)"寒湿疫方"单用情况分析

1. 一般资料　在 2 月 4 日至 3 月 5 日期间共纳入在 APP 登记注册的仅服用"寒湿疫方"治疗的患者 951 人,治疗的记录共 4 128 条。仅服用"寒湿疫方"人群的纳入标准为:① "武昌模式"管理下所有符合国家诊疗方案的诊断标准中"密切接触""疑似患者"以及"轻型"和"普通型"仅服用"寒湿疫方"的人群;② 通过病情日志管理页签署知情同意书。排除标准:① 研究期间合并使用其他药物的患者;② 拒绝参与本次临床试验的人群。

单纯服用"寒湿疫方"的 951 人中,男性 440 人,占 46.27%;女性 511 人,占 53.73%,年龄最大 89 岁,最小 2 岁,平均年龄 43.34 岁;年龄分层分析,年龄小于 18 岁者 37 例(3.89%),年龄在 18~65 岁者 781 例(82.12%),年龄在 66~79 岁者 57 例(5.99%),年龄在 80 岁以上者 8 例(0.84%),有年龄缺失 68 例(7.15%)。

比较单纯用"寒湿疫方"和非单纯服用"寒湿疫方"的人群基线是否存在差异,结果显示,两组人群的性别、年龄分布无统计学差异($P>0.05$),而在是否具有基础疾病上两者存在显著差异($P<0.01$),单纯用"寒湿疫方"的人群合并的基础疾病明显少于非单纯用"寒湿疫方"的人群,见表 4-2-4。

表 4-2-4　单纯服用"寒湿疫方"和非单纯服用"寒湿疫方"的人群基线差异显著性检验

一 般 情 况	非单纯用"寒湿疫方"($n=3\,322$) 频数(%)	单纯用"寒湿疫方"($n=951$) 频数(%)	P
性别(例)	3 322	951	
男	1 508	440	0.658
女	1 814	511	
年龄(例)	2 974	883	0.302
均数±标准差	43.90±13.59	43.34±15.42	
基础疾病(例)	1 488(44.79)	311(34.80)	0.000
高血压	422(12.7)	119(12.51)	0.463

续　表

一般情况	非单纯用"寒湿疫方"($n=3\,322$) 频数(%)	单纯用"寒湿疫方"($n=951$) 频数(%)	P
糖尿病	141(4.24)	40(4.20)	0.522
冠心病	75(22.57)	23(2.41)	0.425
肝炎	93(2.80)	14(1.47)	0.011
肺结核	34(1.02)	8(0.84)	0.388
恶性肿瘤	24(0.72)	3(0.32)	0.243
脑卒中	18(0.54)	5(0.53)	1.000
脂肪肝	316(9.51)	35(3.68)	0.000
胆囊疾病	88(2.65)	5(0.53)	0.000
甲状腺疾病	143(4.30)	13(1.37)	0.000
慢性肾炎	29(0.87)	8(0.84)	1.000
高脂血症	137(4.12)	20(2.10)	0.003
其他基础疾病	509(15.32)	102(10.73)	0.000

注：除年龄采用 t 检验外,其他均采用卡方检验。

951 例隔离人群中,有 640 例(67.30%)既往无基础疾病,311 例(32.70%)有既往病史,主要有高血压、糖尿病、冠心病、肝炎、肺结核、恶性肿瘤、脑卒中、脂肪肝、胆囊疾病、甲状腺疾病、慢性肾炎、高脂血症等。250 例(26.26%)患者只有一种基础病例数,61 例(6.41%)患者有两种及以上。

2. 症状统计　在服药期间,951 例服用"寒湿疫方"的患者中,696 人(73.19%)无明显症状,255 人(26.81%)出现发热、乏力、咳嗽、咳痰、气短、食欲不振、腹泻、情绪中的至少 1 种,其中有 33 人同时有 8 种症状、14 人有 7 种症状、29 人有 6 种症状、13 人有 5 种症状、28 人有 4 种症状、37 人有 3 种症状、52 人有 2 种症状、49 人有 1 种症状。对于有症状的患者,平均每人 1.03 种症状。其中出现咳嗽症状的患者最多 187 人(19.66%),其次是咳痰 136 人(14.30%)、发热 129 人(13.56%),临床资料详见表 4-2-5。

表 4-2-5　单纯服用"寒湿疫方"治疗八大类症状的人群统计

症状	人数(人次)	比例(%)
咳嗽	187	19.66
发热	129	13.56
情绪紧张	106	11.15
咳痰	136	14.3
乏力	124	13.04
气短	125	13.14
食欲不振	102	10.73
腹泻	68	7.15

3. 不同人群用药时间统计　951 例患者中，根据 APP 数据统计，诊断信息多为患者自我报告，因此诊断类型主要分为三类：密切接触者、疑似、自我报告确诊，最后根据 CDC 核查后的结果，分为确诊 COVID‐19 与 COVID‐19 排除诊断。最终 CDC 确诊的有 141 例（14.83%），CDC 排除诊断的有 810 例（85.17%）。自我报告确诊的有 106 例被 CDC 确诊为 COVID‐19，占自我报告确诊人数的 47.96%。通过对单纯服用"寒湿疫方"的服用和观察的天数对不同疾病人群进行统计，其中，最长服药时间为 29 天，最短时间为均 1 天，平均服药时间为 7.14 天。被志愿者电话随访最少 0 次，最多 23 次，平均 3.76 次。通过对不同人群进行分析可见，CDC 确诊人群服用"寒湿疫方"的天数（均值＝9.36、中值＝8.0）相对较长，详见表 4‐2‐6。

表 4‐2‐6　951 例服用"寒湿疫方"不同人群的服用（观察）持续天数统计

服用（观察）天数	密切接触者	疑　似	自我报告确诊	确诊 COVID‐19
极小值	1	1(1)	1(1)	1(1)
极大值	25	21(29)	22(25)	8(13)
均值	5.22	4.34(7.31)	3.30(5.28)	2.82(5.53)
中值	4.00	3.00(6.00)	2.00(4.00)	2.00(5.00)
标准差	4.266	4.05(5.704)	3.48(4.518)	1.81(2.764)

4. 临床症状随治疗时间变化统计分析　新冠肺炎八项主要症状在服用"寒湿疫方"后随时间的变化情况，临床症状变化情况详见表 4‐2‐7，"寒湿疫方"的服用对治疗各类人群的 8 项症状（发热、乏力、咳嗽、咳痰、气短、食欲不振、腹泻、情绪紧张）有非常显著的疗效。

表 4‐2‐7　951 例单纯服用"寒湿疫方"的患者中八项主要症状在每一天的人数（比例）统计

症　状	总人数	1 天 人数	1 天 比例(%)	2 天 人数	2 天 比例(%)	3 天 人数	3 天 比例(%)	4 天 人数	4 天 比例(%)	5 天 人数	5 天 比例(%)	6 天 人数	6 天 比例(%)	7 天 人数	7 天 比例(%)
咳嗽	187	179	95.72	28	14.97	13	6.95	4	2.14	2	1.07	2	1.07	2	1.07
发热	129	126	97.67	10	7.75	2	1.55	1	0.78	1	0.78	0	0.00	1	0.78
情绪紧张	106	100	94.34	11	10.38	3	2.83	1	0.94	0	0.00	0	0.00	0	0.00
咳痰	136	124	91.18	18	13.24	9	6.62	7	5.15	1	0.74	1	0.74	1	0.74
乏力	124	119	95.97	9	7.26	7	5.65	4	3.23	1	0.81	0	0.00	1	0.81
气短	125	117	93.60	15	12.00	5	4.00	5	4.00	1	0.80	0	0.00	1	0.80
食欲不振	102	94	92.16	8	7.84	1	0.98	2	1.96	0	0.00	0	0.00	1	0.98
腹泻	68	63	92.65	8	11.76	1	1.47	2	2.94	0	0.00	0	0.00	0	0.00

（1）发热症状治疗过程分析：本文考虑到患者在填写 APP 时的发热症状可能多为自我感受（患者在 37℃以下就有发热症状感受），因此未对发热具体体温标准进行规定。筛

选数据标准：病情日志记录了在服用"寒湿疫方"治疗过程中，病情日志有发热症状变化（加重、不变、减轻）的记录，满足上述之一的记录共 129 人。服药第 1 天有发热症状患者 126 例（97.67%），经过 3 天治疗，发热症状消失的有 127 人（占总发热人数的 98.45%），最多记录有发热症状个人感受的天数为 7 天，且第 4 天、第 5 天以及第 7 天有发热个人感受的各为 0～1 人。

（2）乏力症状治疗过程分析：在 APP 病情日志里，服用"寒湿疫方"治疗过程中有乏力变化（加重、不变、减轻），满足上述之一的记录共 124 人。服药第 1 天有乏力症状患者 119 例（95.97%），经过 3 天治疗，发热症状消失的有 117 人（占总人数的 94.45%），最多记录有乏力症状个人感受的天数为 7 天，且第 5 天、第 6 天以及第 7 天有乏力个人感受的为 0～1 人。

（3）咳嗽症状治疗过程分析：在 APP 病情日志里，服用"寒湿疫方"治疗过程中有咳嗽变化（加重、不变、减轻），满足上述之一的记录共 187 人。服药第 1 天有咳嗽症状患者 179 例（95.72%），经过 3 天治疗，咳嗽症状消失的有 174 人（占总人数的 93.05%），最多记录有咳嗽症状的天数为 7 天，且第 5 天、第 6 天以及第 7 天有咳嗽个人感受的均为 2 人。

（4）咳痰症状治疗过程分析：在 APP 病情日志里，服用"寒湿疫方"治疗过程中有咳痰变化（加重、不变、减轻），满足上述之一的记录共 136 人。治疗过程中有症状变化记录的人次统计。服药第 1 天有咳痰症状患者 124 例（91.18%），经过 3 天治疗，咳痰症状消失的有 127 人（占总人数的 93.38%），最多记录有咳痰症状的天数为 7 天，且第 5 天、第 6 天以及第 7 天有咳痰个人感受的均为 1 人。

（5）气短症状治疗过程分析：在 APP 病情日志里，服用"寒湿疫方"治疗过程中有气短变化（加重、不变、减轻），满足上述之一的记录共 125 人。治疗过程中有症状变化记录的人次统计。服药第 1 天自觉有气短症状患者 117 例（93.60%），经过 3 天治疗，气短症状消失的有 120 人（占总人数的 96.00%），最多记录有气短症状的天数为 7 天，且第 5 天、第 6 天以及第 7 天有气短个人感受的为 0～1 人。

（6）食欲不振症状治疗过程分析：在 APP 病情日志里，服用"寒湿疫方"治疗过程中有食欲不振（加重、不变、减轻），满足上述之一的记录共 102 人。治疗过程中有症状变化记录的人次统计。服药第 1 天有食欲不振症状患者 94 例（92.16%），经过 3 天治疗，食欲不振症状消失的有 101 人（占总人数的 98.53%），最多记录有食欲不振症状的天数为 4 天。

（7）腹泻症状治疗过程分析：在 APP 病情日志里，服用"寒湿疫方"治疗过程中有腹泻（加重、不变、减轻），满足上述之一的记录共 68 人。治疗过程中有症状变化记录的人次统计。服药第 1 天有腹泻症状患者 63 例（92.65%），经过 3 天治疗，腹泻症状消失的有 67 人（占总人数的 99.02%），最多记录有腹泻症状的天数为 4 天。

（8）情绪紧张症状治疗过程分析：在 APP 病情日志里，服用"寒湿疫方"治疗过程中有情绪紧张(加重、不变、减轻),满足上述之一的记录共 106 人。治疗过程中有症状变化记录的人次统计。服药第 1 天自觉有情绪紧张症状患者 100 例(94.34%),经过 3 天治疗,情绪紧张症状消失的有 103 人(占总人数的 97.17%),最多记录有情绪紧张症状的天数为 4 天,且为 1 人。

5. 全部用药与单纯服用"寒湿疫方"在四类主要症状上治疗人数比例随天数的变化

如图 4-2-1 所示,全部用药与单纯服用"寒湿疫方"在四类主要症状上治疗人数比例随天数的变化趋势图可见,从随治疗天数的人数比例变化图(见图 4-2-1)上可以看出,与全部用药人群相比,发热、咳嗽、腹泻和情绪紧张四项症状单纯使用"寒湿疫方"疗效较快。

(二) 隔离人群中医药干预效果观察

平台登记的出现症状的隔离人群中,首发临床症状表现共观察了 8 项,以咳嗽居多(1 343 例次),其次为发热(1 069 例次),余症状由多到少依次为乏力(605 例次),情绪紧

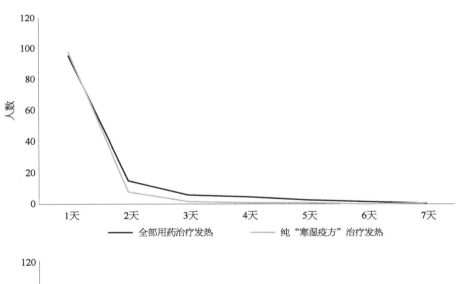

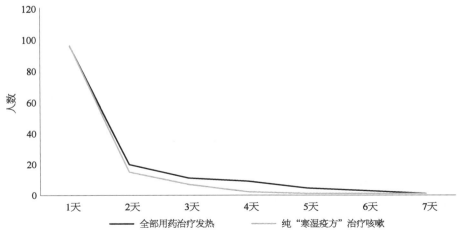

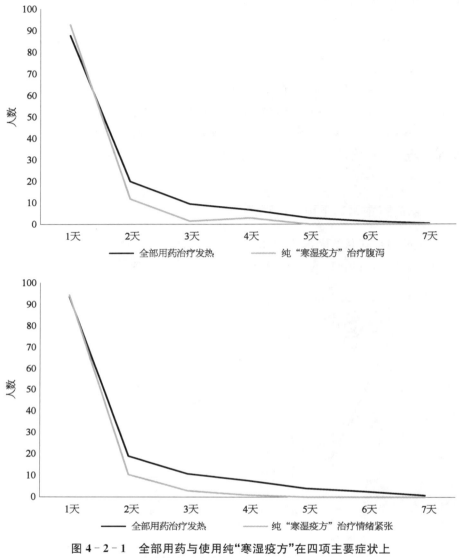

**图 4 - 2 - 1　全部用药与使用纯"寒湿疫方"在四项主要症状上
治疗人数比例随天数的变化统计图**

张(559 例次),咳痰(450 例次),呼吸困难(446 例次),无食欲(372 例次),腹泻(302 例次),以
上均为患者的主观感受。其中能够量化成客观指标的症状为"发热",其可通过直观的温度
变化反映药物的治疗效果,因此,研究从"发热人群的温度变化"与"隔离人群自我主观感受
到的症状(八项症状)改变"两方面为切入点,来探索社区隔离人群中医药的防治效果。

　　1. 单纯服用"寒湿疫方"及非单纯服用"寒湿疫方"治疗八项症状的人群统计　所有
人群中有咳嗽症状的人数为 1 039 例,其中单独服用"寒湿疫方"者占 18%(187 例);所有
人群中有发热症状的为 662 例,其中单独服用"寒湿疫方"者占 19.49%(129 例);所有人
群中有情绪紧张症状的为 636 例,其中单独服用"寒湿疫方"者占 16.67%(106 例);所有

人群中有咳痰症状的为 717 例,其中单独服用"寒湿疫方"者占 18.97%(136 例);所有人群中有乏力症状的为 697 例,其中单独服用"寒湿疫方"者占 17.79%(124 例);所有人群中有气短症状的为 675 例,其中单独服用"寒湿疫方"者占 18.52%(125 例);所有人群中有食欲不振症状的为 595 例,其中单独服用"寒湿疫方"者占 17.14%(102 例);所有人群中有腹泻症状的为 446 例,其中单独服用"寒湿疫方"者占 15.25%(68 例)。以上可知,在所有有八项症状表现的人群中,单独服用"寒湿疫方"者均占 15%~20%之间,见表 4-2-8。

表 4-2-8　单纯服用"寒湿疫方"治疗八项症状的人群统计

症　状	单纯服用"寒湿疫方"的人数(A)	所有人群中有此症状的总人数(S)	人数比例(A/S%)	单纯服用"寒湿疫方"的总人数(S1)	人数比例(A/S1%)
咳嗽	187	1 039	18	951	19.66
发热	129	662	19.49	951	13.56
情绪紧张	106	636	16.67	951	11.15
咳痰	136	717	18.97	951	14.30
乏力	124	697	17.79	951	13.04
气短	125	675	18.52	951	13.14
食欲不振	102	595	17.14	951	10.73
腹泻	68	446	15.25	951	7.15

2. 单纯服用"寒湿疫方"与非单纯服用"寒湿疫方"人群八项症状每日的人数变化

分析单纯服用"寒湿疫方"与非单纯服用"寒湿疫方"的隔离人群服药后症状变化情况发现,单纯服用"寒湿疫方"的疗效优于非单纯服用"寒湿疫方",其治疗八项症状的治愈率较非单纯服用"寒湿疫方"更高。对于所有治疗的人群,一般使用可以看到明显的症状改善,且改善率为单纯使用"寒湿疫方"者偏高。单纯用"寒湿疫方"治疗患者不适症状较全部用药人群症状消退更快,由于两组人群在年龄、性别分布上无差异,而在基础疾病的存在上有差异,考虑单纯应用"寒湿疫方"的疗效较好的原因在于此类人群合并的基础疾病少(因基础疾病少体质相对较强,同时服用的西药少),随着时间的推移,症状消失的比例逐渐增大。提示"寒湿疫方"对于疾病症状的消退有较好的疗效,见表 4-2-9、表 4-2-10。

表 4-2-9　全部用药人群(包括单纯服用"寒湿疫方"以及联合用药)
八类主要症状每天的人数(比例)统计

症　状	人数	1 天		2 天		3 天		4 天		5 天		6 天		7 天	
		人数	比例(%)	人数	比例(%)	人数	比例(%)	人数	比例(%)	人数	比例(%)	人数	比例(%)	人数	比例(%)
咳嗽	1 039	993	95.57	206	19.83	115	11.07	93	8.95	47	4.52	30	2.89	11	1.06
发热	662	630	95.17	99	14.95	38	5.74	30	4.53	17	2.57	10	1.51	4	0.6
情绪紧张	636	595	93.55	120	18.87	68	10.69	48	7.55	25	3.93	16	2.52	5	0.79

续 表

症 状	人数	1天		2天		3天		4天		5天		6天		7天	
		人数	比例(%)	人数	比例(%)	人数	比例(%)	人数	比例(%)	人数	比例(%)	人数	比例(%)	人数	比例(%)
咳痰	717	659	91.91	128	17.85	79	11.02	70	9.76	25	3.49	15	2.09	6	0.84
乏力	697	655	93.97	115	16.5	68	9.76	48	6.89	21	3.01	13	1.87	6	0.86
气短	675	631	93.48	121	17.93	66	9.78	54	8	24	3.56	14	2.07	5	0.74
食欲不振	595	551	92.61	94	15.8	46	7.73	35	5.88	21	3.53	10	1.68	8	1.34
腹泻	446	391	87.67	89	19.96	42	9.42	30	6.73	13	2.91	6	1.35	2	0.45

表 4-2-10 951 例单纯服用"寒湿疫方"的患者中八项主要症状每天的人数(比例)统计

症 状	总人数	1天		2天		3天		4天		5天		6天		7天	
		人数	比例(%)	人数	比例(%)	人数	比例(%)	人数	比例(%)	人数	比例(%)	人数	比例(%)	人数	比例(%)
咳嗽	187	179	95.72	28	14.97	13	6.95	4	2.14	2	1.07	2	1.07	2	1.07
发热	129	126	97.67	10	7.75	2	1.55	1	0.78	1	0.78	0	0.00	1	0.78
情绪紧张	106	100	94.34	11	10.38	3	2.83	1	0.94	0	0.00	0	0.00	0	0.00
咳痰	136	124	91.18	18	13.24	9	6.62	7	5.15	1	0.74	1	0.74	1	0.74
乏力	124	119	95.97	9	7.26	7	5.65	4	3.23	1	0.81	0	0.00	1	0.81
气短	125	117	93.60	15	12.00	5	4.00	5	4.00	1	0.80	0	0.00	1	0.80
食欲不振	102	94	92.16	8	7.84	1	0.98	2	1.96	0	0.00	0	0.00	1	0.98
腹泻	68	63	92.65	8	11.76	1	1.47	2	2.94	0	0.00	0	0.00	0	0.00

3. CDC 结局报告的确诊患者与排除诊断者服用"寒湿疫方"情况分析(怎样解释更合理) 分析 CDC 最终结局报告的确诊患者与排除诊断者单纯应用"寒湿疫方"的情况,结果显示对于确诊者而言,非单纯服用"寒湿疫方"的比例更高,考虑疾病发生后更倾向于应用多种药物,见表 4-2-11。

表 4-2-11 CDC 最终结局报告单纯服用"寒湿疫方"与非纯中药"寒湿疫方"人群对比分析

最 终 结 局	非单用"寒湿疫方"	单用"寒湿疫方"	合 计
排除诊断	2 558(75.95)	810(24.05)	3 368(100)
确诊者	764(84.42)	141(15.58)	905(100)
合计	3 322(100)	951(100)	4 273(100)
P		0.000	

(三)发热人群的中医药防治效果

1. 平台记录的发热人群的中医药干预措施疗效分析 4 273 例隔离人群中,出现发

热症状的共计 528 人(体温≥37.3℃者,数据来源于医疗平台记录的病情日志,528 人共
986 条记录),其中单纯服用"寒湿疫方"96 人(18.18%)、非纯中药"寒湿疫方"治疗的人数
为 432 人(81.82%)。两组人群在年龄、性别、患者疾病状态(密接、确诊、疑似)的分布上
无统计学差异($P>0.05$),在基础疾病的脂肪肝、甲状腺疾病、高脂血症的分布中 $P<
0.05$;采用 Cox 回归分析进一步分析脂肪肝、甲状腺疾病、高脂血症对结果的影响,结果表
明此三种基础疾病对发热的治愈疗效无影响($P>0.05$),见表 4-2-12。

表 4-2-12　人口学基线分布情况

一 般 情 况	纯中药肺炎"寒湿疫方"	非纯中药肺炎"寒湿疫方"
年龄(例)	85	371
均数±标准差	44.72±19.98	41.37±15.64
性别(例)	96	432
男	50(52.1%)	192(44.4%)
女	46(47.9%)	240(55.6%)
基础疾病(例)	42	274
高血压	10(23.8%)	54(19.7%)
糖尿病	3(7.1%)	21(7.7%)
冠心病	4(9.5%)	8(2.9%)
肝炎	1(2.4%)	5(1.8%)
肺结核	0(0%)	7(2.6%)
恶性肿瘤	0(0%)	4(1.5%)
脑卒中	1(2.4%)	1(0.4%)
脂肪肝	1(2.4%)	30(10.9%)
胆囊疾病	0(0%)	13(4.7%)
甲状腺疾病	0(0%)	20(7.3%)
慢性肾炎	3(23.8%)	6(2.2%)
高脂血症	0(7.1%)	22(8.0%)
其他基础疾病	19(45.2%)	83(30.3%)
患者疾病状态(例)	96	432
密切接触	13(13.5%)	40(9.3%)
疑似病例	51(53.1%)	258(59.7%)
确诊病例	32(33.3%)	134(31.0%)

注:两种干预措施人群的年龄、性别、疾病状态分布,$P>0.05$;＊基础疾病中脂肪肝、甲状腺疾病、高脂血症,$P<0.05$。

观察单纯应用"寒湿疫方"与非单纯应用"寒湿疫方",两种不同干预措施对发热人群
的治疗效果,结果显示单纯应用"寒湿疫方"人群的治愈时间更短、治愈率更高,差异具有
统计学意义($P<0.05$),见表 4-2-13。

表 4-2-13　两种干预措施的疗效分析

分　　组	例　数	治愈[例(%)]	中位治愈时间(天)	P
纯中药"寒湿疫方"	96	81(84.4)	1	
非纯中药"寒湿疫方"	432	276(63.9)	2	0.000 6

2. 两种干预措施对 CDC 结局报告的确诊患者与排除诊断人群的发热治愈疗效分析

观察纯中药"寒湿疫方"与非纯中药"寒湿疫方"两种不同干预措施对于 CDC 最终结局报告的确诊患者与排除诊断人群的发热治愈疗效,结果显示,在确诊患者与排除诊断者中,使用纯中药"寒湿疫方"均较非纯中药"寒湿疫方"的治愈时间更短、治愈率更高,差异具有统计学意义($P<0.05$),见表 4-2-14。

表 4-2-14　两种干预措施对 CDC 不同结局者的发热治愈疗效情况

CDC 结局	确　　诊		排 除 诊 断	
	纯中药"寒湿疫方"	非纯中药"寒湿疫方"	纯中药"寒湿疫方"	非纯中药"寒湿疫方"
例数	18	86	78	346
治愈[例(%)]	18(100)	53(61.6)	63(80.8)	223(64.5)
中位治愈时间(天)	1	2	1	2
P	0.002 5		0.017 5	

3. 两种干预措施的不良事件发生率　观察纯中药"寒湿疫方"与非纯中药"寒湿疫方",两种不同干预措施治疗发热人群的安全性,结果表明服用纯中药"寒湿疫方"不良事件发生率为 23.6%,非纯中药"寒湿疫方"为 76.4%,$P<0.05$,提示两组干预措施存在差异性,单纯服用"寒湿疫方"更安全,见表 4-2-15。

表 4-2-15　两种干预措施的安全性分析

不良事件	例　数	纯中药"寒湿疫方"[例(%)]	非纯中药"寒湿疫方"[例(%)]	P
恶心	17	4(23.5)	13(76.5)	0.561
呕吐	2	0(0.0)	2(100)	0.504
腹泻	12	2(16.7)	10(83.3)	0.891
不舒服	67	21(23.9)	63(76.1)	0.077
其他	84	16(25.0)	51(75.0)	0.196
合计	182	43(23.6)	139(76.4)	0.019

通过研究发现,单纯应用"寒湿疫方"的疗效优于非纯中药"寒湿疫方",其治疗发热的治愈时间更短、治愈率更高。对于使用纯"寒湿疫方"治疗的人群,一般 1 天可以看到明显的退热效果,$P<0.05$;进一步分析发现,确诊患者与排除诊断者使用纯中药肺炎"寒湿疫

方"治疗后,发热治愈率分别为100%、80.8%,发热中位治愈时间均为1天。纯中药"寒湿疫方"的使用范围较广,虽是针对新冠肺炎而设,对于确诊病例有效,同样也适合疑似病例、密切接触者的预防、治疗,符合"通用方"的设定。而且纯中药"寒湿疫方"的不良事件发生率(23.6%)较非纯中药"寒湿疫方"(76.4%)低,$P<0.05$,在一定程度上说明纯中药"寒湿疫方"更安全有效。

三、结论

社区隔离人群在中医药的干预下取得了较好的效果,包括隔离人群体温的恢复以及主观不适症状的改善。研究分析了单纯服用"寒湿疫方"与非单纯服用"寒湿疫方"两类干预措施在疗效上是否存在差异,结果发现,单纯服用"寒湿疫方"的人群体温恢复相对非单纯服"寒湿疫方"的人群体温恢复更快、治愈率更高(两组人群基线相同),且研究表明纯中药"寒湿疫方"与非纯中药"寒湿疫方"相比,不良事件发生的概率更小,安全性更高。对于患者主观不适症状的改善,单纯服用"寒湿疫方"的效果相对整个服药人群(包服服用纯"寒湿疫方"以及联合用药)而言治愈时间更短,疗效更好,但由于两组人群在基础疾病的分布上存在差异(在性别、年龄分布上无差异),考虑不能除外纯服用"寒湿疫方"者效果更好的原因在于此类人群合并的基础疾病较少。分析CDC最终结局报告的确诊患者与排除诊断者单纯应用"寒湿疫方"的情况,结果显示对于确诊者而言,非单纯应用"寒湿疫方"的比例更高,考虑疾病发生后更倾向于应用多种药物。

以上通过分析整个隔离人群的用药情况及症状改善情况,可知80%以上的社区隔离人群接受了规律的中医药治疗,并取得了明确的疗效,提示中医药专方治疗在面对紧急状态的重大疫情时具有重大意义,是普惠百姓的一种有效方式。

第二节　住院患者人群的中医药干预疗效分析

为了获得更可靠的研究结果,我们搜集了293例湖北省中医院新冠患者住院电子病历(EMR),所有信息(如人口统计信息、诊断、临床命令和实验室检查)均已标准化。为了提取临床文本中表型术语,基于前期开发的人机协同表型谱标注系统,我们使用命名实体抽取方法从入院记录中提取中医临床实体,如症状和药物。本研究利用EMR资料,描述了293例新冠患者的临床和治疗特点,对其入院前和住院后的临床表现和治疗进行调查,初步揭示了中药方剂对新冠肺炎治疗的潜在疗效及其规律。采用国际疾病分类编码第11版(ICD-11)对疾病描述进行标准化处理,最终确定了132种疾病与13个疾病类别;99种症状以及9个症状类别;29种舌脉、290种中药和35种西药类别。所有数据均经过训练有素的医学研究人员的验证和规范,以确保术语映射的准确性。

一、293 例住院患者的临床特点

在 293 例病例中,24 例死亡,238 例出院,31 例转院。这些患者的平均年龄为 57 岁,其中女性占 54%,男性占 46%。重症患者的平均住院时间较普通型患者长(15.5 天 vs 14 天),症状最早出现时间较普通型患者短(9 天 vs 11.5 天)。178 例(61%)患者具有合并疾病,其中,高血压(24%)是最常见的合并病,其次是糖尿病(16%)和冠心病(6%)。约 83%的患者有呼吸道症状,咳嗽是最常见的症状,近一半的患者出现消化系统和神经系统方面不适,如食欲不振和失眠。此外,出现胸闷、气喘和呼吸困难的患者大多病情较重,见表 4-2-16。新冠患者在病程早期,白细胞和中性粒细胞计数均为正常,但淋巴细胞数趋于异常,C 反应蛋白和 IL-6 水平升高,有提示继发感染的可能。经过治疗后,这些指标可以轻微恢复正常。此外,肌红蛋白、胆红素和 γ-GT 在重度患者中明显升高,而三酰甘油和总胆固醇在普通型患者中的值更高(1.6 mm/L vs. 1.4 mm/L,4.4 mm/L vs. 3.8 mm/L)。在重症病例中,部分氧饱和度的比值明显较低,这意味着发生急性呼吸窘迫综合征(ARDS)和接受机械通气的可能性更高。

二、293 例新冠患者西药与中成药的治疗特点

目前,针对新冠患者,抗菌和抗病毒类药物仍是首选。本研究中,258 例(88%)接受抗菌药物治疗,247 例(84%)接受抗病毒药物治疗,135 例(46%)接受糖皮质激素治疗。199 例(68%)患者服用阿比多尔,56 例(19%)服用利巴韦林,52 例(18%)服用干扰素。重症患者大量使用激素(如甲泼尼龙)、消化系统药物(如奥美拉唑)和生物制品(如白蛋白),特别是危重患者抢救阶段使用的抗休克药物。

表 4-2-16　普通型和重型新冠患者的临床特征

人口学和临床特征	总体 (n=293)	普通型 (n=207)	重型 (n=86)	P 值
年龄(岁)	57.1±15.6	54.0±15.0	64.6±14.5	1.25E-07
性别				
女性	158(54%)	128(62%)	30(35%)	2.50E-05
男性	135(46%)	79(38%)	56(65%)	
住院时间	14.5±6.1	14.0±5.1	15.5±7.9	5.14E-02
首发症状时间	10.8±7.2	11.5±7.5	9.1±6.3	1.58E-02
合并疾病	178(61%)	108(52%)	70(81%)	3.09E-06
内分泌及代谢疾病	101(34%)	58(28%)	43(50%)	3.12E-04
糖尿病	47(16%)	25(12%)	22(26%)	4.13E-03
循环系统疾病	91(31%)	47(23%)	44(51%)	1.64E-06
高血压	69(24%)	40(19%)	29(34%)	8.17E-03

续　表

人口学和临床特征	总体 ($n=293$)	普通型 ($n=207$)	重型 ($n=86$)	P 值
冠心病	19(6%)	8(4%)	11(13%)	4.72E-03
脑卒中	11(4%)	2(1%)	9(10%)	3.73E-04
消化系统疾病	39(13%)	13(6%)	26(30%)	3.88E-08
慢性胃炎	5(2%)	1(0.5%)	4(5%)	4.41E-02
泌尿系统疾病	22(8%)	11(5%)	11(13%)	2.70E-02
慢性肾脏病	4(1%)	0(0%)	4(5%)	1.01E-02
症状体征				
呼吸系统症状	243(83%)	171(83%)	72(84%)	8.18E-01
咳嗽	148(51%)	101(49%)	47(55%)	3.61E-01
胸闷	104(35%)	61(29%)	43(50%)	8.24E-04
气喘	104(35%)	59(29%)	45(52%)	1.04E-04
呼吸困难	34(12%)	14(7%)	20(23%)	5.97E-05
一般症状	181(62%)	121(58%)	60(70%)	8.18E-01
发热	102(35%)	57(28%)	45(52%)	4.99E-05
消化系统症状	138(47%)	86(42%)	52(60%)	3.13E-03
纳差	87(30%)	52(25%)	35(41%)	7.87E-03
神经系统症状	120(41%)	75(36%)	45(52%)	1.07E-02
失眠	96(33%)	56(27%)	40(47%)	7.87E-03
循环系统症状	24(8%)	12(6%)	12(14%)	2.04E-02
心悸	24(8%)	12(6%)	12(14%)	2.04E-02
体温	36.9±0.7	36.8±0.7	37.0±0.8	1.03E-01
呼吸	20.9±4.1	20.3±2.7	22.2±5.9	9.25E-04
血压				
收缩压	126.3±16.4	123.0±13.7	132.9±19.2	1.99E-06
舒张压	75.9±10.3	75.0±9.3	77.7±11.9	2.05E-02
舌脉特征				
舌红	155(53%)	112(54%)	43(50%)	5.21E-01
舌暗	12(4%)	5(2%)	7(8%)	2.44E-02
苔黄	167(57%)	125(60%)	42(49%)	6.90E-02
苔腻	73(25%)	52(25%)	21(24%)	8.99E-01
脉数	42(14%)	22(11%)	20(23%)	4.97E-03
中医证型				

续　表

人口学和临床特征	总体 ($n=293$)	普通型 ($n=207$)	重型 ($n=86$)	P 值
邪气侵肺证	91(31%)	56(27%)	35(41%)	2.15E-02
痰热阻肺证	84(29%)	62(30%)	22(26%)	4.51E-01
风热阻络证	33(11%)	26(13%)	7(8%)	2.76E-01
风热袭肺证	18(6%)	13(6%)	5(6%)	8.80E-01
痰湿阻肺证	14(5%)	10(5%)	4(5%)	8.14E-01
实验室指标				
白细胞计数(3.5~ 9.5)×10^9/L	5.0(3.9~7.0)	4.9(3.9~6.2)	5.8(3.9~8.0)	7.14E-02
中性粒细胞计数 (1.8~6.3)×10^9/L	3.5(2.6~5.3)	3.4(2.5~4.2)	4.6(3.1~6.6)	1.55E-03
淋巴细胞计数 (1.1~3.2)×10^9/L	1.0(0.7~1.4)	1.2(0.9~1.6)	0.7(0.5~1.0)	6.76E-09
C反应蛋白(<3 mg/L)	18.2(4.2~63.5)	8.1(2.3~25.4)	58.3(22~117.5)	1.89E-12
三酰甘油(<1.7 mmol/L)	1.6(1.1~2.0)	1.6(1.2~2.1)	1.4(1.1~1.79)	3.71E-02
肌红蛋白(<100 ng/mL)	54.0(35.3~91.5)	43.6(35.3~58.4)	76(45.7~147.1)	4.88E-03
总胆红素(<21 μmol/L)	8.0(6.2~11.6)	7.2(5.8~9.7)	10.3(7.2~13.6)	6.97E-05
总胆固醇 (<5.17 mmol/L)	4.2(3.5~4.9)	4.4(3.9~5.0)	3.8(3.4~4.4)	2.17E-03
低密度胆固醇 (<3.4 mmol/L)	2.2(1.8~2.6)	2.3(1.9~2.8)	2.0(1.7~2.5)	1.47E-02
高密度胆固醇(1.29~ 1.55)mmol/L	1.1(0.9~1.2)	1.1(0.9~1.2)	1.0(0.9~1.2)	5.38E-02
谷丙转氨酶(13~40) U/L	22.0(18.0~34.0)	20.0(17.0~27.0)	33.0(22.0~49.0)	8.18E-07
γ谷氨酰转肽酶(7~ 45)U/L	23.0(15.0~40.0)	22.0(14.3~35.8)	26.5(17.0~47.5)	5.54E-02
尿酸(155~357)μmol/L	300(234.5~369.0)	315(241.0~364.5)	285(231.5~396.0)	7.66E-01
血小板计数(125~ 350)×10^9/L	210(163.3~253.0)	228(171.0~267.0)	190(140.0~240.0)	8.96E-03
凝血酶原时间(9.9~ 12.9)s	12.1(11.5~12.6)	11.9(11.4~12.4)	12.5(11.9~13.6)	1.33E-04
血氧饱和度(96~ 98)%	97.1(94.9~98.7)	97.8(97.0~99.0)	96.1(93.3~98.7)	4.39E-03
白细胞介素6 (<7 pg/mL)	14.6(4.4~39.5)	9.8(2.5~18.7)	34.2(13.7~87.9)	9.95E-05

三、新冠住院患者中药处方的治疗特点

中药治疗对于新冠而言意义重大，293 例患者中，20 例（6.8％）患者未服用中药，其中 2 例病情危重。根据 EMR 信息，其余 18 例（普通型 11 例，重度 7 例）有"患者拒服中药"记录，这 18 名患者的住院时间从 5 天到 28 天不等。273 名（93％）患者接受了中药处方治疗，共涉及 1 176 个不同的草药处方以及 290 种不同的中药，大多处方由 16～18 种中药组成。269 名出院或转院的患者中有 256 名（＞95％）使用了中药处方，而 24 名死亡患者中只有 17 名（71％）使用了中药处方。这些处方中的大多数中药具有清热解毒（如黄芩、瓜蒌皮）和燥湿化痰（如半夏、陈皮）功效，大多入心肺经和胃脾经。为了检测新冠疾病的中药复方组合规律，我们使用关联规则方法从 1 176 个中药处方中筛选了前 10 个中药组合。结果表明，瓜蒌子与茯苓、瓜蒌皮与半夏、陈皮与甘草等是该院住院患者常用的中药组合。

四、新冠患者院前治疗特点

为了分析新冠患者院前的治疗情况，我们提取了 EMR 入院文本中的院前治疗内容。有 285 例（97％）患者出现院前不适，172 例（59％）患者在院前接受了药物治疗。大多数使用了抗生素（138）或抗病毒药物（122）。另外，89 例（30％）使用了中成药治疗，其中 69 例（78％）服用了连花清瘟胶囊。研究结果发现院前出现的 83 种症状（如发热、咳嗽和乏力），其中有 51 种症状出现了暂时的变化（如症状消失）。101 例患者院前使用莫西沙星、79 例使用奥司他韦和 61 例使用阿比多尔。我们发现这些药物可以缓解发热［30％～40％，部分缓解率（PRR）］，乏力和干咳（PRR 20％～45％），但很少能够缓解胸闷、心悸和气喘。使用最多的中成药为连花清瘟胶囊，共 69 例，可缓解乏力（43％ PRR）、发热（38％ PRR）、干咳（25％ PRR）、咳嗽（20％ PRR）等相关症状。

五、讨论与总结

本研究主要分析了 293 例新冠住院患者的临床特点和治疗特点，并且再次确认了几个公认的危险因素，如年龄、性别（男性）和合并疾病，以及可能的新的实验室指标（如胆固醇）和中医舌脉特征（如舌暗），这些都与新冠病毒感染和预后相关，并从近 300 例新冠肺炎病例中发现患者的中医症状特征，对中医病理机制研究具有重要意义。另外，从 1 176 个中药处方中获取常用中药及其配伍，体现了中医药治疗新冠疾病的原则。最后，我们还探索了院前疗效的情况，约 59％的患者在入院前接受过抗病毒、抗生素和中成药等治疗，而这些治疗可能对发热、干咳等症状有一定的影响。

第三节　基于"复阳"/无症状感染患者队列 联合团队研究模式

一、研究团队组建背景

2020年暴发的新冠肺炎是典型的新发突发性传染病,给人类带来巨大威胁。在我国,疫情得到控制后,进入第二个阶段,出现一部分无症状感染、核酸复阳、长期核酸不能转阴(持阳)的相关患者,我们暂且统称之为 SARS-CoV-2 持续感染者。新冠肺炎疫情发生以来的短短几个月,已经发表了数千篇的相关研究报道,但新冠病毒对我们而言,仍然非常"新",对 COVID-19 无症状感染、核酸复阳、长期核酸不能转阴(持阳)患者的认识和解释仍是碎片化状态。

这些患者是否跟早期新冠肺炎确诊感染者一样有传染性? 核酸复阳患者身体内是否能够分离出活病毒? 这些病毒会潜藏在身体的何处? 核酸复阳,无症状者是否意味着可能长期携带病毒,从而发展成持续性感染? 如何彻底治愈? 这类患者如何管理? 这些防控与救治方面的疑问成为疫情第二阶段新的重大关注点,直接影响到社会公众心理、政府医疗防控救治措施以及返岗复工对策。

抗击新冠疫情是一个长期的任务。无症状患者、复阳患者和持续阳性患者是疫情恢复期的主要关注点。项目执行团队称为"武昌联合团队",曾在疫情暴发流行期做出重大贡献,病毒学研究团队中国科学院病毒研究所首次发现新型冠状病毒,仝小林院士团队、湖北省中医院、武昌区政府共同创造了"武昌模式",阻断社区、家庭等医院外的早期暴发流行,华中科技大学同济医学院公卫学院一直进行流调证据研究,帮助政府决策。联合团队通过交流,一致同意从不同的方面和层面,为科技抗击新冠疫情取得决胜做出一份贡献,共同揭示无症状感染和复阳机制,研究治疗策略。

二、研究团队结构

基于上述问题的复杂性、多学科性,由中国科学院仝小林院士与中国科学院生物物理所首席专家张先恩教授领衔,组织了病毒学专家、免疫学专家、流行病学专家、中医药临床专家、政府行政管理人员等多学科的联合研究团队,承担国家重大专项应急攻关课题,拟进一步探寻解答上述科学问题。团队协作参与人数达57人之多,团队成员多从事生物化学与分子生物学、分子生物关系学、流行病学、环境科学、免疫学、(中、西医)临床医学等学科的研究工作,具有学科交叉、专业多样、能力互补等特点,有合理的专业结构。其中高级职称23人,中级职称14人,博士学位18人,具备有合理的人才规模和结构。

三、团队开展的研究工作

研究团队开展工作主要回答以下关键科学问题：

（1）无症状感染患者、复阳患者身体是否带有活病毒？如果有，病毒潜藏在什么地方？是否具有传染性？

（2）能否通过建立这类人群的分子免疫图谱对患者个体进行免疫力情况的详尽分析？从而建立此类人群的免疫状况及关联信息。传统中医理论与现代免疫学之间是否能建立一定的关联？

（3）目前通过核酸检测确诊新冠肺炎感染者是唯一推荐标准，但临床实际中，存在阳性检出率偏低，准确性不稳定等缺点。N蛋白抗原检测能否助力提升新冠病毒检测的阳性率？

（4）目前针对无症状感染者和复阳患者，没有可以使用的西药，中医药干预是否有效，拟找寻一种中医药干预方案并进行疗效评价。

（5）基于上述提问，研究团队结合国家重大专项应急攻关项目的要求，确定了以下具体研究内容：活病毒分离和细胞染色的病毒学研究；分子免疫图谱、免疫力分析与病毒抗原检测的免疫学研究；对社区新冠肺炎康复者进行分层整群抽样的流行病学研究；患者临床症状分析与中医药干预的临床研究。其相互逻辑关系如图4-2-2所示。

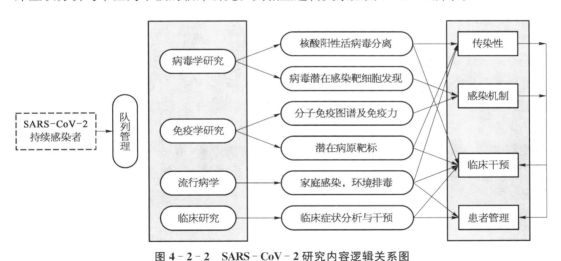

图4-2-2　SARS-CoV-2研究内容逻辑关系图

四、研究任务设置

研究开展主要依托武昌区和湖北省中医院建立和随访的新冠肺炎患者队列，以COVID-19无症状感染、核酸复阳、长期核酸不能转阴（持阳）患者为对象，设立病毒学、免疫学、流行病学和临床诊治等4项任务，开展系统性、综合性研究，研究目标和具体分工概括如下。

1. 病毒学研究　主要包括活病毒分离和病毒潜藏处的研究工作,合作单位有中国科学院武汉病毒所、湖北省中医院、中国中医科学院广安门医院。

2. 免疫学研究　主要包括分子免疫图谱和抗原靶标检测等研究工作,合作单位有中国科学院生物物理所、中国科学院武汉病毒所、湖北省中医院、中国中医科学院广安门医院。

3. 流行病学研究　主要包括病毒的传染性等研究工作,合作单位有华中科技大学、湖北省中医院、中国中医科学院广安门医院。

4. 临床研究　主要包括新冠肺炎三类人群的临床救治、中西医结合的干预、流行病学调查采集,患者临床特征分析等研究工作,合作单位有中国科学院生物物理所、中国科学院武汉病毒所、湖北省中医院、中国中医科学院广安门医院、华中科技大学同济医学院公卫学院。

其中,武昌区卫生健康局及其相关疾控机构为整个项目研究提供队列平台支撑。

五、协作保障机制

从 2020 年 4 月初,在全小林院士和张先恩教授的带领下,"武昌联合团队"围绕上述问题就开始了早期的部署和组织协调工作,建立了微信工作群,每周组织和汇报工作进展,5 月份开始申报国家专项课题,6 月份接到科技部通知正式开始承担专项项目,开展攻关研究。中国科学院生物物理所、中国科学院武汉病毒所、中医科学院广安门医院、华中科技大学、湖北省中医院和武昌区卫生健康局各单位从上到下都给予最大的支持和帮助,组建专职团队,PI 负责制。项目过程采取工程化管理方式来组织研究、传承和拓展前期疫情暴发时建立的"武昌模式",精诚合作,共享资源,筹集经费,日夜奋战,充分交流,及时跟进研究进展。每周 1～2 次集中例会及时协调项目推进中的疑难问题,保证项目扎实推进。作为一个应急攻关团队,项目组确定了以下基本原则:① 所有研究均紧密围绕国家科技部攻关专项项目目标开展;② 研究团队共商解决方案,信息共享,资源共享,研究成果共享;③ 研究分工中明确主体和合作方,保证合作顺畅;④ 按照实际贡献鼓励创新与发现。

第三章
新冠肺炎中医药治疗效果的循证研究

第一节 "寒湿疫方"对轻型与普通型
新冠肺炎患者临床结局影响

一、介绍

2019 年 12 月底中国湖北省武汉市陆续出现多例新冠肺炎患者(COVID‐19),此后确诊数量迅速增加。在疫情早期阶段,大量 COVID‐19 轻型和普通型患者经筛查确诊后在隔离点进行隔离治疗,探寻有效的干预手段早期干预,改善轻型和普通型患者的预后,对控制疫情发展,减轻社会医疗负担起到积极作用。

武昌区位于武汉市中心,人口密度大,确诊病例多,是疫情最为严重地区之一。针对隔离点内大量 COVID‐19 轻型和普通型患者,武昌区卫生健康局采用了"中药通治方＋互联网"的社区防疫模式进行应对。团队根据实地调研拟定中药处方"寒湿疫方",并经武汉市卫生健康委员会批准,以《关于在新型冠状病毒感染的肺炎中医药治疗中推荐使用中药协定方的通知》进行推广,对 17 个隔离点内 COVID‐19 轻型和普通型患者采用"寒湿疫方"治疗,以期防止患者病情在社区管控隔离条件下进一步加重。并利用无接触式实时数据采集系统 APP(渔歌医疗)进行信息收集,便于医师同隔离患者就病情进行实时沟通,动态监测患者病情变化,观察"寒湿疫方"对于 COVID‐19 轻型和普通型患者的疗效,在必要的情况下调整患者的治疗方案。

在指导 COVID‐19 轻型和普通型患者治疗过程中,我们发现服用"寒湿疫方"后,轻型和普通型患者具有症状消退快,转为重型比例降低的特点,针对此现象,作者团队基于已收集经"寒湿疫方"治疗的 COVID‐19 轻型和普通型患者相关临床资料,与武汉市武昌区疾病控制中心(CDC)数据库提供的同时期确诊但未服中药复方的 COVID‐19 轻型和普通型患者相比较,对"寒湿疫方"降低 COVID‐19 轻型及普通型患者转为重型比例的作用进行评估。

二、材料和方法

（一）研究项目

本研究是一项在武汉市武昌区开展的回顾性队列研究。研究"寒湿疫方"对轻型与普通型新冠肺炎患者临床结局影响，其中以服用"寒湿疫方"为暴露因素，暴露组为武汉市武昌区 17 个社区隔离点截至 3 月 10 日确诊为 COVID－19 轻型和普通型且服用"寒湿疫方"2 天以上的患者，患者如服药后无明显不适或病情进展，可持续服用直至疾病痊愈；非暴露组患者为武汉市武昌区疾病控制中心（CDC）数据库提供的同时期确诊但未服中药复方（包括汤剂和免煎颗粒等）的 COVID－19 轻型和普通型患者。通过收集两组患者年龄、性别、病程时间、既往病史、初发症状、合并用药、治疗转归等数据，比较两组患者之间转为重型比例的差异。

COVID－19 患者诊断由武汉市武昌区定点三级医院进行。参考中国国家卫生健康委员会颁布的《新型冠状病毒肺炎临床治疗方案》，本研究纳入符合轻型及普通型标准的患者，重型及危重型患者予以排除。

本研究获得湖北省中医院伦理委员会（批件号 HBZY2020－C01－01）的批准及中国临床试验中心（注册号 ChiCTR2000029601）的注册。

（二）数据采集

暴露组数据采集首先由患者扫描药盒上的二维码进入互联网实时信息采集 APP 进行填写，对该部分数据进行导出整理后，如果存在相关信息的缺失或需要澄清的相关信息，则由有医学背景的随访人员对患者及其家属进行电话随访，必要时与社区卫生服务站工作人员联系核准信息，保证信息采集的准确性和完整性。非暴露组数据由武汉市武昌区疾病控制中心（CDC）提供在同时期确诊 COVID－19 轻型和普通型患者的病例进行筛选并导出，由有医学背景的随访人员对缺失或需要澄清的信息，按照相同的方法进行电话随访，保证信息采集的准确性和完整性。将所有收集完整的信息使用标准电子数据库录入。为保证结果准确性及避免偏倚，所有数据由两位医师检查，存在争议的地方由第三研究人员判定。研究的结果分析和报道均符合 STORBE 指南。

（三）评价指标

本研究主要观察指标为 COVID－19 轻型和普通型患者的转为重型比例。考虑可能影响结局的因素包括患者的年龄、性别、病程时间、既往病史、初发症状、合并用药及分组。采用单因素回归分析、多因素回归分析方法筛选影响患者结局转归的因素，以倾向性评分匹配（PSM）平衡方法进一步评估暴露因素对患者转为重型比例的影响。

（四）统计分析

本研究所有统计分析采用 SPSS 20.0 进行。所有的统计检验均采用双侧检验，$P \leqslant$ 0.05 将被认为所检验的差别有统计学意义。定量指标的描述将计算均数、标准差。分类指标的描述用各类的例数及百分数。根据变量的特征，采用 t 检验/Wilcoxon 秩和检验对两组受试者的年龄进行比较；采用卡方检验或 Fisher 确切概率法对两组受试者的性别、既往病史、初发症状和合并用药等定性变量计算率差及 95％CI。以转为重型比例作为因变量，通过单因素及多因素 Logistic 回归分析评估年龄、性别、既往病史、初发症状、合并抗病毒药、抗生素、中成药及分组对两组转为重型比例的影响。对于单因素回归有统计学意义的因素，以 Logistic 回归计算倾向得分，采用最邻近匹配法进行 1：1 匹配后再评价两组转为重型比例的差别。

三、结果

（一）人群统计和患者特征

研究纳入截至 3 月 10 日武汉市武昌区 17 个社区隔离点确诊 COVID-19 轻型和普通型患者 999 例，经进一步筛选，剔除拒访 263 例，未确诊 13 例，服用其他中药复方 2 例，最后纳入 721 例患者进行分析，其中有 430 例服用"寒湿疫方"的患者，291 例未服用任何中药复方（包括汤剂和免煎颗粒等）的新冠肺炎患者，见图 4-3-1。

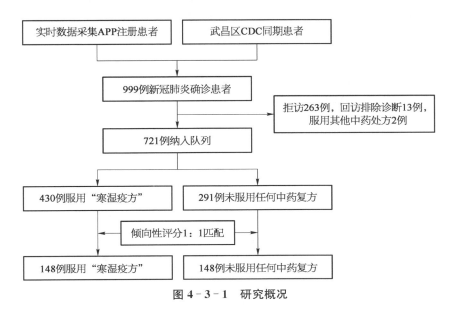

图 4-3-1 研究概况

全部受试者包括男性 347（48.1％）例，女性 374（51.9％）例。患者的中位年龄为 48 岁，我们按照患者年龄是否大于中位年龄分段比较，暴露组患者年龄显著小于非暴露组

（$P<0.001$）。患者中有既往史的病例占总体的46.3％,其中最常见的既往病史为高血压（16.9％）,脂肪肝（7.9％）和糖尿病（7.1％）。暴露组既往患有支气管哮喘（4.4％ vs 1.7％,$P=0.047$）、甲状腺疾病（3.0％ vs 0.7％,$P=0.031$）的比例显著高于非暴露组,而非暴露组既往患有高脂血症（3.7％ vs 11％,$P<0.001$）的比例更高。在全部受试者中,有初发症状的占总体的84.3％,具体而言,暴露组伴有腹泻（26.3％ vs 12.7％,$P<0.001$）症状显著高于非暴露组,而非暴露组在发热（40.9％ vs 66.3％,$P<0.001$）、咳嗽（18.1％ vs 41.6％,$P<0.001$）、乏力（7.2％ vs 36.4％,$P<0.001$）等症状方面比例显著高于暴露组。

在治疗上患者合并使用了多种药物。总体而言合并应用抗病毒药物、抗生素、中成药在两组间产生的差异均无统计学意义。具体每一个类型药物,在抗病毒治疗方面,暴露组多合并使用利巴韦林（7.2％ vs 1.0％,$P<0.001$）和阿比多尔（44.7％ vs 23.7％,$P<0.001$）,而非暴露组多合并使用奥司他韦（38.8％ vs 54％,$P<0.001$）和阿昔洛韦（0.7％ vs 3.4％,$P=0.007$）。应用抗生素方面,暴露组多合并使用阿莫西林（15.8％ vs 5.8％,$P<0.001$）、莫西沙星（30.9％ vs 21.6％,$P=0.006$）,而非暴露组多服用克拉霉素（7％ vs 14.4％,$P=0.001$）。中成药方面,暴露组多合并服用小柴胡颗粒（2.6％ vs 0.3％,$P=0.047$）、双黄连口服液（3.7％ vs 1％,$P=0.027$）、止咳糖浆类（9.5％ vs 3.1％,$P=0.001$）、板蓝根制剂（5.1％ vs 0.7％,$P=0.001$）和感冒清热颗粒（4.9％ vs 0％,$P<0.001$）,而非暴露组多服用连花清瘟胶囊（51.4％ vs 61.5％,$P=0.007$）、藿香正气类（0.2％ vs 18.9％,$P<0.001$）,见表4-3-1。暴露组与非暴露组两组患者最早发病时间分别是2019年12月25日和2019年12月31日,两组患者大发病时间集中在1月23日至2月18日（76.1％ vs 80.8％）,证实两组为同期发病患者。

表4-3-1　基线数据

项　目	所有受试者	暴露组	非暴露组	统计量	P
年龄					
Mean±SD	48.49±14.362	43.79±12.099	55.44±14.641	$Z=-10.789$	<0.001
0～14 岁	6(0.8％)	4(0.9％)	2(0.7％)	$\chi^2=-10.724$	<0.001
15～49 岁	377(52.3％)	286(66.5％)	91(31.3％)		
50～64 岁	224(31.1％)	120(27.9％)	104(35.7％)		
≥65 岁	114(15.8％)	20(4.7％)	94(32.3％)		
≤48 岁	365(50.6％)	277(64.4％)	88(30.2％)	$\chi^2=81.105$	<0.001
＞48 岁	356(49.4％)	153(35.6％)	203(69.8％)		
性别					
女	374(51.9％)	229(53.3％)	145(49.8％)	$\chi^2=0.817$	0.366
既往病史					
既往病史	334(46.3％)	208(48.4％)	126(43.3％)	$\chi^2=1.796$	0.18

续　表

项　目	所有受试者	暴露组	非暴露组	统计量	P
高血压	122（16.9%）	64（14.9%）	58（19.9%）	$\chi^2=3.145$	0.076
冠心病	33（4.6%）	16（3.7%）	17（5.8%）	$\chi^2=1.788$	0.181
糖尿病	51（7.1%）	27（6.3%）	24（8.2%）	$\chi^2=1.023$	0.312
支气管哮喘	24（3.3%）	19（4.4%）	5（1.7%）	$\chi^2=3.933$	0.047
慢阻肺	9（1.2%）	5（1.2%）	4（1.4%）	$\chi^2<0.001$	1
高脂血症	48（6.7%）	16（3.7%）	32（11%）	$\chi^2=14.784$	<0.001
脂肪肝	57（7.9%）	36（8.4%）	21（7.2%）	$\chi^2=0.318$	0.573
胆囊疾病	17（2.4%）	11（2.6%）	6（2.1%）	$\chi^2=0.186$	0.667
甲状腺疾病	15（2.1%）	13（3.0%）	2（0.7%）	$\chi^2=4.649$	0.031
脑卒中	2（0.3%）	0（0%）	2（0.7%）		0.163
慢性肾炎	6（0.8%）	6（1.4%）	0（0%）	$\chi^2=2.578$	0.108
恶性肿瘤	6（0.8%）	2（0.5%）	4（1.4%）	$\chi^2=0.812$	0.368
肝炎	15（2.1%）	12（2.8%）	3（1.0%）	$\chi^2=2.638$	0.104
肺结核	3（0.4%）	2（0.5%）	1（0.3%）	$\chi^2<0.001$	1
其他疾病	103（14.3%）	72（16.7%）	31（10.7%）	$\chi^2=5.259$	0.022
初发症状					
初发症状	608（84.3%）	359（83.5%）	249（85.6%）	$\chi^2=0.567$	0.451
发热	369（51.2%）	176（40.9%）	193（66.3%）	$\chi^2=44.787$	<0.001
咳嗽	199（27.6%）	78（18.1%）	121（41.6%）	$\chi^2=47.724$	<0.001
腹泻	150（20.8%）	113（26.3%）	37（12.7%）	$\chi^2=19.38$	<0.001
乏力	137（19%）	31（7.2%）	106（36.4%）	$\chi^2=96.256$	<0.001
结膜炎	1（0.1%）	1（0.2%）	0（0%）		1
其他症状	136（18.9%）	21（4.9%）	115（39.5%）	$\chi^2=136.031$	<0.001
合并用药					
合并抗病毒	518（71.8%）	315（73.3%）	203（69.8%）	$\chi^2=1.049$	0.306
奥司他韦	324（44.9%）	167（38.8%）	157（54%）	$\chi^2=16.024$	<0.001
洛匹那韦	10（1.4%）	5（1.2%）	5（1.7%）	$\chi^2=0.091$	0.763
阿昔洛韦	13（1.8%）	3（0.7%）	10（3.4%）	$\chi^2=7.352$	0.007
利巴韦林	34（4.7%）	31（7.2%）	3（1%）	$\chi^2=14.744$	<0.001
阿比多尔	261（36.2%）	192（44.7%）	69（23.7%）	$\chi^2=32.949$	<0.001
其他抗病毒药	73（10.1%）	69（16%）	4（1.4%）	$\chi^2=41.056$	<0.001
抗感染药物					
合并抗生素	407（56.4%）	246（57.2%）	161（55.3%）	$\chi^2=0.25$	0.617
阿莫西林	85（11.8%）	68（15.8%）	17（5.8%）	$\chi^2=16.595$	<0.001
头孢类	96（13.3%）	63（14.7%）	33（11.3%）	$\chi^2=1.648$	0.199

续　表

项　目	所有受试者	暴露组	非暴露组	统计量	P
左氧氟沙星	74(10.3%)	46(10.7%)	28(9.6%)	$\chi^2=0.218$	0.641
莫西沙星	196(27.2%)	133(30.9%)	63(21.6%)	$\chi^2=7.552$	0.006
克拉霉素	72(10%)	30(7%)	42(14.4%)	$\chi^2=10.734$	0.001
其他抗生素	41(5.7%)	26(6.0%)	15(5.2%)	$\chi^2=0.257$	0.612
中成药					
合并中成药	452(62.7%)	259(60.2%)	193(66.3%)	$\chi^2=2.752$	0.097
连花清瘟	400(55.5%)	221(51.4%)	179(61.5%)	$\chi^2=7.191$	0.007
小柴胡颗粒	12(1.7%)	11(2.6%)	1(0.3%)	$\chi^2=3.935$	0.047
双黄连口服液	19(2.6%)	16(3.7%)	3(1.0%)	$\chi^2=4.895$	0.027
藿香正气类	56(7.8%)	1(0.2%)	55(18.9%)	$\chi^2=84.425$	<0.001
止咳糖浆类	50(6.9%)	41(9.5%)	9(3.1%)	$\chi^2=11.16$	0.001
板蓝根制剂	24(3.3%)	22(5.1%)	2(0.7%)	$\chi^2=10.579$	0.001
感冒清热颗粒	21(2.9%)	21(4.9%)	0	$\chi^2=14.638$	<0.001
其他中成药	53(7.4%)	22(5.1%)	31(10.7%)	$\chi^2=7.812$	0.005

（二）疗效评价

本研究主要观察指标为 COVID-19 轻型和普通型患者转为重型的比例,研究发现暴露组无转为重型病例,非暴露组转为重型 19 例(6.5%)($P<0.001$),两组转为重型比例的差值(暴露组－非暴露组)为－6.5%[95%CI:(－8.87%,－4.13%)]。通过考虑性别、年龄(是否大于中位年龄 48 岁)、既往病史、初发症状(发热、咳嗽、腹泻、乏力)、合并用药等方面因素针对转为重型比例进行分层分析,我们发现除腹泻外的因素两组间差异均有统计学意义($P<0.05$),因此需要对这些因素进行平衡,见表4-3-2 所示。

表 4-3-2　疗效评价

项　目	所有受试者	暴露组	非暴露组	统计量	P
转为重型比例					
转重	19(2.6%)	0	19(6.5%)	$\chi^2=28.835$	<0.001
性别分层					
男性	14(4%)	0	14(9.6%)	$\chi^2=20.084$	<0.001
女性	5(1.3%)	0	5(3.4%)	$\chi^2=8.004$	0.005
年龄分层					
年龄≤48 岁	3(0.8%)	0	3(3.4%)	$\chi^2=9.521$	0.002
年龄>48 岁	16(4.5%)	0	16(7.9%)	$\chi^2=12.627$	<0.001

续　表

项　目	所有受试者	暴露组	非暴露组	统计量	P
基础病分层					
有基础病	7(2.1%)	0	7(5.6%)	$\chi^2=9.251$	0.002
无基础病	12(3.1%)	0	12(7.3%)	$\chi^2=16.662$	<0.001
初始症状分层					
有初发症状	19(3.1%)	0	19(7.6%)	$\chi^2=28.277$	<0.001
无初发症状	0	0	0		
发热分层					
有发热	16(4.3%)	0	16(8.3%)	$\chi^2=15.252$	<0.001
无发热	3(0.9%)	0	3(3.1%)	$\chi^2=7.842$	0.005
咳嗽分层					
有咳嗽	12(6%)	0	12(9.9%)	$\chi^2=6.575$	0.01
无咳嗽	7(1.3%)	0	7(4.1%)	$\chi^2=11.744$	0.001
腹泻分层					
有腹泻	1(0.7%)	0	1(2.7%)		0.247
无腹泻	18(3.2%)	0	18(7.1%)	$\chi^2=23.196$	<0.001
乏力分层					
有乏力	10(7.3%)	0	10(9.4%)	$\chi^2=1.915$	0.166
无乏力	9(1.5%)	0	9(4.9%)	$\chi^2=16.639$	<0.001
中成药分层					
使用中成药	13(2.9%)	0	13(6.7%)	$\chi^2=17.962$	<0.001
未使用中成药	6(2.2%)	0	6(6.1%)	$\chi^2=8.085$	0.004

　　针对上述发现的诸多影响因素,我们采用单因素回归分析、多因素回归分析及倾向性评分匹配(PSM)平衡其他影响因素以评价"寒湿疫方"这一暴露因素对两组转为重型比例的影响。首先以转为重型比例作为因变量,以年龄、性别、既往病史、主要初始症状、使用抗病毒药、使用抗生素、合并中成药和分组作为自变量,进行单因素 Logistic 回归。结果显示,性别(男性)、年龄(>48 岁)、发热、咳嗽、乏力是转为重型的危险因素。我们进一步采用多因素 Logistic 回归对单因素回归法分析得到的危险因素分 7 次进行逐步校正。结果显示,在校正所有因素后,性别(男性)(OR:3.15;95%CI:(1.04,9.55);P=0.043)和年龄(>48 岁)(OR:1.04;95%CI:(1.00,1.09);P=0.044)是结局转为重型的独立危险因素,见表 4-3-3。

　　考虑两组病例样本量的差异和混杂因素的不均衡,以单因素 Logistic 回归分析发现的危险因素作为匹配变量,1∶1 进行倾向性评分的最近邻匹配(卡钳 caliper=0.25σ),共得到 148 对样本。其中暴露组无转为重型病例,非暴露组转重 7 例(4.7%)(P=0.022),两组转为重型比例的差值(暴露组－非暴露组)为－4.7%[95%CI:(－8.2%,－1.2%)],匹配前后各影响因素矫正情况见表 4-3-4。

表 4-3-3 单因素和多因素回归分析

影响因素	单因素分析		多因素分析	
	P	OR(95%CI)	P	OR(95%CI)
年龄	<0.001	1.073(1.034,1.113)	<0.001[1]	1.072(1.034,1.112)
			<0.001[2]	1.083(1.041,1.125)
			0.006[3]	1.06(1.017,1.104)
			0.004[4]	1.063(1.019,1.109)
			0.005[5]	1.063(1.019,1.108)
			0.005[6]	1.063(1.019,1.109)
			0.044[7]	1.044(1.001,1.088)
性别(Ref=女)	0.031	3.103(1.106,8.707)	0.027[1]	3.241(1.141,9.203)
			0.027[2]	3.258(1.144,9.284)
			0.034[3]	3.207(1.091,9.427)
			0.038[4]	3.165(1.064,9.414)
			0.036[5]	3.263(1.083,9.832)
			0.036[6]	3.284(1.084,9.948)
			0.043[7]	3.145(1.036,9.545)
既往病史(Ref=无)	0.404	0.669(0.260,1.719)	0.052[2]	0.371(0.137,1.009)
			0.152[3]	0.463(0.161,1.329)
			0.095[4]	0.397(0.134,1.175)
			0.092[5]	0.393(0.133,1.165)
			0.099[6]	0.397(0.132,1.188)
			0.162[7]	0.454(0.15,1.372)
发热	0.009	5.273(1.523,18.257)	0.033[3]	4.119(1.125,15.08)
			0.037[4]	4.035(1.09,14.943)
			0.036[5]	4.053(1.096,14.986)
			0.036[6]	4.062(1.097,15.037)
			0.179[7]	2.461(0.663,9.142)
咳嗽	0.001	4.721(1.831,12.172)	0.024[3]	3.355(1.172,9.601)
			0.045[4]	2.996(1.027,8.738)
			0.042[5]	3.04(1.04,8.886)
			0.042[6]	3.041(1.039,8.897)
			0.159[7]	2.15(0.742,6.234)
腹泻	0.126	0.206(0.027,1.557)	0.152[3]	0.219(0.027,1.753)
			0.131[4]	0.199(0.024,1.619)
			0.129[5]	0.197(0.024,1.608)
			0.129[6]	0.195(0.024,1.607)
			0.185[7]	0.235(0.028,2)

续　表

影 响 因 素	单因素分析		多因素分析	
	P	**OR(95%CI)**	**P**	**OR(95%CI)**
乏力	0.001	5.031(2.003,12.634)	0.185[3]	2.061(0.708,5.998)
			0.133[4]	2.31(0.776,6.88)
			0.123[5]	2.387(0.791,7.201)
			0.125[6]	2.377(0.786,7.192)
			0.327[7]	1.71(0.585,5)
合并抗病毒药(Ref=否)	0.103	3.410(0.781,14.895)	0.058[4]	4.439(0.951,20.730)
			0.055[5]	4.948(0.964,25.389)
			0.056[6]	4.944(0.963,25.378)
			0.061[7]	4.691(0.930,23.644)
合并抗生素药(Ref=否)	0.291	1.694(0.636,4.507)	0.694[5]	0.795(0.254,2.488)
			0.684[6]	0.788(0.249,2.491)
			0.950[7]	0.964(0.308,3.016)
合并中成药(Ref=否)	0.602	1.298(0.487,3.456)	0.906[6]	1.069(0.352,3.246)
			0.758[7]	1.187(0.398,3.545)
分组（Ref=对照组）	0.992	/	0.992[7]	

(1) 模型包括年龄和性别。
(2) 模型包括年龄、性别和既往病史。
(3) 模型包括年龄、性别、既往病史和主要初始症状。
(4) 模型包括年龄、性别、既往病史、主要初始症状和使用抗病毒药。
(5) 模型包括年龄、性别、既往病史、主要初始症状、使用抗病毒药和使用抗生素。
(6) 模型包括年龄、性别、既往病史、主要初始症状、使用抗病毒药、使用抗生素和合并中成药。
(7) 模型包括年龄、性别、既往病史、主要初始症状、使用抗病毒药、使用抗生素、合并中成药和分组。

表 4-3-4　倾向性评分匹配

变　量		配对前			配对后		
		暴露组 n=430	非暴露组 n=291	**P**	暴露组 n=148	非暴露组 n=148	**P**
年龄	Mean±SD	43.79± 12.099	55.44± 14.641	<0.001	47.80± 12.656	48.97± 14.618	0.407
	Median (Q1,Q3)	44.00 (35,52)	57.00 (46,68)		49.50(39,57)	50.50(37,59)	
性别(Ref=女)		201(46.7%)	146(50.2%)	0.366	83(56.1%)	75(50.7%)	0.351
发热		176(40.9%)	193(66.3%)	<0.001	71(48%)	78(52.7%)	0.416
咳嗽		78(18.1%)	121(41.6%)	<0.001	126(85.1%)	115(77.7%)	0.100
乏力		31(7.2%)	106(36.4%)	<0.001	133(89.9%)	134(90.5%)	0.845

四、讨论

COVID-19 的全球性流行,给世界各国带来巨大的医疗压力,据美国 Johns Hopkins University 数据显示,截至 2020 年 4 月 3 日,全球共确诊 COVID-19 患者超过 100 万例,美国累计确诊超过 24 万例,欧洲地区意大利和西班牙皆确诊超过 11 万例,且确诊人数仍在不断上升。面对大量密切接触人群及 COVID-19 轻型和普通型患者,各国皆采取社区管控和居家隔离措施,以期通过物理隔离,阻止已确诊患者或可能处于潜伏期患者的扩散感染。但在居家隔离过程中,由于社区监管相对不严格,同时仍有部分人员需采购必要生活物资和往返医院进行相关咨询治疗而导致人员流动,造成社区人群交叉传染和聚集性爆发等问题。且居家隔离的 COVID-19 轻型和普通型患者在无医生的指导下缺乏有效干预手段,会伴有 COVID-19 轻型和普通型患者转为重型等问题。针对此类患者人群,若能在居家隔离阶段进行大规模的有效社区干预,降低其转为重型比例,可大量减少 COVID-19 重型和危重型患者数量,加快 COVID-19 疫情控制。

对于 COVID-19 轻型和普通型患者,国际上多以抗病毒、抗感染及对症支持治疗为主,然而目前用于治疗新冠肺炎的抗病毒临床用药,大多来源于先前治疗 SARS、MERS、甲流等相关病毒性疾病的经验,其疗效不确切性及药物副作用值得我们重视。目前相关药物有效的临床试验报道中,一例患者采用未上市的瑞德西韦治愈,而在洛匹那韦-利托那韦治疗成人 COVID-19 重型患者并没有观察到高于标准治疗的获益,且出现了多例胃肠道不良反应事件。同时阿比多尔与洛匹那韦-利托那韦在早期一项 134 例患者的研究中也未发现改善症状或缩短呼吸道标本病毒核酸转阴时间的作用。相关抗病毒药物的不良反应、副作用也不容忽视,如利巴韦林在治疗 SARS 患者时发生低钙血症、溶血性贫血、低镁血症。羟氯喹和氯喹被 FDA 紧急授权用于治疗 COVID-19,但氯喹类药物(羟氯喹和磷酸氯喹)可导致头晕、头痛、眼花、食欲减退、恶心等不良反应。

在居家隔离的条件下,我们的研究表明中药降低 COVID-19 轻型和普通型患者转为重型比例的有效性,可为 COVID-19 轻型和普通型患者的社区防治工作提供参考。轻型和普通型患者转为重型比例作为判断 COVID-19 发展的重要指标,现阶段仍缺少相关研究报道关于在社区防疫过程中降低转为重型患者比例的有效方法。在中国本次疫情防控中,传统中药已广泛用于临床。一些研究结果表明,中药可以减轻轻型和普通型患者的发热、咳嗽等临床症状,改善相关影像学指标,但这些研究存在样本量较少,且未对转为重型比例进行观察的局限性。

本研究通过回顾性队列研究的方法,发现 COVID-19 轻型和普通型患者转为重型的因素主要与性别(男性)、年龄、发热、咳嗽、乏力有关,这与其他研究结论一致。同时,我们在排除上述因素影响后,发现"寒湿疫方"干预能够有效降低 COVID-19 轻型和普通型患者的转为重型比例。这为中医药降低 COVID-19 轻型和普通型患者的转为重型比例的有效性提供了证据,意味着在救治 COVID-19 轻型和普通型患者的过程中除了特定抗感染、抗病毒药物和支持性氧疗以外,中药治疗也是可以选择的治疗方案。

本研究中采用的"寒湿疫方"主要包含药物为:麻黄、石膏、苦杏仁、葶苈子、藿香、苍术、茯苓、白术、厚朴、煨草果、生姜等。按照中医传统理论,全方扶正驱邪,标本兼治,方中麻黄、石膏、苦杏仁、葶苈子等药物作用以宣肺为主,可改善肺部气喘症状;白术、厚朴、煨草果等药物作用以健脾为主,可增强人体正气;藿香等驱除疫邪邪气。现代研究显示,"寒湿疫方"中的多种中药在发挥抗病毒作用的同时,兼具改善呼吸道症状的功能。在抗病毒方面,麻黄含有的甲基麻黄碱、L-麻黄碱和D-伪麻黄碱对甲型H1N1流感病毒的体外增殖具有明显抑制作用,广藿香中的广藿香醇(Patchouli Alcohol,PA)可有效抑制甲型H1N1流感病毒的复制;厚朴可调整细胞周期,促进甲型H1N1感染细胞进入S期,其提取物厚朴酚可抑制CD44和CD54的分泌,降低促炎因子IL-1β、IL-6和TNF-α水平,缓解系统炎症;此外,草果的活性成分抑制新型冠状病毒S-蛋白与人体ACE2结合区域,控制新型冠状病毒在人体内的复制。除抗病毒作用外,麻黄作为在呼吸系统疾病中广泛应用的中药,同时具有兴奋支气管平滑肌β受体、扩张支气管、抗炎、兴奋中枢神经系统、调节体温等功能,在改善COVID-19发热、咳嗽、憋闷等呼吸道症状发挥重要作用。

对于COVID-19轻型和普通型患者的治疗,需平衡其获益和风险,在常规抗病毒药物疗效不确切的前提下,其副作用等风险使其无法成为针对轻型和普通型患者的大规模社区干预手段,而本研究结果为中药应用于COVID-19轻型和普通型治疗提供了依据。中医药治疗在有效改善轻型患者症状及降低转为重型比例的前提下,具有适用人群广,成本低的特点,便于快速大规模覆盖社区居家隔离的COVID-19轻型和普通型患者人群。同时本研究方法借助专门的互联网实时信息采集APP进行病例的信息收集,便于医师同隔离患者就病情进行实时沟通,动态监测患者病情变化,使居家隔离患者无需往返医院进行咨询,减少人员流动,控制交叉感染。

尽管本研究对指导中药汤剂应用于COVID-19轻型和普通型患者具有重要临床和研究意义,但本研究结果仍有一些重要的局限性需要考虑,包括:本研究结合疫情实际情况,以治疗为主,故未能采用RCT研究,而是采取了回顾性队列研究,接下来我们会对"寒湿疫方"的有效性和作用机制做进一步RCT试验验证和基础实验探究;其次作为一项回顾性队列研究,暴露组与非暴露组之间的某些基线因素水平并不完全均衡,其中暴露组年龄显著低于非暴露组,可能和我们采集信息的方式为互联网实时信息采集APP有关,这一方式更易被年轻人接受,基线数据如性别比例、年龄、既往史等不均衡会对研究结果产生影响,可能导致结果的偏倚,但我们在研究过程中也对这些可能的影响因素进行了矫正;为提高研究结果的可靠性,更大样本的队列研究或随机对照试验是有必要的。

五、点评

新冠肺炎暴发以来,中医药防控救治工作做出了突出成绩,实践证明中医药防治新冠肺炎是有效并具有优势的。本研究纳入721例新冠肺炎轻型和普通型患者进行分析,将服用"寒湿疫方"为暴露因素,以患者转为重型新冠肺炎的比例为主要观察指标,通过单因素、多因素回归分析筛选出可能影响结局转归的影响因素,进一步通过倾向性评分匹配评估"寒湿疫方"干预后对患者转为重型 COVID-19 的影响。结果表明暴露组无转为重型病例,非暴露组转重 7 例(4.7%)($P=0.022$),两组转为重型比例的差值(暴露组-非暴露组)为 4.7%。此外,多因素回归发现性别(男性)($P=0.043$)和年龄(>48 岁)($P=0.044$)是转为重型的独立危险因素。本研究表明,与常规治疗相比,"寒湿疫方"能够显著减少新冠肺炎轻型、普通型患者转为重型的比例,对新冠肺炎的临床防治起到积极作用。

第二节　中药恢复期通治方对恢复期核酸 复阳的临床研究

截至 2020 年 3 月 11 日,全球累计确诊新冠肺炎患者 121 133 例,而在中国新冠肺炎患者累计达到 80 967 人,累计治愈出院的患者已经达到了 61 661 例。鉴于 SARS 治愈患者有着诸多的后遗症问题,大量的新冠肺炎治愈出院患者也成为医学界关注的对象。值得关注的是,近期陆续有报道显示,新冠肺炎确诊患者经积极治疗核酸转阴治愈出院后,有一部分患者在一段时间内病毒核酸检测再次呈现阳性。这类复阳患者虽然没有临床症状或临床症状轻微,但对患者的健康是否有损、是否具有传染性,都尚未明确。因此引起医学界对新冠肺炎病毒的复杂性、新冠肺炎患者出院标准、检测试剂盒质量、检测标本取样等问题的广泛担忧,这对疫情的防控带来了严重的隐患。

目前大部分研究集中在对新冠患者流行病学特征、临床表现、死亡病例相关因素探讨、干预措施的疗效评价等,对痊愈出院患者后续的相关研究相对较少,严重影响了我们对这个疾病全程的、完整的认识。在武汉,随着对新冠肺炎出院患者必须在指定驿站进行 14 天隔离观察的实施,我们观察到了一定数量的复阳患者,并试图对造成核酸检测复阳现象的相关因素进行了分析。该研究已经通过了湖北省中医院医学伦理委员会的审核。

一、材料和方法

(一) 研究项目

我们进行了一项观察性研究。数据来源于中国武汉地区 6 个康复驿站,分别为武汉软件工程职业学院康复驿站、中华路街城市便捷酒店康复驿站、杨园街银河金都酒店康复驿站、珞珈山街丽枫酒店康复驿站、粮道街优居美伦酒店康复驿站和粮道街如家酒店粮道街店康复驿站。被观察的这些人均为曾经因新冠肺炎住院并痊愈出院者,在康复驿站隔离达到痊愈出院 14 天后再次病毒核酸检测,如仍为阴性者可解除隔离。在驿站隔离期间,有些患者采用了综合干预方案,而有些患者未采用任何干预。综合干预方案包括如下。

1. 八段锦　由同一专职健身功法老师进行教学,配合录制的教学视频使用,每次教学练习时间 15 min,每天 1 次。教学时间可选择每天上午 10:00～10:15;下午:15:00～15:15。

2. 足浴　用法用量:临睡前 1 h 泡足,足浴水温度 38～40℃左右(避免烫伤),每日泡足 20 分钟,脚部有皮肤破溃者禁用。

3. 穴位贴敷灸疗法　选用Ⅱ型穴位贴敷咳嗽灸(注册证号:鄂药管械(准)字 2002 第 2260633 号),选用穴位:天突穴,大椎穴 。操作方法:使用Ⅱ型穴位贴敷咳嗽灸各 1 张贴于天突穴和大椎穴部位。每日 1 贴。孕妇、糖尿病、皮肤过敏者,皮肤破溃、急性挫伤期出血性疾病者禁用。

4. 恢复期通治方　使用方法,每日 2 袋,早餐、晚餐后 30 min 各服用 1 次,每次服用 1 袋,200 ml,95℃开水冲泡,待完全溶解后,一次服完。

5. "寒湿疫方"　使用方法,每日 2 袋,早餐、晚餐后 30 min 各服用 1 次,每次服用 1 袋,200 ml,95℃开水冲泡,待完全溶解后,一次服完。有低热患者短期使用。

这 5 个方面,根据患者实际情况选择不同组合。考虑我们要评估人群的复阳率,所以排除曾经的疑似病例和临床诊断病例,隔离完成并完成核酸检测者纳入本次研究。分析时,我们会考虑以是否采用综合干预方案,分为综合方案干预组和非综合方案干预组。

(二) 研究方案

作者对数据进行了分析和解释。所有作者都对手稿和书证进行了审查,以确保数据的准确性和完整性以及对研究方案的遵循性。这项研究的结果分析和报道均符合 STROBE 指南。SARS-CoV-2 的实验室确认是在 2020 年 1 月 23 日之前在中国疾病预防控制中心进行的,随后在经过认证的三级医院进行。RT-PCR 分析是按照 WHO 制定的方案进行的。有关实验室确认过程的详细信息,请参见附录。

我们已获得 2020 年 2 月 22 日至 2020 年 3 月 10 日期间,在隔离驿站经隔离观察的曾确诊 COVID-19 的人群的相关数据;RT-PCR 测试试剂盒由中国疾病预防控制中心推荐。所有 RT-PCR 测试均使用同一技术人员和品牌的测试套件;每批测试均常规进行内部对照和阴性对照。这部分人群的人口学特征、合并基础疾病、发病时间、吸烟状况、饮酒状况等信息均从患者电子病历中获取,并从驿站病历中采集到被观察者进出驿站时的临床不适症状、采用综合干预情况。如果存在相关信息的缺失,我们将会和患者家属直接沟通。所有数据由两名研究人员提取并且复查核对,有分歧则通过第三名研究人员协商解决。

（三）评价指标

本研究结局指标为：隔离期结束时病毒核酸检测结果（阴性或阳性）。此外，我们还对纳入患者的年龄、性别、BMI 等人口学数据、合并基础疾病、病程（发病时间到核酸检测时间）、吸烟状况、饮酒状况、入驿站时的临床不适症状、采用综合干预情况、出驿站时的临床不适症状等进行描述性分析。按照不同管理方式比较他们所有的信息，并且把管理方式作为一个因素，与年龄、性别、体重指数、病程、症状、合并基础疾病、吸烟、饮酒信息与核酸检测出现阳性结果进行回归分析，寻找复阳相关的影响因素。

（四）统计分析

连续变量采用均数（±SD）或中位数（四分位数间距）进行描述。分类变量或等级变量总结为计数和百分比。总体人群和不同干预组（综合干预和非综合干预）的人群特征将分布进行描述。特征变量主要包括年龄、性别、BMI、合并基础疾病、病程、吸烟状况、饮酒状况、入驿站时的临床不适症状、出驿站时的临床不适症状等数据特征，研究采用单因素分析，初步分析不同干预组之间的特征差别。多变量 Logistic 回归分将校正以上所有变量，以分析核酸复阳事件可能的独立影响因素。双侧 0.05 的显著性水平，即 $P < 0.05$ 认为有统计学意义。使用 OR 值及 95%CI 来估计影响因素的效应量的大小和方向。所有统计分析在 SPSS19.0 中进行。

（五）研究利益

本研究的资助人没有参与研究设计、数据收集、数据分析、数据解释或报告的撰写。通信作者可以完全访问研究中的所有数据，并对提交发表的决定负有最终责任。

二、结果

截至 2020 年 3 月 10 日，6 个驿站共有 607 名被观察者，其中曾为疑似病例者 84 名，临床诊断者 29 名，曾经的确诊患者 494 名。曾经确诊者完成了核酸检测的 420 人，纳入了观察。共有 325 名被观察者采用了综合干预方式，95 名未采用任何干预方式，见图 4-3-2。

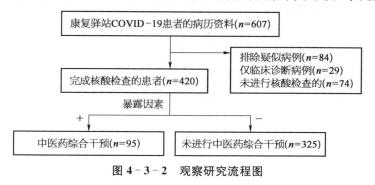

图 4-3-2　观察研究流程图

(一) 人口及临床特征

420 例被观察者的中位年龄 56 岁,63.6%的观察者年龄在 50 岁以上,其中 50.7% (213/420)是女性。52.2%(219/420)超重或肥胖(BMI≥24),41.0%(172/420)合并有一种以上慢性疾病,最多见的慢性疾病是高血压[26.4%(111/420)],其次是高脂血症 [10.7% (45/420)]和糖尿病[10.5% (44/420)]。54.8%(230/420)在观察初期有一个以上不适的临床症状,最多见的不适症状是咳嗽[27.6% (116/420)]、胸闷气短[23.8% (100/420)]和疲劳[16.2% (68/420)]。发热少见[2.6 % (11/420)];10.5%(44/420)的观察者吸烟,10.5%(44/420)的观察者饮酒。观察者的中位病程(从发病到这次核酸检测的时间)是 40 天。我们看到,325 名采用了综合干预方式的被观察者与 95 名未采用任何干预方式的观察者之间,在年龄(54 vs 58)、合并基础疾病(36.6% vs 55.8%)、观察初期有不适临床症状(51.4% vs 66.3%)等方面是有差别的,未采用任何干预方式观察者的年龄偏大、合并基础疾病比例偏高、初期有不适症状者偏多。而两者在性别、BMI、病程、吸烟、饮酒等方面没有明显差别,见表 4-3-5。

表 4-3-5　基线情况

临 床 特 征	所有受试者	综合干预组	未干预组
年龄			
中位数(IQR)- yr	56(43~63.75)	54(42~62)	58(48~68)
年龄分层- no./total no.(%)			
0~14 岁	1/420(0.2)	0/325(0)	1/95(1.1)
15~49 岁	152/420(36.2)	126/325(38.8)	26/95(27.4)
50~64 岁	172/420(41.0)	139/325(42.8)	33/95(34.7)
≥65	95/420(22.6)	60/325(18.5)	35/95(36.8)
性别			
女/总人数- no./total no.(%)	213/420(50.7)	160/325(49.2)	53/95(55.8)
体重指数			
中位数 (IQR)- kg/m²	24.05(21.99~26.02)	24.06(21.97~26.18)	24.03(22.49~25.48)
体重指数分层- no./total no.(%)			
<18.5 kg/m²	12/420(2.9)	10/325(3.1)	2/95(2.1)
18.5≤BMI<24 kg/m²	189/420(45.0)	145/325(44.6)	44/95(46.3)
24≤BMI<27 kg/m²	146/420(34.8)	111/325(34.2)	35/95(36.8)
BMI≥27 kg/m²	73/420(17.4)	59/325(18.2)	14/95(14.7)
病程			
中位数(IQR)- d	40(33~43)	39(33~43)	40(35~44)
症状(观察期间)- no./total no.(%)			

续　表

临 床 特 征	所有受试者	综合干预组	未干预组
总数	230/420(54.8)	167/325(51.4)	63/95(66.3)
咳嗽	116/420(27.6)	82/325(25.2)	34/95(35.8)
短气	100/420(23.8)	75/325(23.1)	25/95(26.3)
虚弱	68/420(16.2)	54/325(16.6)	14/95(14.7)
失眠	37/420(8.8)	8/325(2.5)	29/95(30.5)
食欲不振	36/420(8.6)	26/325(8.0)	10/95(10.5)
出汗	30/420(7.1)	12/325(3.7)	18/95(18.9)
腹泻	29/420(6.9)	22/325(6.8)	7/95(7.4)
四肢疼痛	22/420(5.2)	22/325(6.8)	—
口渴	18/420(4.3)	1/325(0.3)	17/95(17.9)
恶心呕吐	15/420(3.6)	15/325(4.6)	
发热	11/420(2.6)	11/325(3.4)	0/95(0)
便秘	9/420(2.1)	—	9/95(9.5)
恶风	3/420(0.7)	2/325(0.6)	1/95(1.1)
症状(观察期后)- no./ total no. (%)			
总数	241/420(57.4)	173/325(53.2)	68/95(71.6)
失眠	95/420(22.6)	63/325(19.4)	32/95(33.7)
咳嗽	94/420(22.4)	63/325(19.4)	31/95(32.6)
短气	88/420(21.0)	55/325(16.9)	33/95(34.7)
汗出	69/420(16.4)	53/325(16.3)	16/95(16.8)
咳痰	55/420(13.1)	39/325(12.0)	16/95(16.8)
口渴	52/420(12.4)	29/325(8.9)	23/95(24.2)
疲劳	38/420(9.0)	17/325(5.2)	21/95(22.1)
腹泻	26/420(6.2)	16/325(4.9)	10/95(10.5)
食欲不振	18/420(4.3)	10/325(3.1)	8/95(8.4)
四肢疼痛	17/420(4.0)	17/325(5.2)	—
便秘	16/420(3.8)	5/325(1.5)	11/95(11.6)
发热	9/420(2.1)	3/325(0.9)	6/95(6.3)
合并疾病			
总数	172/420(41.0)	119/325(36.6)	53/95(55.8)
高血压病	111/420(26.4)	87/325(26.8)	24/95(25.3)
高脂血症	45/420(10.7)	35/325(10.8)	10/95(10.5)
糖尿病	44/420(10.5)	31/325(9.5)	13/95(13.7)
心血管疾病	23/420(5.5)	16/325(4.9)	7/95(7.4)
肝病	13/420(3.1)	3/325(0.9)	10/95(10.5)

临 床 特 征	所有受试者	综合干预组	未干预组
慢性肝病	12/420(2.9)	1/325(0.3)	11/95(11.6)
高尿酸血症	7/420(1.7)	7/325(2.2)	—
恶性肿瘤	6/420(1.4)	3/325(0.9)	3/95(3.2)
慢性肾炎	4/420(1.0)	1/325(0.3)	3/95(3.2)
脑卒中	4/420(1.0)	1/325(0.3)	3/95(3.2)
吸烟情况- no./ total no.(%)			
是	44/420(10.5)	35/325(10.8)	9/95(9.5)
否	376/420(89.5)	290/325(89.2)	86/95(90.5)
饮酒情况- no./ total no.(%)			
是	44/420(10.5)	32/325(9.8)	12/95(12.6)
否	376/420(89.5)	293/325(90.2)	83/95(87.4)

（二）综合干预采用情况

综合干预包括八段锦、恢复期通治方、"寒湿疫方"、穴位贴敷灸疗法和足浴,其中以八段锦(100%)和恢复期通治方(90.5%)应用最为广泛,见表4-3-6。

表4-3-6　综合干预采用情况和核酸复阳人数比例

	研 究 人 群	综合干预人群	未干预人群
综合干预(频数/总人数)%			
八段锦		325/325(100)	
恢复期通治方	—	294/325(90.5)	
"寒湿疫方"	—	39/325(12.0)	—
穴位贴敷灸疗法	—	90/325(27.7)	
足浴	—	19/325(5.8)	
核酸复阳(频数/总人数)%	24/420(5.7)	9/325(2.8)	15/95(15.8)

（三）RT-PCR检测前被观察者的不适临床症状

57.4%(241/420)的被观察人员在观察期结束时仍有不适症状,其中22.6%(95/420)人员伴有睡眠障碍,其次为咳嗽[22.4%(94/420)]、胸闷气短[21.0%(88/420)]和出汗[16.4%(69/420)],见表4-3-5。两种干预方式在观察期结束时临床症状(53.2% vs 71.6%)是有差别的,未采用任何干预方式出现不适症状的被观察人员比例偏多。

（四）核酸RT-PCR检测结果

在观察期结束时420例观察者至少完成了一次有效的RT-PCR检测,一次结果阳性则判定为复阳。结果发现,总的复阳率为 5.7%(24/420),采用过综合干预者复阳率为 2.8%(9/325),未采用者复阳率为 15.8%(15/95),见表 4-3-6。

(五) 核酸检测复阳影响因素分析

我们进一步按照采用综合方式(是/否)作为一个因素,与被观察者的年龄、性别、体重指数、病程、症状、合并基础疾病、吸烟、饮酒信息与核酸检测出现阳性结果进行 Logistic 回归分析,通过单因素 Logistic 分析结果显示,被观察人员的年龄、合并基础疾病,以及干预方式与核酸复阳具有相关关系($P<0.05$)。在此基础上进行多因素 Logistic 回归分析,结果显示干预方式与核酸检测复阳依然显著($P<0.05$),提示被观察人员采用综合干预方式是核酸复阳的"保护"因素,见表 4-3-7。

表 4-3-7 核酸复阳的单因和多因 Logistic 分析

因 素	单因素分析		多因素分析	
	P	OR(95%CI)	P	OR(95%CI)
综合干预 vs 未采取干预	<0.001	0.152(0.064,0.360)	<0.001[1]	0.169(0.070,0.408)
			<0.001[2]	0.169(0.070,0.408)
			<0.001[3]	0.162(0.066,0.395)
			<0.001[4]	0.169(0.069,0.412)
			<0.001[5]	0.166(0.067,0.407)
			<0.001[6]	0.165(0.067,0.406)
性别 (男/女)	0.623	1.231(0.538,2.813)	0.448	1.394(0.592,3.286)
			0.451	1.395(0.587,3.318)
			0.170	1.891(0.760,4.705)
			0.198	1.825(0.730,4.564)
			0.207	1.806(0.721,4.525)
			0.210	1.800(0.718,4.510)
年龄	0.026	1.040(1.005,1.076)	0.127	1.026(0.993,1.062)
			0.129	1.026(0.992,1.062)
			0.093	1.030(0.995,1.065)
			0.189	1.024(0.988,1.062)
			0.184	1.025(0.989,1.062)
			0.183	1.025(0.989,1.062)
体重指数	0.999	1.000(0.890,1.123)	0.988	0.999(0.893,1.118)
			0.913	0.994(0.888,1.112)
			0.755	0.981(0.871,1.105)
			0.716	0.978(0.869,1.102)
			0.704	0.977(0.868,1.101)

因　素	单因素分析		多因素分析	
	P	OR(95%CI)	*P*	OR(95%CI)
吸烟情况 （Y vs N）	0.998	NA*	0.997	NA
			0.997	NA
			0.997	NA
			0.997	NA
饮酒情况 （Y vs N）	0.725	0.766(0.174, 3.374)	0.951	0.951(0.188, 4.804)
			0.998	0.998(0.197, 5.051)
			0.958	1.045(0.206, 5.309)
			0.946	1.058(0.208, 5.373)

＊ NA 表示估计值不可用

（1）模型纳入包括隔离地点、年龄、性别。

（2）模型纳入包括隔离地点、年龄、性别、体重指数。

（3）模型纳入包括隔离地点、年龄、性别、体重指数、吸烟情况、饮酒情况。

（4）模型纳入包括隔离地点、年龄、性别、体重指数、吸烟情况、饮酒情况、病史。

（5）模型纳入包括隔离地点、年龄、性别、体重指数、吸烟情况、饮酒情况、病史、进入隔离地点时的症状。

（6）模型纳入包括隔离地点、年龄、性别、体重指数、吸烟情况、饮酒情况、病史、进入隔离地点时的症状、从最初发病症状到核酸复阳的时间。

三、讨论

　　2 月 25 日,中国广东省疾控中心发布了广东省的初步统计数据显示,广东省内出院患者的复阳比例约为 14%。2 月 27 日,JAMA 在线发表研究指出,4 名感染新冠病毒医护人员治愈后,再次出现咽拭子核酸复阳的情况。广州市第八人民医院也持续对新冠肺炎治愈出院患者进行随访,复阳比例为 9.6%。核酸结果的反复波动引起了人们的高度重视与广泛关注。在这个不断探索疾病全貌的过程中,核酸检测为何会出现"复阳",复阳患者是否再次出现症状发病,再次结果转阴的时间,是否具有传染性,其发生意义及产生的影响,以及有哪些因素是该核酸检测复阳事件的影响因素,是我们对该疾病新的关注焦点。

　　目前对于治愈患者出现复阳的原因,学者们已展开了深入的探讨,结合新冠病毒的生物特性,核酸检测出现复阳,考虑已痊愈患者再次感染的可能性较低,更多可能是体内存在着病毒的残留。中国国家卫生健康委员会发布的《新冠肺炎实验室检测技术指南》指出阴性结果不能排除新冠感染,有一些可能造成假阴性的因素存在导致了我们对患者符合治愈出院标准的错误判定,这些需要考虑的潜在因素包括试剂盒灵敏度、标本采集流程方法等。试剂盒的生产在面对突发疫情,研发时间极其有限,流程简化、试剂盒质量不稳定的情况,影响试剂盒的灵敏度。标本采集方法部位,采集时间,保存运输等也会对结果产生一定的影响,比如拭子采样时,如果采样时间过短,就可能采集不到病毒核酸,进而出现假阴性结果。此外,药物的应用也是导致错误判断患者已经转阴的重要因素,激素等药物应用后抑制机体的免疫平衡和炎症反应,造成机体对病毒的排除时间延迟。据最新的研究表明,新冠病毒排毒时间最长达 37 天。病毒性肺炎吸收痊愈时间较长,本次新冠病毒迁延难愈、病情反复的特征性表现,对于采用胸 CT 客观真实地评估患者肺部恢复情况增加了不少的难度,因此影响对于疾病恢复的准确判断。此外,核酸检测复阳也受到患者自身免疫功能、基础疾病的影响。

针对近日逐渐增多的复阳现象的报道,中国疾病防控工作组也做出了非常及时的应对与调整:加强对于治愈患者隔离观察期间核酸的连续排查与检测,跟踪随访与健康指导。专家建议如果出现复阳情况,通过短期内快速复检有利于排除由于技术引起的错误判断。鼻咽拭子联合肛拭子的核酸检测也有助于对病毒状态评估的准确性。此外,学者提出了针对不同类别患者采取分层的出院策略,体现更加个体化符合临床实际的评估手段,以及通过提高患者解除隔离和出院的标准,增加检测次数降低复阳发生比例。值得关注的是,抗体检测已被纳入诊断标准,新的对应举措中也逐渐开始实现对出院患者行病毒抗体检测,促进患者治愈状态的客观评估。

我们研究中所采用的八段锦、足浴、穴位贴、口服中药等综合干预方式,可以提高人体的免疫功能、促进机体代谢平衡的恢复、加速促进体内残余病毒的排泄,从而降低发生复阳的比例。其具体的作用靶点及作用机制有待进一步的探索。鉴于我们的研究样本量偏小,以及尚未采用病毒抗体定量检测的方法,该研究结果仍需加大样本的研究数据,以及更加成熟的检测方法的验证。

四、点评

新冠肺炎痊愈患者复查核酸检测结果复阳引发了人们对于新冠肺炎病毒的出院标准、出院后再感染、复阳患者是否具有传染性等影响疫情控制的关键问题的担忧。而中西医结合综合干预在实践中取得了良好的反馈。本研究采用观察性研究的方法,对武汉 6 个康复驿站观察的治愈出院的共 420 名新冠肺炎患者进行分析,按照是否接受过综合干预方式比较患者信息,并采用回归分析探讨复阳相关的影响因素。结果显示其中采用综合干预方式共 325 人,95 人未接受任何干预。综合干预者的复阳率为 2.8%(9/325),未干预者的复阳率为 15.8%(15/95)。Logistic 回归分析结果显示,校正了年龄、性别、合并基础病等因素后,综合干预方式因素与复阳结果有相关关系。本研究表明,可能影响出院人员核酸检测复阳的因素包括年龄、合并基础病、以及综合干预方式,其中综合干预是核酸复阳的保护因素。

参考文献

[1] 国务院新闻办公室. 国务院新闻办就新冠肺炎疫情防控救治进展情况举行发布会[EB/OL].
(2020 - 07 - 31)[2020 - 08 - 03]. http://www. nhc. gov. cn/xcs/yqtb/202008/96184996b6724df
787ea9380dfdc88bf. shtml.

［2］人民日报.4 900余名中医医务人员驰援湖北——中医药辨证施治展身手.［EB/OL］.（2020－02－28）.［2020－04－22］. http：//paper. people. com. cn/rmrb/html/2020－02/28/nw. D110000renmrb_20200228_2－02. html.

［3］国家中医药管理局.《光明日报》头版报道：中医药抗疫,作用不可替［EB/OL］.（2020－02－21）［2020－02－22］. http：//www. satcm. gov. cn/hudongjiaoliu/guanfangweixin/2020－02－21/13263. html.

［4］田代华. 黄帝内经·素问［M］.北京：人民卫生出版社. 2012：203－208.

［5］卫庶. 新冠肺炎病患应第一时间服中药［N］.人民日报海外版,2020－02－21(009).

［6］仝小林.中医药特色的"武昌模式"为社区防控疫情提供新思路.［DB/OL］. https：//www. sohu. com/a/376919659_120054186. 2020－03－01/2020－03－22.

［7］刘保延. 真实世界的中医临床科研范式［J］. 中医杂志,2013,54(06)：451－455.

［8］中国电子技术标准化研究院.信息物理系统白皮书［M］.中国信息物理系统发展论坛,2017.

［9］Information Technology — Data Systems；Recent Reports from Institute of Medical Informatics Highlight Findings in Data Systems（Managing Complexity. From Documentation to Knowledge Integration and Informed Decision Findings from the Clinical Information Systems Perspective for 2018)［J］. Information Technology Newsweekly,2019.

［10］卫庶. 新冠肺炎病患应第一时间服中药［N］.人民日报海外版,2020－02－21(009).

［11］国务院新闻办公室. 国务院新闻办就新冠肺炎疫情防控救治进展情况举行发布会［EB/OL］. （2020－02－21）［2020－02－22］. http：//www. gov. cn/xinwen/2020－03/06/content5488 021. htm.

［12］人民日报.4 900余名中医医务人员驰援湖北——中医药辨证施治展身手.［EB/OL］.（2020－02－28）.［2020－04－22］. http：//paper. people. com. cn/rmrb/html/2020－02/28/nw. D110000renmrb_20200228_2－02. html.

［13］朱运贵,邓紫薇,刘丽华,等. 新冠肺炎诊疗方案治疗药物信息汇编(第一版)［J］. 中南药学,2020,18(03)：345－358.

［14］仝小林,李修洋,赵林华,等. 从"寒湿疫"角度探讨新型冠状病毒肺炎的中医药防治策略［J］. 中医杂志,2020,61(6)：465－470＋553.

［15］Jiang F，Deng L，Zhang L，et al. Review of the clinical characteristics of coronavirus disease 2019 （COVID－19). J Gen Intern Med 2020；35(5)：1545－1549 doi：10. 1007/s11606－020－05762－w PMID：32133578.

［16］Huang C，Wang Y，Li X，Ren L，et al. Clinical features of patients infected with 2019 novel coronavirus in Wuhan，China. Lancet 2020；395(10223)：497－506 doi：10. 1016/S0140－6736 (20)30183－5 PMID：31986264.

［17］Chan JF，Yuan S，Kok KH，et al. A familial cluster of pneumonia associated with the 2019 novel coronavirus indicating person-to-person transmission：a study of a family cluster. Lancet 2020；395 (10223)：514－523 doi：10. 1016/S0140－6736(20)30154－9 PMID：31986261.

［18］The Lancet. Emerging understandings of 2019－nCoV. Lancet 2020；395(10221)：311 doi：10. 1016/S0140－6736(20)30186－0 PMID：31986259.

[19] LU Yunfei, YANG Zongguo, WANG Mei, et al. Analysis on Chinese medical clinical characteristics of 50 patients with 2019-nCoV-infected pneumonia. Academic Journal of Shanghai University of Traditional Chinese Medicine 2020 June 10 doi: 10.16306/j.1008-861x.2020.02.003 (in Chinese).

[20] ZHENG Wenke, ZHANG Junhua, YANG Fengwen, et al. Comprehensive Analysis of Diagnosis and Treatment Schemes for Prevention and Treatment of Novel Coronavirus Pneumonia by Traditional Chinese Medicine. Journal of Traditional Chinese Medicine 2020; 61(4): 277-280 doi: 10.13288/j.11-2166/r.2020.04.001 (in Chinese).

[21] Jin YH, Cai L, Cheng ZS, et al. The Zhongnan Hospital of Wuhan University Novel Coronavirus Management and Research Team, Evidence-Based Medicine Chapter of China International Exchange and Promotive Association for Medical and Health Care (CPAM) A rapid advice guideline for the diagnosis and treatment of 2019 novel coronavirus (2019 - nCoV) infected pneumonia (standard version). Mil Med Res 2020; 7(1): 4 doi: 10.1186/s40779 - 020 - 0233 - 6 PMID: 32029004.

[22] Liang T, H Cai, Y Chen, et al. Handbook of COVID - 19 prevention and treatment. The First Affiliated Hospital, Zhejiang University School of Medicine. Compiled According to Clinical Experience, 2020 http://che.zju.edu.cn/cheen/2020/0401/c27758a2021088/page.htm. Accessed March 20, 2020.

[23] Zhang Y, Xie YM, Li YN. Association rules analysis for exploring combined medication characteristics of Fufang Kushen injection: real-world study based on 49 597 cases. Zhongguo Zhong Yao Za Zhi 2017; 42(15): 2900-2904 doi: 10.19540/j.cnki.cjcmm.20170705.009.

[24] Lu H, Stratton CW, Tang YW. Outbreak of pneumonia of unknown etiology in Wuhan, China: The mystery and the miracle. J Med Virol 2020; 92(4): 401-402. doi: 10.1002/jmv.25678 [published Online First: 2020/01/18].

[25] 仝小林,李修洋,赵林华,等.从"寒湿疫"角度探讨新型冠状病毒肺炎的中医药防治策略[J].中医杂志,2020,61(6):465-470.

[26] https://gisanddata.maps.arcgis.com/apps/opsdashboard/index.html#/bda7594740fd40299423467b48e9ecf6).

[27] Kimball A, Hatfield KM, Arons M, et al. Public Health - Seattle & King County; CDC COVID-19 Investigation Team. Asymptomatic and Presymptomatic SARS - CoV - 2 Infections in Residents of a Long-Term Care Skilled Nursing Facility - King County, Washington, March 2020. MMWR Morb Mortal Wkly Rep. 2020 Apr 3;69(13): 377-381. doi: 10.15585/mmwr.mm6913e1.

[28] Mark K, Steel K, Stevenson J, et al. Coronavirus disease (COVID-19) Community Testing Team in Scotland: A 14 - day review, 6 to 20 February 2020. Euro Surveill. 2020 Mar;25(12). doi: 10.2807/1560 - 7917.ES.2020.25.12.2000217.

[29] Holshue ML, DeBolt C, Lindquist S, et al. First Case of 2019 Novel Coronavirus in the United States. N Engl J Med 2020;382(10): 929-936. doi: 10.1056/NEJMoa2001191 [published Online First: 2020/02/01].

[30] Cao B，Wang Y，Wen D，et al. A Trial of Lopinavir-Ritonavir in Adults Hospitalized with Severe Covid‐19. N Engl J Med 2020 doi：10.1056/NEJMoa2001282 [published Online First：2020/03/19].

[31] 陈军,凌云,席秀红,等.洛匹那韦利托那韦和阿比多尔用于治疗新型冠状病毒肺炎的有效性研究[J].中华传染病杂志,2020,38(02)：86‐89.

[32] Knowles SR，Phillips EJ，Dresser L，et al. Common adverse events associated with the use of ribavirin for severe acute respiratory syndrome in Canada. Clin Infect Dis 2003;37(8)：1139‐1142. doi：10.1086/378304 [published Online First：2003/10/03].

[33] 戴玉洋,赵秀丽.氯喹及其衍生物治疗新型冠状病毒肺炎的研究进展[J].中国临床药理学杂志,2020,36(07)：922‐925.

[34] 程德忠,李毅.连花清瘟颗粒治疗54例新型冠状病毒肺炎患者临床分析及典型病例报道[J].世界中医药,2020,15(02)：150‐154.

[35] 吕睿冰,王文菊,李欣.连花清瘟颗粒联合西药常规疗法治疗新型冠状病毒肺炎疑似病例63例临床观察[J].中医杂志,2020,61(08)：655‐659.

[36] Wang Z，Chen X，Lu Y，et al. Clinical characteristics and therapeutic procedure for four cases with 2019 novel coronavirus pneumonia receiving combined Chinese and Western medicine treatment[J]. Biosci Trends,2020,14(1)：64‐68.

[37] MacLaren G，Fisher D，Brodie D. Preparing for the Most Critically Ill Patients With COVID‐19：The Potential Role of Extracorporeal Membrane Oxygenation. JAMA. 2020 Feb 19. doi：10.1001/jama.2020.2342.

[38] Tong ZD，Tang A，Li KF，et al. Potential Presymptomatic Transmission of SARS‐CoV‐2，Zhejiang Province，China，2020. Emerg Infect Dis. 2020 May 17;26(5). doi：10.3201/eid2605.200198.22.

[39] Xu B，Kraemer MUG. Open COVID‐19 Data Curation Group. Open access epidemiological data from the COVID‐19 outbreak. Lancet Infect Dis. 2020 Feb 19. doi：10.1016/S1473‐3099(20)30119‐5.

[40] Clement O，Frija G，Chambon C，et al. Superparamagnetic iron oxide-enhanced magnetic resonance imaging of experimental liver tumors after mitomycin C administration. Invest Radiol 1992;27(3)：230‐235. doi：10.1097/00004424‐199203000‐00010.

[41] Wu XL，Ju DH，Chen J，et al. Immunologic mechanism of Patchouli alcohol anti‐H1N1 influenza virus may through regulation of the RLH signal pathway in vitro. Curr Microbiol 2013;67(4)：431‐436. doi：10.1007/s00284‐013‐0381‐y.

[42] 周艳萌,李丽,胡芳媛,等.厚朴及其提取物体外抗流感病毒H1N1的初步研究[J].海峡药学,2018,30(07)：15‐18.

[43] 张晓文,范娜,郭耀东,等.厚朴酚对高脂饮食诱导的动脉粥样硬化大鼠脂代谢和免疫反应的调节作用[J].中国临床药理学杂志,2019,35(07)：647‐650.

[44] 牛明,王睿林,王仲霞,等.基于临床经验和分子对接技术的抗新型冠状病毒中医组方快速筛选模式及应用[J].中国中药杂志,2020,45(06)：1213‐1218.

[45] Liang S, Meng X, Wang Z, et al. Polysaccharide from Ephedra sinica Stapf inhibits inflammation expression by regulating Factor – β1/Smad2 signaling. Int J Biol Macromol. 2018 Jan;106: 947 – 954. doi: 10. 1016/j. ijbiomac. 2017. 08. 096.

[46] Mei F, Xing XF, Tang QF, et al. Antipyretic and anti-asthmatic activities of traditional Chinese herb-pairs, Ephedra and Gypsum. Chin J Integr Med. 2016 Jun;22(6): 445 – 450. doi: 10. 1007/s11655 – 014 – 1952 – x.

[47] Chinese Center for Disease Control and Prevention. Global distribution of coronavirus disease 2019 (COVID – 19) cases. http://2019ncov. chinacdc. cn/2019 – nCoV/global. html (accessed March 11, 2020).

[48] Lan L, Xu D, Ye G, et al. Positive RT – PCR Test Results in Patients Recovered From COVID – 19. JAMA 2020; published online Feb 27. DOI: 10. 1001/jama. 2020. 2783.

[49] Zhao F, Sun S, Xiong J, et al. The effect of Baduan jin exercise on health-related physical fitness of college students: study protocol for a randomized controlled trial. Trials 2019; 20: 569.

[50] Vyas SC, Mooventhan A, Manjunath NK. Effect of hot arm and foot bath on heart rate variability and blood pressure in healthy volunteers. J Complement Integr Med 2019; 17. DOI: 10. 1515/jcim – 2018 – 0181.

[51] Shou Y, Hu L, Zhang C, et al. Efficacy of acupuncture at three nasal acupoints plus acupoint application for perennial allergic rhinitis: A multicenter, randomized controlled trial protocol. Trials 2020; 21: 110.

[52] World Health Organization. Coronavirus disease 2019 (COVID – 19) technical guidance: laboratory testing for 2019 – nCoV in humans. https://www. who. int/emergencies/diseases/novel – coronavirus – 2019/technical-guidance/laboratory-guidance.

[53] National Health Commission of the People's Republic of China. Diagnosis and Treatment Guideline of coronavirus disease 2019 (7th). http://www. nhc. gov. cn/yzygj/s7652m/202003/a31191442e29474b98bfed5579d5af95. shtml.

[54] Ling Z, Kui L, Huiguo L. Cause analysis and treatment strategies of recurrent positive nucleic acid test with Coronavirus disease 2019 (COVID – 19) patients after discharge from hospital. Chinese Journal of Tuberculosis and Respiratory Diseases 2020; 43: E028 – E028.

[55] National Health Commission of the People's Republic of China. Laboratory testing technical guideline for Coronavirus disease 2019 (COVID – 19). http://www. nhc. gov. cn/yzygj/s7659/202001/b91fdab7c304431eb082d67847d27e14. shtml.

[56] Yang P, Zhao F, Wang G. Two cases of improving positive results of nucleic acid test in Coronavirus disease 2019 (COVID – 19) by induced sputum with atomization inhalation. Chinese Journal of Tuberculosis and Respiratory Diseases 2020; 43: E018.

[57] Torres A, Sibila O, Ferrer M, et al. Effect of corticosteroids on treatment failure among hospitalized patients with severe community-acquired pneumonia and high inflammatory response: A randomized clinical trial. JAMA 2015; 313: 677.

[58] Zhou F, Yu T, Du R, et al. Clinical course and risk factors for mortality of adult inpatients with

COVID – 19 in Wuhan，China：a retrospective cohort study. The Lancet 2020；S0140673620305663. DOI：10. 1016/S0140 – 6736(20)30566 – 3.

[59] Tong X，Li X，Zhao L，et al. To discuss the TCM prevention and treatment strategies of Coronavirus disease 2019 from the perspective of Cold-dampness plague. Journal of Traditional Chinese Medicine：1 – 6. （2020 – 02 – 09）. http://kns. cnki. net/kcms/detail/11. 2166. R. 20200217. 2034. 006. html.

[60] Zou L，Pan Z，Yeung A，et al. A review study on the beneficial effects of Baduanjin. J Altern Complement Med 2018；24(4)：324 – 335.

第五篇

"武昌模式"的展望

第一章
中医药抗疫长效机制建设

第一节　中医药应积极参与国家公共卫生事业

一、中医药应成为国家公共卫生事业发展的重要组成部分

面对一场突发新冠感染肺炎疫情,对我国公共卫生应急救治体系来说是巨大考验,对国家公共卫生事业发展来说也提出了许多新的问题和挑战。长期以来,我国中西医两种医疗资源并存,但两种医疗资源的协调和发展并不均衡,各自的优势发挥的并不充分。对于新冠肺炎这样一个重大疫情,西医学要研发疫苗和特效药物是需要较长时间的,即便研发出来,面对病毒是否会变异,仍然存在很多变数。因此,在重大疫情突发的早期,中医药及早介入救治,参与重大公共卫生应急是十分迫切而重要的。

"武昌模式"是武汉抗疫前线出现的一个奇迹,并在武汉市乃至湖北省范围内得到认可和推广。5万多人服用、70多万剂药、患者与近700名医生的咨询记录,构成了大数据,也是我国中医药史上罕见的一场真实世界研究。此次针对中医药在新冠肺炎防控"武昌模式"的实战总结,为中医药如何参与防大疫、控大疫、治大疫,如何打造疫情防控的社区防线,提供了一套切实可用的方法和标准操作范本。纵观中医药参与中国历代抗疫发展史,不仅历史上《伤寒杂病论》《温疫论》《温病条辨》等专著记载了丰富而有效的抗疫经验,及至近现代,中医药在参与救治流行性乙型脑炎、流行性出血热、SARS等重大疫病的过程中,也发挥了巨大作用。此次新冠肺炎疫情暴发后,中西医协同参与救治,中医药治疗重心前移的"武昌模式",使中医药在参与国家重大公共卫生事件中的应急救援能力有了很大的提升,为中医药在今后参加国家公共卫生事业发展和建设奠定了扎实的基础。

面对新发、突发重大公共卫生事件,在早期,社区通过中医药控制住轻症和疑似患者,切断疫情源头是第一关。即从上转到下沉,社区发挥了"桥头堡"的作用,形成了联防联控、群防群控的强大力量。数据显示,新冠疫情发生后武昌区隔离点疑似病例确诊比例高达90%以上,2月2日实行隔离点中医药干预,2月6日确诊率下降到30%左右,3月5日下降到3%左右。当面对突发重大公共卫生事件时,常态化医疗体系供应能力会受到极大压力,发挥社区作用,用中医药进行防控,使疫情防治的关口前移,患者得到及时救治,

从而降低转重率、病死率。这样既有利于防止事件进一步发展，缓解后续阶段的压力，控制局势，同时也彰显了中医药应对公共卫生事件的特色和优势，对未来整个公共卫生体系建设有很好的启示作用。

在重症、危重症患者救治过程中，以往仅依赖西医措施，但面对如本次新冠肺炎疫情现有西医治疗并不十分有效时，尽早让中医药介入治疗，中医全程参与巡诊和查房，联合西医接管病区，尽可能快速改善病症、逆转病情、降低病死率以及释放医疗资源。数据显示，武汉市中西医结合医院对 1 476 例住院患者治疗结果统计分析表明，中药汤剂组的病亡风险下降 87.7%。我国医疗体系实行中西医并重、中西医结合的方针政策，尤其在面对突发公共卫生事件中，贯彻中医药干预措施，第一时间中医药介入，第一时间让患者吃上中药，不仅仅是对政策的落实，更是应对新发突发重大传染病的重要措施。

"武昌模式"通过互联网远程指导用药治疗也是一大亮点。对于居家隔离用药的患者，一旦发现用药者有病情加重的倾向，志愿者会第一时间对接前线医生介入治疗，及时的信息反馈能起到很好的预警作用。同时互联网也在某种程度上解决了患者"依赖医生"的问题，前线与远程几名医生通力合作，可以管理更多的患者，实现医疗资源集约化，达到"复利"的效果。而且这种途径无接触，极大地降低了传染风险，更便于和患者沟通，收集宝贵的临床资料。医师和志愿者之间架起的这种无形的桥梁，通过大数据、互联网让中医药服务变成数字化医学，筑起了中医药数字化、临床科研一体化的抗疫防线，这应当是未来中医药全方位介入公共卫生事业所要构建的重要方面之一。

中医药是我国医疗事业的特色与瑰宝，我国的卫生政策一直倡导中西医并重，应积极推进中医药参与公共卫生事业的进程。此次新冠肺炎战役中医药大放异彩，无论是普通民众还是医疗业界人士，都看到了中医药的巨大贡献，不少人重新对中医有了全新的认识。经过此次疫情的考验，中医药将比从前更为积极地参与到我国公共卫生事业的趋势不可阻挡，正如仝小林院士所言：21 世纪西医学面临老年病、慢性病、代谢性疾病、心源性疾病、药源性疾病和突发瘟疫六大挑战，而这六大医学挑战则正是时代给予中医进一步创新发展的契机。互借、互补、互生是未来中西医走向融合的基本过程，而自信、自立、自强则是中医人必须具有的内质。迎难而上，顺势而上，古老的中华传统医学必将在新时代大显身手。

二、中医药应切实加强应对国家重大公共卫生突发事件的机制建设

中医药积极参与抗击"非典"和新冠肺炎疫情的防控，并发挥了重要作用，国家和人民充分认识到，中医药对提高全民健康水平发挥了重要作用。然而，中医学作为对人民大众防病健身具有较好作用的医学体系，却未在国家公共卫生体系中充分发挥出作用。中医药抗疫的长效机制尚未建立，严重影响了中医药在公共卫生健康事业中作用的发挥。因此，国家层面、各级政府层面未来要关注和支持中医药进入国家公共卫生体系。为了更好地促进中医药服务于人民生命健康、在应对重大公共卫生突发事件中能快速做出中医药

的有效应对和反应。展望未来,应在充分吸取中医药历代参与抗疫经验的基础上,建议重点从以下几个方面理顺中医药应对国家重大公共卫生突发事件的机制体制。一是建立从中央到地方、机构健全、责任明确的中医药全程参与的疾病预防控制体系,各级疾病预防控制中心、乡以上医疗机构必须配备一定比例的中医药人员,或单独成立突发公共卫生事件中医药工作领导小组,负责中医药应对突发公共卫生事件的协调与管理工作。二是建议由国家中医药管理局组织专家编写《突发公共卫生事件中医药防治技术》方案,指导中医药参与突发公共卫生事件中的医疗救治工作。同时,各级医疗卫生主管部门要组建当地的"突发公共卫生事件中医药专家库"作为后备力量,在突发公共卫生事件中,参与方案制定和临床指导工作。三是建议各级政府将此项工作列入重要议事日程。在公共卫生体系建设资金配备时,要适当倾斜中医药事业。不仅要在人员上予以保障,更重要的是在设施、设备、场地、物资保障、资金使用等多个方面给予倾斜。只有这样,才能更好地发挥中医药在公共卫生体系中的积极作用。四是完善我国医疗救治体系是建设符合我国国情公共卫生体系的必需。建议各级卫生行政主管部门要充分发挥各级各类中医医疗机构的作用,制定中医院突发公共卫生事件应急预案,建立完善的集管理、预防、医疗和后勤保障为一体的院内应急系统和应急队伍,全面加强和提高中医、中西医结合防治突发公共卫生事件的水平。五是公共卫生法制建设要注意平衡中医、西医、中西医结合的各方面参与,加大中医药的参与力度,建议政府制定相关政策,鼓励社会力量积极投入公共卫生体系建设和中医药事业。六是让各地中医院校在具备师资力量基础上,适时开设"中医公共卫生专业"。教学内容和方式要有别于西医院校的公共卫生专业,为今后中医更好发挥中医药在公共卫生体系及社区的作用打下良好基础。

第二节　提升中医药管理水平和资源利用效率

中西医合作可以最大程度发挥我国医疗优势,坚持中西医并重、优势互补协同作战无疑是我国抗击新冠肺炎治疗方案中的亮点。经过此次实战,中医药在重大疫病防治中的优势再次被世界关注。但我们也应该看到,中医药在应对国家重大公共卫生事件中的作用还发挥得不够充分,中医药防治传染病尤其是新发突发传染病的优势特色一定程度上得不到发挥。这里面既有中医药自身原因,譬如缺乏较完备的中医传染病学科体系,有效方剂缺乏系统研究,无法拿出足够的循证医学证据与西医学对话;也有相关部门对中医药防治急性传染病的认识不足,对中医药防治传染病的重视程度不够,如这次新冠肺炎疫情初期,有些定点医院对中医药重视不够,客观上是因为早期防护服等防疫物资不足,但更多是对中医药的认识有待深化,导致中医介入参与度不够,影响了中西医合力的发挥。

当然,更为重要的是中医药参与抗疫的管理机制体制还不够顺畅。既然中医防治疾病有着独特的理论,中西医结合医疗救治应对疫情也实际展示了成效,为什么中西医结合在医疗救治应对疫情上还有不同的声音？这说明中西医结合救治遇到了一些管理机制不完善的问题。如何能在今后更好地发挥中西医结合救治优势，就需要研究总结以往应对重大疫情中的中西医结合救治的经验和教训，构建有效的中西医并重且互学互鉴、协助配合、协调一致的管理机制，打造具有中国特色的中西医结合应对重大疫情的应急管理体系，推动更好运用中西医结合救治应对重大疫情是十分迫切的问题。

一、切实提高中医药参与应对重大卫生公共事件的管理水平

抗击新冠肺炎疫情是对国家治理体系和治理能力的一次大考，中医药相关管理部门应该系统总结本次抗疫的经验智慧和存在的问题，将中医药深度融入公共卫生应急管理体系，在疾病预防控制体系、重大疫情防控救治体系中找回位置，以便最大程度发挥中医药特色优势，实现更大作为。要落实"中西医并重"方针，要给中医药以"位"。全面落实《中共中央 国务院关于促进中医药传承创新发展的意见》提出的"中西医并重"方针，首先要从法律上、制度上给中医药第一时间、全面参与重大疫情防控救治以保障，以充分发挥中医药在应对突发传染病等公共卫生事件中的作用。条件成熟时，建议设立中医药传染性疾病防治专门机构，运用传统中医防疫、治疫理论，结合大数据、人工智能、云计算等技术挖掘中医药在疫病防治方面的规律、特色，构建疫情预警长效机制，为国家防疫提供决策参考。推动中西医结合应对重大疫情常态化需要从以下四个方面着手，构建完善的中西医结合应对重大疫情的长效管理机制。

一是完善中西医结合救治应对重大疫情的组织机制。建设健全完善的中医药行政管理体系和技术管理体系，在各级应急基地和应急队伍中加强中医药力量，健全中医药在预防、治疗和康复全过程早期介入机制，把中西医结合贯穿在应急响应、检测预警、医疗救治、康复教育全环节。加强中医医院的建设，推动中医医院创建公共卫生临床救治中心，设置独立传染病区。补齐综合医院中医药科室建设，建立常态化中西医联合会诊制度。加强疾病预防控制中心的中医配置，强化中医药对人群预防和检测预警建设。不仅要建立中西医联防联控机制，更要建立中西医结合的统一指挥机制。把中医药纳入国家应对突发公共卫生事件的有关法规中，建立起一个中西医优势互补，充分体现中医药特色和优势的突发公共卫生事件预防控制体系。

二是完善中西医结合救治应对重大疫情的运行机制。聚焦应急管理体系"一案三制"，理顺政府内部关系，在重大疫情预防与应急准备、监测与预警、医疗救治和总结评估四个阶段完善应急管理运行机制，促进中西医结合防治模式高效运转。预防与应急准备阶段，加强人员准备、资金准备、物资储备、信息化准备，保障中西医结合防控措施第一时间介入。监测与预警阶段，建立中西医协同监测的常态机制。医疗救治阶段，建立不同级别应急响应机制下中西医结合的预防、治疗、会诊、康复等协同机制。总结评估阶段，建立中西医结合应对疫情的评价机制，总结梳理中西医结合参与突发公共卫生应急事件的效果。

三是完善中西医结合救治应对重大疫情的动力机制。调查分析中西医医疗人员对中西医结合的认知、态度和行为及其相关影响因素,从认知根源分析影响中西医结合的因素,设计有的放矢的动力机制使中西医双方各展所长,在相互配合中加深认同,推动中西医结合救治应对重大疫情的常态化、自动化。

四是完善中西医结合救治应对重大疫情的约束机制。疫情是公共卫生事件,影响全球范围所有人的健康,疫情发生时,防控措施理应具有强制性。对中西医结合防控疫情方案进行循证研究,对有明确效果的中西医结合防控方案要有推行政策和实施指南,建立相应的规范制度。

疫情的归零不等于战"疫"的结束,如何更好地运用中西医结合应对疫情,需要建立长效的管理机制,理顺畅通中西医双方协同防控的路径,确保中西医结合应对重大疫情成为常态化的应急管理方案,让中西医结合为人类健康做出更大贡献。

二、全方位规划布局促进中医药五种资源的开发和利用

党的十八大以来,党中央国务院高度重视中医药事业发展,中医药作为独特的卫生资源、潜力巨大的经济资源、具有原创优势的科技资源、优秀的文化资源和重要的生态资源,在经济社会发展大局中发挥着越来越重要的作用。进入新时代,中医药发展的基础条件、任务要求发生了新的变化,如何激发中医药的"五种资源"活力,全面提高中医药资源的利用率,更好地服务经济社会发展大局,是中医药全面发展的客观要求,也是中医药参与抗疫和应对突发重大公共卫生事件的重要支撑。刘延东副总理曾在接见"国医大师"代表讲话指出,"把中医药这一独特的卫生资源发展好、潜力巨大的经济资源利用好、具有原创优势的科技资源挖掘好、优秀的文化资源弘扬好、重要的生态资源维护好,事关医药卫生事业改革发展、推动经济发展方式转变、实施创新驱动发展战略、繁荣中华文化、建设生态文明等各个方面,关系全民健康,关系经济社会发展全局,关系全面小康和中华民族伟大复兴中国梦的实现"。

(一) 充分发挥好、利用好中医药独特的卫生资源优势

中医药作为我国独特的卫生资源,具有原创优势,独特的卫生资源的独特性,可以从以下几个方面去考量:一是中医学是基于人的医学模式。在人身上发现问题,提出问题,解决问题;通过四诊、辨证论治、处方用药,将理法方药有机统一,实践了转化医学的理念,缩短了基础研究、临床研究的过程,实践了以人为本的医疗保健服务模式。中医理论与方法技术是在长期临床实践与研究的基础上形成的,体现了它的原创性;二是中医学蕴涵着丰富的中华优秀文化,是人文与生命科学有机结合的系统整体的医学知识体系。重视医学与人文的结合,中医是中华文化的瑰宝,是传播中华优秀文化的重要载体,如大医精诚的价值观、医乃仁术与仁者寿的理念、扶正祛邪的治疗法则等,无论是治病还是治人至今仍具有时代意义;三是人与自然社会相统一的理论与实践。基于人的生命、健康与疾病规

律的总体把握，天人合一、形神统一的整体观，人与自然、社会和谐、形体与精神意识统一等理论，有效地指导人们养生保健与防病治病；四是重视人体"生长壮老已"的动态生命观和整体平衡观。中医认为"女子七岁，肾气盛，齿更发长……男子八岁肾气实，发长齿更"，男女生理变化不同，女子以七岁、男子以八岁的周期划分，体现对人的生理病理变化规律动态把握。当前，儿童用药问题备受关注，中医对儿童生理病理特点的认识，对治疗儿童疾病，具有原创优势；五是早期干预的理念和个体化诊疗模式。比如，"未病先防""既病防变"的早期干预理念，扶正祛邪、阴阳平衡、调和脏腑的治疗原则与整体调节的治疗优势。在 SARS、甲流 H1N1、手足口病等突发性疾病诊疗中，中医可以根据病毒侵犯人体的不同反应，通过望闻问切分析病情，早期干预，而且对多原因、多因素导致的慢性病、疑难病，能够在辨证论治指导下有效干预；六是丰富多彩的中医药疗法，包括单验方、经典名方、针灸、按摩、穴位敷贴等，如三氧化二砷治疗白血病、黄连素治疗代谢疾病、活血化瘀治疗冠心病等，在防病治病中安全有效，是具有原创优势的宝贵财富。

中医药是独特的卫生资源，发展好这一资源，是我国医药卫生事业改革发展的必然要求。随着经济发展和科技进步，医学目的和模式也在发生深刻转变，深化医改的任务和医学的转变相互交织，对医疗卫生工作提出新的挑战。中医药在治未病、预防保健方面更具有突出优势，可以说是祖先留给我们探索医改"中国式办法"的一条独特捷径。

中医药是中华民族千年医疗实践的智慧结晶，中医药是不同于西医学的独特医学，其健康理念、治病理论、治病手段、思维模式均与西医学有巨大差异，尤其是治未病理念、整体观念、辨证模式、药取天然、以人为本等原创医疗元素，生动地反映了生命的客观规律和先民与疾病斗争优秀模式。近年来，我国历次突发事件卫生应急和重大传染病防治中，都有中医药工作者的大力参与。通过中医药的早期全程参与、中西医结合，有效减少了重症病例发生率和病死率。本次新冠肺炎疫情发生以来，中医药的全程参与救治在抗击新冠肺炎过程中发挥了重要作用，尤其是仝小林院士提出的"武昌模式""寒湿疫方"的普及、多种治疗手段的协同使用在救治过程中发挥了重要作用。作为我国独特的卫生资源，中医药为探索医改的"中国式解决办法"发挥了不可或缺的作用。

中医药以较低的成本获得了较高的收益，放大了医改惠民的效果。2014 年全国中医医院诊疗人次达 5.3 亿，门诊次均费用、住院人均费用分别比综合性医院低 12% 和 24%。但总体来看，中医药卫生资源的利用率还不够高，中医药原创的卫生资源优势还亟待挖掘。具体来说，中医药独特卫生资源的充分发挥和利用，要考虑以下几个方面：一是治未病理念的实践和深度运用。随着人口老龄化进程的加快和疾病谱的变化，卫生服务模式必须实现关口前移、重心下沉，而这正是中医药的优势所在。对治未病的理解不能单单停留在"未病先防"四个字上，应拓展中医药治未病的内涵，将轻症防重、浅病防深、小恙防大、短羔防长、单患防复、良疾防恶、郁证防病都纳入进来，建立健全中医治未病的服务体系至关重要。二是要在满足群众多样化的健康需求方面有更大作为。随着我国人均收入的不断提高，广大人民群众不仅要求患病后能够得到及时有效的救治，而且在日常生活中追求更加健康的生活方式。中医药具有绿色健康的理念,集养生保健和防病治病于一体,越来越多的群众希望在生命周期的不同阶段,都能享受到中医药全方位、多环节的服务。三是要在构建中国特色基本医疗卫生制度方面有更大作为。医疗卫生体制的制度选择往往基于不同的国情、不同的发展阶段和不同的历史文化,但有一个挑战是相同的,即各国都面临着人口老龄化、医疗费用快速增长的压力。我国仍处于并将长期处于社会主义初级阶段,简单复制西方国家"高投入"的医药卫生体制是走不通的。要以较低成本保障 14 亿人民的健康,既要坚持预防为主的方针,又要在疾病诊疗过程中有效控制成本。而中医药具有"简、便、验、廉"的特点,可以在我国医药卫生体制改革发展中发挥更大作用。其他卫生资源如中药食品、保健品、药品的研发,中医药适宜技术的现代化和推广,中医药对生命本质的理论认知、中医药养生人才、临床人才的培养和储备等,均应系统谋划、补齐短板、统筹发展,充分释放中医药卫生资源服务于人民健康的重大价值和活力。

(二)充分发挥好、利用好中医药独特的文化资源优势

中医药文化资源是指我国在中医药发展历史长河中,不断沉淀而逐渐形成的传统医药文化资源,具有鲜明的地域性、民族性,形成了丰富多彩的地域医学流派,如新安医学、岭南医学、孟河医学、燕京医学等。中医药还包括了各民族医学,如藏医、蒙医、壮医、维医、苗医等。可见,各地域、各民族的医药文化,已经成为该地区、该民族重要的文化标识。事实上,中医药是最能代表中国国家形象的文化符号之一,是国家文化软实力和医药硬实力的重要体现,也是增强文化自信、助推中华文化伟大复兴的强大动力。而中医药文化是中医药学的根基和灵魂,是中医药事业持续发展的内在动力,是中医药学术创新进步的不竭源泉,也是中医药行业凝聚力量、振奋精神、彰显形象的重要抓手。中医药是优秀的文化资源,弘扬好这一资源,是繁荣中华文化的有力举措。弘扬好中医药文化,不仅能够普及医学知识,更有利于提高人民群众的文化素养,传承中华文化的优秀基因,增强中华民族的凝聚力和向心力。《国务院关于扶持和促进中医药事业发展的若干意见》强调,要"繁荣发展中医药文化",并提出了加强中医药文物、古迹保护,做好中医药非物质文化遗产保护传承工作等。但充分发挥好、利用好中医药独特的文化资源优势,还有许多工作要做,如作为优秀的文化资源,中医药学是"打开中华文明宝库的钥匙",承载着中华文化的基因,流淌着中华文化的血液。对内要深入开展"中医中药中国行"活动,让中医回归国人的日常生活,通过弘扬中医药文化唤醒国人的中华文化基因。同时,将弘扬中医药文化与中医药"走出去"相结合,促进中华文化走向世界,提升我国的国家软实力。对外要实施好《中医药"一带一路"发展规划》,服务国家"一带一路"倡议,优化中医药海外发展,增强中医药国际影响,展示中华文化魅力。目前,中医药已传播到 183 个国家和地区,我国与外国政府及国际组织签订的中医合作协议达 85 项,"一带一路"沿线国家中已有 9 个国家建立了中医药中心,越来越多的国家通过中医药认识了中国,了解了中国文化。海外中医药中心是传播中医药文化的重要载体,特别是在"一带一路"机遇下,通过中医药中心建设,

开展交流合作,推动我国中医药理论、文化、服务和产品整体走向世界。同时,要明确梳理中医药文化的内涵,提炼其中具有高度概括性以及其中各具特色的治疗方法、技术和经典名方,关键在于传承创新,使其原汁原味地传承下去。我国还有大量中医药文化资源没有收集、没有发现,尤其是可观的物质文化资源和非物质文化资源还没有涉及,亟须引起重视。

(三)充分发挥好、利用好中医药独特的科技资源优势

中医药是具有原创优势的科技资源,挖掘好这一资源,是实施创新驱动发展战略的迫切需要。中医药是我国独有的医学科学,具有丰富的原创思维、医学实践和深厚的群众基础,蕴含着巨大的创新潜能和创新与实践相结合能力。总结利用好中医药经验,同时运用现代科技手段加快中医药创新,有助于探索医疗卫生领域创新驱动发展的新路子,可为其他领域的创新驱动发展提供示范借鉴。中药的原创优势资源主要体现在四个方面:一是几千年基于实践形成的中药性味功效理论,是防治疾病的基础。二是基于疾病变化规律形成的经典名方,整体调节与多靶点作用,安全有效。三是中药配伍应用后,产生新的化学成分,形成新作用。四是中药配伍进入人体,经代谢产生新的治病物质基础。这些是中医药原创优势科技资源的不竭源泉。中医药是我国发掘自主创新潜力的重要领域。广大中医药工作者积极探索在重大疾病防治中发挥中医药的独特作用,已经建设了几十个国家中医临床研究基地,完善了中医药防治传染病和慢病的临床科研体系,建立了一大批国家工程(技术)研究中心、工程实验室和企业技术中心,有几十项中医药科技原创成果获得国家科技奖励,这是我国具有自主知识产权的研究成果,在国际上也受到认可。2015年,屠呦呦研究员荣获诺贝尔生理学或医学奖,中医药再次吸引全球瞩目。中医药是具有原创优势的科技资源,如何有效充分挖掘这一资源,是中医药人应深入思考和解决的关键问题。国家的科技发展不断强调要强化原始创新,加快关键核心技术攻关,健全以企业为主体产学研一体化创新机制等。如何发挥中医药的原始创新能力,推动中药产业快速发展,应在国家重大科技计划中,进一步加强中医药创新研究的布局,特别是针对重大疾病、疑难疾病的专项研究,同时推动建立符合中医药自身发展规律药品审评审批制度,促进中医药产业竞争力的提升。总之,作为颇具原创优势的科技资源,中医药有助于实施国家创新驱动发展战略,"主导新赛场,制定新规则"。要确保原创思维不能丢,推进中医药科技创新,建立协同、高效、开放的科技创新体系,改革评价机制,让更多中医药科技创新成果转化为群众看得见、摸得着、享受得到的中医药服务,融入百姓生活。

(四)充分发挥好、利用好中医药独特的生态资源优势

作为重要的生态资源,中医药在建设美丽中国中发挥了独特优势。中药材的来源离不开绿水青山,中药材的利用可以造就金山银山。越来越多的地方,特别是中西部欠发达

地区以加强中药资源保护和合理利用为契机,推动中药材规范化、规模化、集约化种植,带动地方绿色经济发展和农民脱贫致富,促进了生态环境的修复。目前,全国有200多种常用大宗中药材实现规模化种植,种植面积超过3 000万亩,实现了中药产业持续发展与生态环境保护的良性互动。我国脱贫攻坚实践表明中医药作为生态资源的优势逐渐显现。"绿水青山就是金山银山",要统筹做好中医药产业扶贫、健康扶贫、定点扶贫工作,切实加强乡村中医药服务,助力乡村振兴战略实施。如山西省五寨县,在国家中医药管理局帮扶下,以发展中药材特色产业为思路,为全面打赢脱贫攻坚战、助力乡村振兴发展趟出一条可借鉴、可复制的路子。中医药是重要的生态资源,维护好这一资源,是建设生态文明的重要内容。中医药源于自然,具有天地一体、天地人和的整体观,注重人与自然和谐相处,与尊重自然、顺应自然、保护自然的生态文明理念内在一致。

（五）充分发挥好、利用好中医药独特的经济资源优势

中医药产业链条长,贯穿药材种植、药品研发、器械制造、健康服务等一、二、三产业,吸纳就业能力强,开展创业空间广,拉动消费作用大,在推动经济转型升级方面具有很大潜力。中医药为推动健康产业发展做出了积极贡献。面对群众日益多样化的健康需求,越来越多的中医药资源得到了有效开发,一大批适应市场的新产品、新业态成为健康产业新的增长点。中医药与养老、旅游等相互融合的趋势进一步凸显,养生、保健、康复等方面的潜力持续释放。发挥中医药经济资源优势,要充分挖掘中医药相关健康产业作为战略性新兴产业的巨大潜力,促进中医药与养老、旅游、食品、体育、互联网融合发展,支持并引导社会力量有序发展中医药健康服务,为推进中医药供给侧结构性改革发挥作用。中医药是潜力巨大的经济资源,利用好这一资源,是推动经济发展方式转变的重要抓手。要善于把中医药的经济资源优势转化为产业优势,加快中医药健康服务发展,为推动经济结构调整和发展方式转变做出应有贡献。

还有几个方面也要高度重视。一是作为中医药国际化的物质基础,我国中药出口却差强人意。其中中药出口增长速度有待提升、中药出口结构不合理、中药出口难过注册关等问题需要进一步关注和解决。二是中医药科技研发投入不足。研发是医药行业和企业持续发展的最根本的推动力,然而我国中药企业在研发投入上明显不足,这也是制约我国中药企业走出去的重要原因。三是中医药企业的国际化问题。只有实现了国际化的中医药企业才能充分整合全球各地创新资源、原料资源、生产资源、渠道资源,进而分享全球市场红利。四是最为重要的是,在各国重视传统医药的大背景下,联合起来,加强交流和合作,建立并健全适合传统医药的质量控制体系,建立类似于"人用药品注册技术要求国际协调会议"（ICH）的协调机制,推行国际行得通的标准和规范文件,做大国际市场,在市场增量上图发展,让更多的中药产品服务于各国民众。

"五种资源",是一个有机贯通的整体。其中卫生资源是根,根深方能叶茂,叶茂才能参天。要使中医药"五种资源"的优势得到充分发挥,关键要把中医药作为独特卫生资源

的潜力充分激发。要在发展中医治未病和疾病康复、提升重大疾病防治水平、做强基层上下功夫，发挥好中医药治法灵活、简便验廉的特色，助力构建重预防、供得起、可持续的中国特色卫生与健康制度。

第二章
进一步发挥中医药防治重大疫病的潜力

中国五千年的历史长河中，瘟疫暴发数以千计。在中华民族的抗疫史上，中医药为保障人民生命健康，不仅做出了突出贡献，而且积累了丰富而宝贵的经验。面对无情的瘟疫，古代医家感伤夭横，勤求古训，身先士卒，一心赴救。汉代有张仲景撰《伤寒杂病论》为后世立法，明末有吴又可创《温疫论》继承以创新，清代有叶天士立《温热论》开温病之门径，均是中医治疗疫病之脊梁。尤其可贵的是，历代医家为治疫病创立了许多疗效卓著的名方、经典方，如金代李东垣之普济消毒饮，金代刘完素之防风通圣散，明代张景岳之正柴胡饮，明代龚廷贤之神效清震汤，清代叶天士之栀豉合凉膈方等，均是防治疫病的瑰宝。新冠肺炎疫情期间中医药在阻断轻症向重症发展，减少病死率，促进康复及复发方面发挥了巨大作用，也为中医药抗击传染病史上谱写了亮丽的篇章。但是也要看到，在此期间中医药的短板也极为明显地暴露出来。如何弥补短板，进一步发挥中医药潜力成为摆在中医人面前的重要课题。

第一节　系统传承中医药抗疫的经验智慧并创新发展

我国早在3 000多年前的商代，就有了疫病流行的文字记载，殷墟出土的甲骨文中明确记有多种传染病病名，如疟、疥、蛊等，并且还有"疾年"的记载。从西汉到清末，中国至少发生过321次大型瘟疫，从天花、鼠疫、疟疾，到近年的"非典""甲流"，乃至2020年的新冠肺炎，千百年来，中医药在抗疫历史中都是中流砥柱，在艰难中摸索出众多行之有效的防护方法，保护着中华民族的繁衍生息。

新冠肺炎疫情暴发以来，全国各族人民、各行各业，在国家的统筹指挥之下，众志成城、共克时艰，战疫终于取得重大胜利。这是一线医务人员用他们"全力以赴"和"珍贵生命"换来的，同时也再一次展示中医药防治疫病的实力和优势。中医药已成为新冠肺炎治疗的重要组成部分，是抗疫的"中国方案"主要内容之一，也成为这次疫情防控的亮点。这次突如其来的新冠肺炎疫情，是对中医药的一次实战演练，带来了挑战，同时也带来了机遇。经过这次实战,中医药在重大疫病防治中的优势再次被世界关注。我们不仅要系统总结本次中医抗疫经验,还应认真梳理提炼中国历史上的抗疫经验和中医药治疗重大传染病的智慧,应将科学合理的抗疫思想、抗疫模式、救治技术加以提炼形成系统的诊疗体系,并深度融入国家公共卫生应急救治管理体系,在今后疾病预防控制救治体系、重大疫情防控救治体系中发挥更大作用,应最大程度发挥中医药特色优势,实现更大作为,助力中华民族的伟大复兴。

一、中医药治疗疫病的经验智慧和精华优势应系统挖掘加以继承

根据《中国疫病史鉴》记载,自西汉以来的两千多年里,中国发生了三百多次疫病流行,由于中医的有效预防和治疗,控制住了疫情蔓延,得到了较好救治,中国历史上从未出现过类似于欧洲黑死病、霍乱大流行、西班牙大流感那样一次瘟疫造成数千万人死亡的悲剧。中医药防疫抗疫积累了丰富的经验智慧,是护佑中华民族繁衍生息的宝贵财富。中医药治疗疫病形成了较为系统的理论、方法和技术。

整体观念是中医药治疫优势之一。中医学常从天人合一的整体角度去看待疫病的发生,认为四时气候变化、地理环境等是疫病发生和流行的重要原因,因此,治疗疫病常依据"因时、因地、因人"作出相应地认识和诊疗。辨证论治中医药治疫优势之二。中医药并不是专门抑杀病毒的,不是抗病毒意义上的"特效药",中医药的施治,其目的在于调整已经失衡的人体系统状态,对战斗在一线的人体免疫细胞等应对病毒的力量进行方向性的纠偏和强有力的支援,并帮助人体功能正常运转,这种个体化的辨证论治思想,是中医抗疫的法宝。多种治疗适宜技术是中医药治疫优势之三。中医治疗疫病,不仅有口服方药,还会采用针灸、敷贴、按摩、八段锦等多种治疗和康复手段,在西医学没有特效药的情况下可以针对性地提供更多治疗方法。当然,中医药治疗疫病的经验智慧是全面而系统的,从病因上来说,虽然没有明确发现病毒,但吴又可明确提出了"戾气致病";从理论上来说,张仲景提出六经八纲辨证、叶天士提出卫气营血辨证、吴鞠通提出三焦辨证是中医药从寒、温两个角度对疫病诊疗规律的深刻认识;从方药来说,中医药不仅有辨证论治的一人一方,更有圣散子、普济消毒饮等普济方。当重大疫病突发、感染人数数以万计时,一人一方虽然疗效最佳,但个体化治疗已不可能,大锅煎药等方式是截断疫病发展的重要方法。特别是在西医学没有特效药和疫苗研发需要时间的情况下,中医药以人为本,从调整人体的状态入手,迅速早期介入治疗,把握先机,更是中医药抗疫治疫的先进经验智慧。但这些经验智慧的挖掘梳理、系统总结工作做得还不够,应按照习近平总书记的指示"传承精华、守正创新"系统挖掘、传承发展。

二、中医药治疗疫病的经验智慧和精华优势应进一步优化创新

中医药是这次新冠肺炎疫情防控的一大特色和亮点,实践证明,中西医合作可以最大程度发挥我国医疗优势。尽管中医药抗疫有着悠久、辉煌的历史和丰富的经验智慧,但是

中医药在传染病防治中的优势尚未充分发挥,创新应用几乎还是空白。这里面既有中医药自身原因,譬如缺乏较完备的中医传染病学科体系,有效方剂缺乏系统研究,无法拿出足够的循证医学证据与西医学对话,也有相关部门缺乏中医药防治急性传染病的自信,对中医药防治传染病的重视程度不够等原因。因此,坚定中医药治疗疫病的理论自信,充分继承好、发展好、利用好中医药治疗疫病的宝贵经验迫在眉睫。

这次新冠肺炎疫情是对中医药的一次实战演练,是挑战也是机遇。经过这次实战,中医药在重大疫病防治中的优势再次被世界关注。中医药在未来重大传染病救治中如何更好作为,创新发展,值得深入研究推进。如,在完善公共卫生应急管理体系中,应将中医药深度融入公共卫生应急管理体系,在疾病预防控制体系、重大疫情防控救治体系中发挥重要作用,以便最大程度发挥中医药特色优势,实现更大作为;在落实"中西医并重"方针,要从法律上、制度上给中医药第一时间、全面参与重大疫情防控救治以保障,以充分发挥中医药在新突发传染病等公共卫生事件中的作用;在加强中医传染病学科建设,夯实中医防疫队伍方面,应抓紧梳理中医药在疫病防治中的思维、方法、技术优势,更要清晰认识到不足与短板,扬长避短,从学科体系发展角度做长远谋划。在疫病科研方面,应加大科研倾斜力度,给中医药"作为"助力。建议扶持中医药人员或中西医结合人员,遵循中医科研思路,深入挖掘中医疫病诊治规律,尤其是加大中医预测预警方面的特色优势发挥,同时注重对疗效确切的经典名方的药理机制研究与二次开发;在中医药发挥中医调"心"优势方面,重大突发事件会给民众带来严重的心理创伤,中医学历来注重情志致病因素,未来应在中医学思想指导下,吸取现代心理学研究成果,结合中医"形神合一论""五脏情志论"等学术观点,发挥中医"身心同治"特色优势,探索中医药在突发事件前的危机心理预防机制、突发事件中的心理应急干预机制和突发事件后的持续心理救助机制;在提升基层中医药服务能力方面,应切实筑牢公共卫生"桥头堡"。在网格化管理的公共卫生体系中,关口前移,重心下沉,对于重大传染病防控中能否及时发现疫情、切断源头、第一时间中医药参与至关重要,要着力提升基层中医药服务能力,尤其是公卫体系中要重视中医药人才培养。当前,我国正在实施"健康中国"战略,实现由疾病为中心转向以健康为中心的大健康时代,我们应坚持中西医并重、优势互补,重视中医药在重大公共卫生事件中守"位"作为,充分发挥我国医疗特色优势,在健全国际疾病预防控制体系和构建"人类命运共同体"实践中,贡献中国方案,彰显智慧。

第二节　"中医药＋大数据"的发展要求

中医药学和大数据的有效结合是中医药发展的必然趋势。随着云计算技术及人工智能的快速发展,"大数据"已被广泛运用到不同的领域,中医药的大数据时代已经到来。2018 年 12 月 15 日世界中医药学会联合会中医药大数据产业分会成立大会上,专家达成

共识:"中医药要想更高层面走向世界,需要有大数据的支撑。"大数据具有以下特点:
① 数据实现实时采集、实时更新、实时呈现结果:大数据平台构建后,可以实时捕获患者的症状、舌脉为辨病论治、辨证论治及疾病分类提供依据,而且实时分析在治疗过程中产生的关键事件和数据,可以评估患者风险,辅助医生做出及时及正确的决策。② 数据标准化:大数据平台可以对来自不同数据源的数据进行标准化处理,最终形成一个标准化的数据库。③ 人工智能学习模式提供深入挖掘数据潜力的能力:人工智能学习模式可以按照定义的模型进行训练,最终会生成一个可执行的 AI 模型,辅助应急管理机构、公卫机构、医疗机构、医生进行决策。

大数据时代下中医药学的系统化和集成化,是进一步有效促进中医药有效发展和传播的重要途径。我国《中医药发展战略规划纲要(2016—2030)》明确提出,推动"互联网+中医医疗"。一方面要关注当代中医大数据的发掘、整理和研究,尤其纯中医、中西医结合的治疗经验。另一方面,挖掘整理历代中医药大数据,突出重点学术流派的系统性挖掘。中医在临床过程中,经过反复的实践经验积累,日积月累形成了属于自己独特的临床经验,这些经验可以用大数据刻画出来,建立模型,形成人工智能的基础。中医药虽然有很好的临床效果,但因为因人施治,一人一方,异病同治、同病异治,难以严格地以当前主流的随机双盲临床实验来进行临床研究。历朝历代均以师带徒的形式培养中医,但是培养周期长、主观性大、继承人水平参差不齐,造成了很多名老中医的临床经验、效方、验方的失传。而大数据的应用及分析,可以从客观上分析出名老中医的用药经验,挖掘其内在的逻辑经验,更加利于现代社会大量培养继承人,而非低效地盲目传承。从循证医学或真实世界研究角度,大数据可以深度挖掘中医典籍古方,对中医的传承提供巨大的数据支撑。

一、"中医药+大数据"现存问题

第一,缺乏国家层面的顶层设计。在浩瀚如烟的中医古籍中,历代医家流传下大量经典理论、临床、药学著作,是中医的宝库,也是指导现代中医理论、临床、药物学研究的重要参考。如何抢救性、系统性地用大数据相关技术,制定标准体系,促进共享应用,挖掘、整理历代医家的经验,具有重大的意义。当下,国家应该从顶层制定标准,召集国内中医药大学相关重点领域的专家,形成统一思想,并设定相关技术标准,集中精力分批次、分学科构成大数据数据库。

第二,现有医院 HIS 系统不统一,各自独立,阻碍了构建医疗行业中医药大数据的进程。现有三级医院均有自己的 HIS 系统,互相不连属,互相不认可,每位患者就诊于不同的医院,信息不能互相查阅,阻碍了大数据系统构建。应设立统一 HIS 系统,采用统一标准构建,推动中医药大数据在互联网医疗、人工智能等领域的创新和应用。进一步挖掘当下中医药的宝贵经验。

第三,社区化网络系统不连属,阻碍了构建社会化中医药大数据的进程。仝小林院士提出的"武昌模式"中尤其认为"关口前移,重心下沉"。社区是"中医药大数据"的"桥头堡",是所有患者健康信息的第一构建者和知晓者,如何构建以社区医院为核心的"中医药大数据"体系,具有划时代意义。不仅此次新冠疫情对"中医药大数据"下的"武昌模式"具有迫切性,而且以社区医院为核心的"中医药大数据"体系构建,可以集"预防、治疗、康复、养老"于一体,为各类疾病的防治提供中医药支撑。

第四,缺乏标准化、信息化、数据化的中医,阻碍了中医药国际化的进程。中医各家学说百花齐放,百家争鸣,虽然促进了中医药的繁荣发展,但是又缺乏统一而有力的声音。本着"求大同,存小异"的原则,中医药能否标准化? 中医药能否信息化? 中医药能否数据化? 能否在院校教育中培养出合格的中医人才? 一系列的现状和棘手问题,拷问着这一代的中医人。只有在"中医药大数据"的框架下,建设标准化、信息化、数据化的中医药体系,才能传承好中医药,最大限度地挖掘中医药潜能,推动世界范围内中医药大数据的发展,进而促进中医药国际化。

二、"中医药＋大数据"的要求

"中医药＋大数据"是对中医"望、闻、问、切"的传统诊疗手段的提升,线下医疗是中医互联网医疗的物质基础,线上医疗是前进动力。如何有机地将线上和线下结合起来,是中医互联网医疗面临的主要挑战。假如脱离了这些,中医互联网医疗只是"纸上谈兵",想进一步发展是困难重重的,尤其面对 2019 年 12 月底开始的新冠肺炎疫情。截至 2021 年 1 月 24 日,全球共有累计确诊病例 97 464 094 例,累计死亡人数 2 134 303 例,其中我国累计确诊病例 99 931 例(0.10%),累计死亡人数 4 810 例(0.23%)。面对传染性极强的疾病,如何发挥中医优势,是必须面对面"望、闻、问、切",还是可以凭借"中医药＋大数据"的优势以提供更好的诊疗方案,是对中医的一大考验。"中医药＋大数据"时代到来后,现代化的中医应该怎么制定诊疗方案,或者现代化的中医能否抛开传统的中医诊疗模式,并形成新的体系,是时代赋予当代中医的使命。

医生应用临床医疗科研信息的共享系统建立数据库,进行数据的预处理,应用报表和网络挖掘数据,对相应目标疾病的现象和临床用药特点进行相应的分析研究,给疾病的诊断和分析提供很好的证据。可以在"中医药＋大数据"时代设想现代化中医的诊疗模式。

第一,构建大数据下的"望、闻、问、切"体系。四诊当中,以望诊、切诊最为客观和直接,望以望面、望舌,又以望舌为主要内容,通过舌象仪的采集,及基于人工智能的深度学习技术,可以构建特定疾病下的不同舌象的表现,分析得到大量数据,以构建数据库。如在武汉定点医院、方舱医院,通过获取轻型、普通、重型及危重型新冠肺炎患者的舌象,通过基于人工智能的深度学习技术,在短时间内可以获得上万份舌象,以构建出属于不同分型的新冠肺炎特定数据库。可以用同样的方法,构建属于不同分型的新冠肺炎的切诊、问诊数据库。而且三个数据库之间可以根据国家中医专家组的经验进行关联,达到深度精准分析的目的,在第一时间提供准确的诊疗方案。

第二,构建大数据下的"辨病＋辨证"体系。中国历经千年而多发疫病,历代抗疫皆为通治方,即突出"辨病论治"指导下结合"辨证论治"的重要性。"辨证论治,一人一方"是中医个体化精准治疗的显著优势。但鉴古知今,当疫病大规模暴发,如本次新冠肺炎疫情染病者及疑似者十余万,仍采用辨证论治进行救治是不现实的,因此,仝小林院士拟定了"寒湿疫方"、国家卫生健康委员会发布了"清肺排毒汤",此两方实乃是应对新冠肺炎轻型、普通型及重型的辨病方、通治方,在抗击疫情中发挥了巨大作用。大数据构成的要素即为"个案",从横向分析,即可得到辨证论治,形成针对个人特定情况的诊疗方案,而当"个案"积累到数万例时,从纵向分析,则可得到辨病论治,形成针对广大人群的普遍性诊疗方案。利用大数据进行挖掘分析,发现和总结中医在治疗疾病时的用药规律,帮助应用中医中药治疗疾病。对中医专病方药进行分析,总结和发掘治疗专项疾病的规律。比如分析历代医家治疗疫病的方剂,研究各药物的药性、物类、药味、归经的频次和频率等,获得治疗疫病的用药依据和规律。

第三,构建大数据下的中医治疫快速应急诊疗体系。中医治疫快速应急诊疗体系的构建是在国家应急响应机制下提出的,可以促进中医药在第一时间作为应急救治体系的一部分参与各种疫情的诊疗工作。中医诊治的核心依据主要在于症状和舌脉,基于中医电子问卷系统可在第一时间获取患者症状及舌象资料,同时利用 AI 智能的大数据汇总统计分析,一方面可以在短时间内对大量患者进行动态实时地辨病、辨证分析,另一方面可直接供中医专家参考进行中医诊疗方案的制定。

第三章
重塑重大公共卫生体系

第一节　强化制度自信，建立健全中国
特色公共卫生应急方案

一、通过疫情大考，坚定制度自信

2020 年新年前后，一场突如其来的新冠肺炎疫情暴发于武汉，牵动着党中央和全国人民的心。这是一场看不见硝烟的战争，是一场国家危机反应能力、社会动员能力和国家治理能力的应急大考，是一场对社会人心人性、执政者责任感和社会成熟度的历史透视，也是对中华人民共和国成立 70 年来特别是改革开放以来我们形成的强大制度优势的一次重要检验。

生命重于泰山，疫情就是命令，防控就是责任。疫情发生以来，党中央高度重视，始终把人民群众生命安全和身体健康放在第一位，中央政治局常委会多次召开会议进行专题研究，习近平总书记发出了坚决打赢疫情防控阻击战的总号令。在党中央集中统一领导下，各党政军群机关和企事业单位等紧急行动、全力奋战，广大医务人员无私奉献、英勇奋战，广大人民群众众志成城、团结奋战，打响了疫情防控的人民战争，打响了疫情防控的总体战，全国形成了全面动员、全面部署、全面加强疫情防控工作的局面，全国上下坚决打赢疫情防控阻击战正有力有序开展。

新冠肺炎疫情发生以来，举国上下团结一致抗击疫情的实践，彰显了中国特色社会主义制度的显著优势，国家治理体系和治理能力的显著优势也得到充分体现，具有中国特色的国家治理体系显示了强大威力，成为我们战胜疫情的根本保障和终极武器。在此次疫情防控中，党的集中统一领导和社区基层治理这两个方面，其作用发挥得最为淋漓尽致。

随着疫情防控工作的展开，各地积极响应党中央号召，落实党中央工作部署，坚持全国一盘棋，统筹兼顾、协调联动，形成既各司其职又密切配合的防控工作格局：派出最好的医务人员，星夜驰援武汉，展开对口援助；一批又一批的物资源源不断地集结，通过各种方式运往湖北。从城市到乡村，各省每条战线、每一个人，都迅速行动起来。在极短时间内，如此迅速高效地完成所需资源的动员、集结和调配，只有中国这种集中力量办大事的

体制才能做到。

中华民族有五千多年文明史,几千年来历经艰难坎坷,历经风雨磨砺而生生不息、绵延不绝,具有无坚不摧、敢为人先的民族精神。中国共产党诞生于国家内忧外患、民族危难之时,一出生就铭刻着斗争烙印,一路走来在艰苦卓绝的顽强斗争中求得生存、获得发展、赢得胜利。中国特色社会主义制度确立于改革开放新征程,具有牢固的共同思想基础、集中力量办大事的显著优势和自我纠偏、自我完善、自我发展的旺盛生机活力。

信仰、信念、信心,任何时候都至关重要。面对中华人民共和国成立以来传播速度最快、感染范围最广、防控难度最大的一次重大突发公共卫生事件,全国上下始终能够满怀信心,保持必胜信念,在较短时间内形成积极向好的疫情防控态势,充分体现了中国特色社会主义制度优势,充分体现了制度自信的强大精神力量。

我们有坚强的制度修复能力决战决胜疫情。这次疫情是对我国治理体系和能力的一次大考。这次疫情的发生和应对客观暴露出我们在公共卫生事业建设、国家应急管理体系构建和社会治理效能等诸方面还存在不少不足和短板,历史的教训是深刻的。

二、建立健全中国特色公共卫生应急体系

在疫情防控工作中,各级党委政府坚决执行党中央的统一指挥,把打赢疫情防控阻击战看作头等大事,层层传导压力,采取因地制宜的应对方案和精准的防控举措,从决策到执行快速衔接,从各地启动重大突发公共卫生事件一级响应,到建立从城市到乡村的全面防控网络,武汉火神山、雷神山医院的建立,短时间内能够在全国范围内调集数万名医疗工作者驰援湖北,形成全面高效的隔离防护网络,表明了中国制度的优势所在,也为全国人民战胜疫情提供了强大的信念支撑。中西医的协同参与,高效、安全、迅速地控制疫情,更凸显出我国卫生事业独特的优势。

通过这次疫情大考,我们应该未雨绸缪,及时发现和纠正疫情防控工作中的问题,积极回应国际社会和人民群众的关切,完善国家重大疫情防控救治、公共卫生应急管理等方面的体制机制建设,建立健全有中国特色的公共卫生应急方案。全面提升应对重大疫情和公共卫生安全事件的能力,牢牢守住国家安全底线,持续增强国家能级和核心竞争力,加快推进国家及城市治理体系和治理能力现代化。

第二节　坚持道路自信,加强平战结合的网底建设

党的十八大指出,中国特色社会主义道路是近代以来中国人民经过艰难探索最终选择的现代化道路,是中国共产党和中国人民在长期实践中逐步开辟出来的国家富强、人民幸福、民族复兴的光辉道路。针对新冠肺炎疫情,习近平总书记指出,要研究和加强疫情防控工作,从体制机制上创新和完善重大疫情防控举措,健全国家公共卫生应急管理体

系,提高应对突发重大公共卫生事件的能力水平,构建出符合中国特色社会主义道路的公共卫生应急管理体系,是新时代、新问题对于我党、国家、社会提出的新要求。

根据新冠疫情前期面临的窘境及突出问题,构建平战结合的公共卫生应急管理体系迫在眉睫。随着现代社会疾病谱的变化,人口老龄化结构的推进,慢性非传染性疾病的不断增加,导致国家、社会对传染病的投入极大减少,传染病专科医院及综合医院的传染科普遍运行困难,预警体系的不足及滞后问题凸显。同时,国家科研基金导向的问题对于传染病的基础研究能力严重滞后。中医药在公共卫生领域参与程度普遍较低等,均是构建平战结合的公共卫生应急管理体系亟须解决的关键环节。"平时训练多吃苦,战时才能少牺牲",一场新冠不亚于一场大的战役,从预警、确诊、动员、战斗、后勤保障、常态化预防等,这一系列操作既考验政府行政效率、医务人员专业素养及后备力量储备,又考验战争动员能力、综合管理水平、后勤应急保障体系、战后城市管理体系。

构建在大数据支持下,以国家、省、市、区、县、社区各级行政及公共卫生医疗机构为牵头,传染病医院、传染病科及相关科室为主体,传染病研究机构全程参与的公共卫生应急管理体系。"平战结合"要求该体系的构建必须完全按照"战"时要求进行高标准建设,做到"早识别、早确诊、早管理、早治疗、早康复"。

1. 早识别　即疫情一旦出现,第一时间进行识别。设立未知传染病的工作流程,设定预案。加强所有医护人员对各类传染病的识别培训,一旦发现问题,及时进行院内会诊,并请公共卫生机构专家进行复核。

2. 早确诊　即第一时间对未知传染病进行明确诊断。以公共卫生机构、传染病研究机构联合攻关进行诊断。

3. 早管理　即第一时间对高风险地区的人员进行管控、通过公共卫生应急管理体系联席平台,基于大数据管理系统,设定预警级别,对所有高风险地区的人员进行管控、隔离。

4. 早治疗　明确诊断后,在保护隔离措施足够的前提下,启动由中医、西医各学科组成的专家组开展临床观察,制定综合治疗方案。

5. 早康复　即康复贯穿整个治疗过程,全程参与,将疾病引起的后遗症、治疗引起的副作用等,降至最低风险。

第三节　总结经验教训,创新方式方法

在新冠肺炎疫情防控阻击战取得重大战略成果,疫情防控逐步转入常态化的情况下,我们对于以新冠肺炎为代表的重大公共卫生体系需要进行重新审视及创新。结合 2020 年 6 月 3 日习近平总书记在专家学者座谈会上的重要讲话精神,重要突出以下几个方面。

1. 创新构建公共卫生应急预警体系　基于大数据构建以小区—社区—区县—市—

省—国家的公共卫生应急预警体系,同时构建行政机构—公卫机构—医疗机构—科研机构的公共卫生应急预警体制,形成覆盖全社会的大数据网络,一旦发现,经核实后,可实时上报。制定公共卫生应急预警预案,形成多方面监管体制下的预警网络,防止行政管理的过度干预引起的防控滞后。

2. 创新构建公共卫生应急管理体系　在新冠疫情前期暴露出来的行政管理缺失,对整体疫情严重程度的评估不足,造成了疫情初期的大面积扩散。基于重大公共卫生事件的专业性,应突出公共卫生医疗机构的决策权,并与行政机构形成常态化联动机制。由行政机构、公安、武警、公卫、医疗组成联席会议制,制定联动机制、设定联动预案,定期举行会议及重大公共卫生事件的处理演练。

3. 创新公共卫生应急综合治疗体系　以新冠肺炎为代表的传染病,具有传染性强、后遗症多发、有死亡风险的特点,需要多学科联动。涉及传染病、内科(呼吸、全科)、外科、重症、中医、康复等多学科配合治疗。一方面,加强国家医学中心、区域医疗中心建设,尤其重点加强感染、呼吸、全科、重症方面的重点科室建设,及人才梯队培养。同时,加强医护人员的感染、呼吸、重症医学知识的定期培训,完善人才储备体系构建。另一方面,突出中医药在综合治疗体系的作用,加强中医药人才在传染病、内科(呼吸、全科)、外科、重症等多学科的培养,形成具有综合素养的高精尖中西医结合人才。第三,加速重大传染疾病的康复学科建设,突出"早康复、全程康复、专科康复"理念,构建综合康复人才体系。第四,制定中医药应对突发重大传染病的治疗方案,强化中医药在公共卫生应急综合治疗体系的作用及地位。

4. 创新构建公共卫生应急救援体系　建立统筹应急状态下"全国—各省"医疗机构的优势资源,包括行政管理人员、医疗人员、护理人员、设备、保障人员的综合调配。构建国家级公共卫生应急救援队,各省级构建公共卫生应急救援队,加强市、区、县基层医护人员的公共卫生应急救援知识的体系化培训。建立公共卫生应急救援机制,突出分级、分流的重大公共卫生事件救援体系的常态化演练。

5. 创新构建公共卫生应急科研体系　加强公共卫生应急科研体系的建设,形成集病毒学、防疫学、生物医学、临床医学、中医药学、转化医学等多学科交叉的科研体系,重点突出缩短重大传染病识别的时间、对重大传染病治疗研究的广度及深度、对重大传染病疫苗研究的时效性等方面,最终形成具有"识别时间短、救治及时、主动预防"重大传染病的科研体系。

第四节　"武昌模式"未来应用

新冠肺炎是近现代以来人类面临的较为重大的一次疫情,与以往的重大传染病一样,新冠病毒终究也会被人类的智慧所征服。新冠病毒不是第一个传染病,也不会是最后一个,人类未来或许将面临更多不同类型的病毒攻击,面临更多重大传染病的威胁。所以,中国乃至全球必须做好充分准备去迎接病毒的威胁。在新冠肺炎疫情中诞生的"武昌模式",充分发挥了历代医家面对重大疫情的普济优势,将治疗的重心下沉社区,将中医抗疫通治方和社区卫生服务、互联网平台技术有机融合,在第一时间尽早让新冠肺炎感染患者服上中药,体现了中医治未病的优势和救治传染病的疗效优势,对于遏制疫情快速蔓延发挥了至关重要的作用。因此,"武昌模式"对中医药在未来参与应对国家重大突发公共卫生事件和参与救治重大传染病方面具有重要的借鉴和启示作用,应该将该模式纳入国家公共卫生应急安全保障体系建设之中加以完善和建设,当全新的疫情再次来袭,为应对下一次疫情提供切实有效的应急救治模式。当然,"武昌模式"是在特定重大疫情、特定城市、特定历史时期产生的,这一模式既有历史经验,也有现代科技进步,既有院士团队的智慧,也有特定城市的社区卫生建设基础,就救治新冠肺炎疫情来说,这一模式无疑是有效而先进的。但是,在未来,该模式能否更好地应对下一次疫情,至少有以下几个问题要考虑和解决:一是"通治方"的凝练需要高水平疫病救治中医专家团队参与,因此,这一模式的未来应用能否落地,培养中医药高水平治疫专业人才和高水平专家是核心和关键。二是"武昌模式"在全国范围内的推广运用,其重要的前提基础是中医药社区公共卫生服务体系建设的成熟与完备,这一方面,全国各省的建设还应加大力度、平战结合、补齐短板。三是互联网、大数据和人工智能与中医药服务能力的深度融合,是"武昌模式"在未来应用的关键环节,面对重大疫情,只有大数据与中医药的快速对接,才能实现这一模式的精准实施。四是中西医协作的机制体制、中医药战略资源的储备和支撑、"武昌模式"的进一步完善等也至关重要,这一模式在未来很好地发挥作用,当然也离不开政策支持、上下联动、互联互通。

参考文献

1. 国务院新闻办公室.国务院新闻办就新冠肺炎疫情防控救治进展情况举行发布会[EB/OL].(2020 - 02 - 21)[2020 - 02 - 22]. http://www.gov.cn/xinwen/2020 - 03/06/content5488 021.htm.

附

志愿者随访感言节选

在"中医通治方＋社区＋互联网"的"武昌模式"中，为隔离人群提供咨询服务的志愿者扮演着重要角色。他们在电波的另一头，给隔离区焦虑的人们送去了温暖问候、疫病知识、问题咨询和心理疏导，陪他们度过最艰难的时刻，架起了隔离区内外无形的桥梁，衷心感谢各位志愿者的无私奉献，为疫情防控筑起第一道防线。

编者按：庚子年春节比往年早了些许日子，武汉人民没等来春暖花开，却看见病毒降临华夏大地。武昌区有 144 个社区、常住人口 125 万，1 月中上旬发病率位居武汉市第四名，下旬则一跃成为第一名，社区医疗承载力面临巨大考验。"武昌模式"实现中医药从预防、治疗到康复全链条干预，患者实时反馈、志愿者沟通对接、中医师远程指导，筑起防控疫情的"防火墙"。

这场疫情无疑是一场没有硝烟的战争，而来自全国各地中医院校的志愿者们恰恰是这场战争中的一抹亮色。他们或为武汉疫情之严峻而动容，或于工作伊始时手忙脚乱，或在工作之中精进业务能力，或在随访通话中增强沟通能力，或因患者的病痛而感同身受黯然神伤，或愈发坚定学医的信念……他们给随访患者拨出的每一通电话，给予的每一个温馨贴士，无异于是黑暗中的微光，点亮了生的希望。他们在这场战疫情中展望中医药的未来，反思当下医患现状，畅享互联网加持下中医药模式，为中医药发展出谋划策。他们之中有尚处于实习期的本科生，也有临床功底深厚的研究生，但是每一个人都有一颗奉献自己的心，每一个人都在战疫中成长。

感谢这群年轻的中医人，有你们，国家才会更好。愿年轻的一代中医医务人员继承发展！由于志愿者人数众多而于篇幅有限，节选了部分志愿者在随访过程中的心得、感悟精要摘录如下。

新冠疫情肆虐，你可曾想奔赴一线；远隔千山万水，你可曾想守候病患于榻前；战友精疲力竭，你可曾想助其一臂之力；家属失去至亲，你可曾想予以温暖劝慰……面对如此种种，"武昌模式"给远在武汉主战场以外的医务工作者和志愿者提供了投身新冠战疫的机会。

随访过程中,年轻的小严引起了我的格外关注。一家四口之中,母亲病情危重,父亲居家隔离,姐姐和自己因低热在隔离点单人隔离。连续几天从小严填写的病情日志中,我发现他睡眠差、情绪不佳。作为一名医务工作者,直面过众多生死,但作为随访人员,我仍然不想听到悲伤的消息。拨通电话前我深深吸了一口气,这一刻小严不仅是我的随访对象,在我心里如同家人。他啜泣哽咽着告诉我——他的母亲病故。随访工作除了进行疗效观察,还应辅助一线医生的预防和治疗。有关他的情况即刻被上报了随访工作组,请团队何丽云主任协调医疗资源进行心理干预,专业的心理医生远程治疗协助他平安渡过母亲故去的那一段时间,直至他解除隔离平安回到家里。疫疠之下,尊重患者生物、心理、社会的三种属性,是更高层次上中医"天人合一"思想的体现,是生物-心理-社会医学模式下高度尊重人权,全方位提供的精准个体化医疗服务。

电话那一端,你的悲伤我感同身受;电话这一端,你的康复我欣喜若狂。感谢中医人的无私奉献,感谢祖国科技发达的今天,感谢"中医通治方＋社区＋互联网"的"武昌模式",医不必叩门,便知汝已安好!

——《医不必叩门,便知汝已安好》
中国中医科学院中医临床基础医学研究所　王超　何丽云

"武昌模式"的实时反馈机制让我第一时间掌握患者动态,尤其是因情绪或疾病的不适而产生的新症状。根据中医因人制宜的原则,给予针对其自身的"中医小妙招"。对于焦虑的患者,中国传统功法八段锦放松其身心;偶发心悸者,按揉内关通其心包络;咯痰困难者,按揉膻中、丰隆、足三里理气化痰;失眠患者泡脚配合足底按摩安然入睡。康复期针对不同证型患者新增运动、音乐等手段,丰富我们随访内容,提高患者免疫力,同时传播中医文化。

——《中医小将抗疫记》
福建中医药大学　傅巧瑜

武汉疫情形势严峻,患者数量众多,仅通过前线医生望闻问切、四诊合参并不现实。针对此情形,仝小林院士及其团队联合研究了一个通治方,并提出"防治新冠肺炎——非接触式医患互动诊疗模式",经由药厂熬制,配送至社区免费发放,借助互联网模式,志愿者收集患者服药反馈数据,一线医生判断并调整用药。面对武汉突发重大公共卫生事件,全新的中医药数字化模式对整个疫情的控制至关重要。

随访工作让我感受到疫情的严峻、面临困难之大,也让我提高了沟通能力,增强了业务能力,更能为疫情防控阻击战献出自己绵薄之力。

汝欲战,吾便战。古有军令如山,今有"武昌模式"。

——《助力疫情防控阻击战》
福建中医药大学　白雪松

今天是随访患者的第三天,我负责 22 名患者。通过电话声音建立起的联系很真诚,给患者带来力量的传递,让我们感同身受他们的处境。

患者不仅仅是在和病毒做斗争,还在和自己心理做斗争,"武昌模式"随访记录下患者运用中药的相关情况,反馈并解决存在的问题。前方一线医护人员在努力,后方我们实习医生也尽微薄之力。疫情终究会散,樱花依旧会开,愿阳光洒进每一位患者的心里!

近一个月的随访工作即将结束,不禁感叹从未拨出如此之多的电话。从一开始胆怯不安到后期侃侃而谈,原来温暖真的可以通过声音真实传递。特殊时期的关心变得被更珍惜和宝贵,隔离的他们每天或许在期待这一通电话,没有抱怨,只有感谢,不停地感谢。武汉人民是重情谊的人民,我切身体会到这是一场全国人民共同努力的无硝烟的战争,隔离病毒,不隔离爱,中国人是最重情重义之人。

我很感激此次有机会参与"武昌模式"志愿者随访工作,于我自身是一种成长。感激全小林院士团队的老师,夜以继日地及时反馈指导;感激患者,让我从人生百态中看到了坚韧、勇敢、爱国的品质。这场疫情如同暴风雨,给许许多多的人带来难题,看着随访患者越来越少,痊愈患者越来越多,接到患者报平安痊愈回家的电话,我由衷地开心。武汉的樱花应该开得很美了,一切都会好起来!

——《愿阳光洒进心里——风雨之后,待赏樱花》

福建中医药大学　罗华清

2020 年 2 月 15 号,群里弹出了一条特殊的关于招募新冠肺炎疫情志愿者的信息。湖北患病人数陡增,各地逾 25 万医疗队员支援,每每听闻此番忍不住泪目,悲悯总比惶恐多。"在武汉,每一个数字背后都有一个故事。"有此机会能尽绵薄之力,自然义不容辞,只想用我们的知识、通过我们的努力,能让这个数字少一点。

从 2 月 18 日到 3 月 25 日,作为"武昌模式"的一分子我先后随访了近百名患者,在这期间,故事里的悲欢更加真切。除了奉献带来的欢愉,我也体会到了作为一个中医人的自豪。在全小林院士和刘保延首席研究员团队带领下的"武昌模式",结合实际用中医药给患者带来了实实在在的好转与康复,而让这份自豪更显珍重的就是患者的信任与感谢。

"您好,我是中国中医科学院全小林院士和刘保延首席研究员医疗团队志愿者,请问您今天感觉怎么样?"

……

——《您好,我是志愿者……》

辽宁中医药大学　高峰

自参加"武昌模式"志愿者随访活动至此已月余,累计随访患者超 200 例。线上线下密切结合,为疫情防控尽自己的绵薄之力。患者的信任更是对我们莫大的鼓励。这些在我这个中医学生心里留下了更加努力的种子，医学不是儿戏，人命关天，不能有分毫差错，唯有提升自己，才能帮助更多的患者。

医护人员临危受命，分秒必争；全国各地集聚物资，万众一心。我相信疫情过后，这一幕幕都将载入史册，成为中华儿女一齐奋斗的见证。

——《中医种子种我心》

山西大同大学　权惠童

在随访过程中，我听到了悲伤焦虑，听到了彷徨不安，听到了号啕大哭……直到不断有患者向我诉说痊愈的喜悦，对新生活的向往，我仿佛也陪着他们从病中痊愈。《大医精诚》中的"精"和"诚"二字便是承载着无数家庭的希望和命运的医生的责任感和使命感。

作为"武昌模式"中小小的一颗螺丝钉，我深感"武昌模式"在疫情中的优势和作用。我认为"武昌模式"未来可应用于更多的慢性病中，如此便可更详细深入地了解患者情况，有针对性地及时解决他们的问题，加速患者病情康复。

——《疫路陪伴》

辽宁中医药大学　韩丹

拨通电话、自我介绍、询问患者情况、解答疑问、安抚情绪、填表记录、汇报工作、反馈问题。第一天 26 个患者，我却在凌晨才完成任务。前线形势的严峻，可见一斑。逐渐熟悉工作流程，随访工作愈发从容；患者病情在好转，患者数量在减少，群里也常传来患者康复发来感谢的好消息。

我很感激这一段志愿者经历，从患者身上我看到了坚强，在反馈交流中补充了知识，学得了医患沟通技巧，也是对我医学生涯的另一种激励。想去武汉，想去看看繁华热闹的江汉路，想去见见坚强乐观的英雄武汉三镇人民，去品热腾腾的热干面，去游雄奇多姿的黄鹤楼……

恭喜恢复健康，武汉。

——《微光》

山东中医药大学附属医院　肖广艳

庚子年春节必定是一个令人难忘却又充满感动的节日。新冠肺炎疫情席卷中华大地，作为"志愿军"的各省医疗团队义不容辞。为了疫情，剃发、推迟婚礼、远赴湖北，一句"坚决服从上级统一领导，完成使命"承载了多少责任与辛苦！没有硝烟的战争，总有人替我们负重前行，每当中华民族危难当头的时候，总有英雄挺身而出，逆风而行，扶大厦之将倾，挽狂澜于既倒，用实际行动诠释着战"疫"必胜的信心。

犹记得第一天开展工作的忐忑不安；犹记得第一批患者解除隔离的由衷喜悦。3 月 26 日，随访工作正式结束，总计随访人数 53 人，拨通近 500 个电话。前线工作繁忙，而我们的随访能及时了解患者的服药情况,及时反馈给前方,除此之外能给予患者心理疏导,也能帮助前线减轻一部分负担。仝小林院士和刘保延首席研究员开创的"互联网+中医通治方"的"武昌模式"提高了就诊效率,让患者得到及时的救治,效果显著。

在这个国难当头的特殊时期,每个人都卷入了这场战役,能为这场战役贡献一份力量不枉我为中华儿女的一分子。冬日已去,暖春已来,黑夜就要褪去,胜利的曙光即将到来!

——《志愿服务,我们一直路上》

山东中医药大学附属医院　毕婕妤

一个电话并不能治疗疾病、缓解症状,但我相信一声关心的问候、一份暖心的祝福可以燃起战胜疾病的信心,而这份信心正是这场疫情面前最好的抵御。与患者的只言片语即可感受他们对中医愈疾的坚定信念、战胜病毒的乐观豁达与对"武昌模式"的感激信任,而这些也深深地打动了身为中医学子的我。

在我为隔离中的人们答疑解惑、提供帮助的过程中,更近距离地感受到了病毒的可怕,感受到了患者的苦痛,也感受到了一份为医者、为中医的责任与担当。病魔无情,人间有爱。致敬奋斗在前线的医务人员!我知道这次的经历将化成我学习奋进的强大动力,那些奋战在前线的白色背影将是我学习的榜样。学医征途任重道远!何其幸运,能够学习中医,成为中医,更希望自己能学好中医,不负中医,不负坚信中医的人!

寒冬渐远,春日已至。武汉已经解封,我相信,在全国一心、众志成城的抗疫操作下,最终的胜利终将来临!

愿我们的祖国山河无恙,人民安康!

——《抗疫期间随访小札》

山东中医药大学附属医院　孙咪

我是一名医学生,同时我也是新冠肺炎疫情中的一名志愿者。庚子鼠年春节期间,突如其来的新冠肺炎疫情的暴发让我们每个人的命运息息相关。在国家危难关头,无数的白衣天使逆行向前,处处踊跃着青年志愿者的身影。我很荣幸成为一名志愿者——中国中医科学院仝小林院士和刘保延首席研究员团队的随访人员,为抗击疫情尽一份绵薄之力。

有付出就会有收获,这份志愿者工作让我在业务能力水平上有了很大的提高。例如,如何与患者进行交流沟通,怎样处理各式各样的问题,同时,这也增强了我的专业自信、中医药文化自信。对于我们来说,这是一次铭记终生的志愿者活动;对于患者来说,我们的关心与问候是他们战胜疾病过程中的心灵慰藉与信心;对于国家来说,这场疫情无疑是一场没有硝烟的战争,而志愿者们的身影恰是这场战争中的一抹亮色。中医人,国有难,召必至,战必胜!在国家需要我们的时候,积极踊跃地站出来,为祖国打赢这场疫情防控战贡献自己的力量。胜利的号角即将吹响,武汉加油!中国加油!

　　　　　　　　　　　　　　　　　——《中医人,国有难,召必至,战必胜》

　　　　　　　　　　　　　　　　　　　山东中医药大学附属医院　张烨

　　在整个随访过程中,有两名患者使我印象最为深刻,从一开始的焦躁不安到最后解除隔离的如释重负,我陪着他们经历了这一切,自己仿佛也经历了一次隔离。通过这次的随访也带给我更深层次的思考,为何现在医患关系还会偶尔出现"针尖对麦芒"的情况? 中国有句俗语叫"站着说话不腰疼",如果不能切身站到患者的角度去思考,就永远体会不到患者的心态。作为未来的医务工作者,我应该在今后的职业道路上尽全力做到为每个患者去考虑,切身站在患者的角度去思考,只有急患者所急,想患者所想,才能真正地与患者感同身受。人与人之间的理解是相互的,患者也会理解医务工作者,站在医务工作者的角度去思考,这样医患关系的大环境才会真正地变好。

　　面对疫情,习近平总书记说过:"中华民族经历过很多磨难,但从来没有被压垮过,而是愈挫愈勇,不断在磨难中成长,从磨难中奋起。"一批批医务工作者奋起逆行,穿上白衣奔赴战场,正值阖家团圆之际舍小家为大家,穿上密不透风的防护设备,戴着护目镜、口罩连续工作十几个小时,与病毒日夜不息地战斗,不计报酬、无论生死,在人民与病毒之间砌起一道高墙。在这过程中有人被感染了,有人牺牲了,但从来没有人选择退缩。含泪告别同伴,转身继续战斗,用自己的力量挽救更多患者的生命,保卫人民的健康。通过"武昌模式",利用互联网合理、有效地缓解前线的压力,让药物配送更加精准、有效率,使患者身体情况的反馈更加及时、准确,减轻前线医护工作者的负担,同时带给患者一定的心理疏导和心理建设,让患者有更加强大的勇气去面对疾病,更加坚定的信心去战胜疾病,在新冠疫情的防控中是一种有效的中医药模式。

　　　　　　　　　　　　　　　　　　　　　　——《战疫情,我们在行动》

　　　　　　　　　　　上海中医药大学附属岳阳中西医结合医院　韩冬

　　在我随访的病例中,有发热迁延1周在中药治疗后逐步退热的患者,也有发热当天寻求中药治疗后次日退热的患者。最令人印象深刻的病例是一名病情迁延2个月的张姓52岁女性患者。这位患者有既往冠心病、反复房颤、心功能不全史,于2月15日核酸检测确诊新冠肺炎,以喘促、乏力、心悸、食欲不振为主症,初起纳差难以进食,动辄喘促,无发热,胸部CT示肺部斑片状磨玻璃影,舌淡红苔白腻,边有齿痕,服用奥司他韦、阿比多尔等抗病毒药物,配合营养心肌等对症治疗后CT肺部炎症吸收不显,核酸检测仍为阳性,症状未见明显缓解。后联合服用"寒湿疫方"1周后未缓解,患者因常年心脏疾病困扰,对病情表示焦虑和担心,丧失痊愈信心。在安慰患者并向后台反映后,依据舌苔脉象辨证寒湿困脾,心窍失养。建议患者联系负责医生更换中药协定方,后在"寒湿疫方"的基础上加服乙、丙加减方,症状较前缓解,同时停用抗病毒药物。患者信心大增,随访配合度增加。服用中药1月后患者肺部CT示炎症吸收,喘促缓解,但食欲仍未完全恢复,仍有心悸。核酸检测阳性与阴性交替,由于一直未能达到双阴,故未能出院。病情迁延,患者再次表示对治疗效果的担忧。我在密切随访中,反复疏导并在APP中反馈患者诉求,负责医生根据辨证论治调整加减方后患者症状得到明显缓解,终于在1月后患者核酸转阴出院。

案例中患者基础疾病较重,感染后肺部炎症,心脏负荷较大,随时有心衰风险,若失治可能转为重症。由于全身状况未能得到整体改善,纳差导致营养摄入不良,抗病毒药物效用不显。经中药辨证论治后症状方缓,体现了中医药在辨证论治、整体观念下对新冠肺炎的治疗价值。患者对远程诊疗随访模式较为欢迎,最后几次随访中患者连连道谢,说"感谢你们的关心,你们在让我觉得很安心"。远程随访给患者带来了心理安慰,她的感谢也给了我极大的激励,未来中医分级诊疗和远程随访的结合大有可为。

——《抗疫之远程随访》
上海中医药大学附属龙华医院　思璎桀

我相信世上没有从天而降的英雄,只有挺身而出的凡人,正是这些凡人在这个危难的时刻挡在了我们的前面,护卫了大家的健康。但我明白,一千句"加油",不如一次行动。当我得知全小林院士和刘保延院长倡导的"武昌模式"需要志愿者团队的时候,我毫不犹豫提交了申请,短短几秒钟,名额便被一扫而空,可见我们上海中医药大学学子迫切想要为疫情付出的心情。

在随访过程中令我印象最深的是家住武昌区的汪女士:"我住的隔离房间里没有窗户,我见不到阳光,心情很难过,你能帮帮我吗?"我深知这个问题短期内无法解决,我能做的就是做好随访工作,并通过心理疏导缓解她压抑的心情。之后我都会耐心地听着她讲话,从最初的病情方面,到后来的分享家人病情,再到分享以往的经历,而我也会适时介绍中医药养生保健方式。就这样经过几周的治疗,汪女士心情逐渐变好,最终痊愈回到了家中,最后一通电话,她感谢了我们这个团队,也表示态度温和的我给了她很大的安慰,陪她度过了那段艰难的时光。"偶尔治愈,常常帮助,总是安慰",也是在说医生不仅要详细记录患者的病情变化,对每一名患者的心理状态也要十分关注。

现今,中医药正处在发展的黄金时期,在抗击新冠肺炎的过程中,中医药大放异彩。作为新时代的中医人,我们将通过设计严谨的临床研究和机制探讨,让更多的人认可中医药,让中医药成为世界的瑰宝!

——《一千句"加油",不如一次行动》
上海中医药大学附属岳阳中西医结合医院　李之豪

成为志愿者之后,疫情第一次离我这么近。"老伴病了,走了。现在我也病了,我不知道该怎么办了?"电话中的寥寥几句话,就能听到一个家庭的破碎。如果说新闻里的仅仅只是一个数字,那么电话的那头就是活生生的人。

个人可以很自私,集体可以很伟大,并存兼容。泱泱中华五千年,多少志士仁人舍生取义。诸葛亮,鞠躬尽瘁死而后已;岳飞,精忠报国为国为民;于谦,临危受命力挽狂澜……这些都深深地镂刻在我们血液里、脊背上、基因中。

我为国家感到骄傲。"封城"时壮士断腕的决绝,各省医护出征时的义无反顾,彰显了国家英明神武的迅猛与说一不二的公信力;活跃在武汉街头的配送员,口罩流水线上的工作人员,高效执行的基层干部,整装待发的军队……每一个人都以自己的方式守护着这个国家。哪有什么基建狂魔,有的只是生死时速。罗马不是一天建成的,但是火神山是十天建成的。

这就是中国人!这就是我们的祖国!世界卫生组织总干事谭德塞说如是:"我一生中从未见过这样的动员""中国做出了很大的牺牲,为世界其他国家抵抗了疫情"。

这场疫情,对我们的国家来说是挑战也是机遇。中国经验走向世界,中国可趁此机会再彰显大国形象,提升话语权。对于中医也是,中医在这次疫情阻击战中大放异彩,互联网也在某种程度上解决了患者"依赖医生"的问题。"武昌模式"中,前线与远程几名医生通力合作,便可以管理几百位患者,实现医疗资源集约化使用,达到"复利"的效果。

——《万众一心,大雪初霁》

上海中医药大学龙华临床医学院 李慧洁

有些患者开始接到随访电话时有抵触心理,语气里含有怀疑,但得知我们的来意,后续十分配合我们的工作,每次电话结束前都会发自内心地感谢我们,这让我觉得自己所做的一切都是值得的。

一位女士告诉我:吃了你们发的药,我感觉好多了,马上我手里就没有药了,你们的药是免费的,但是我不想占用资源,我想去药店自己买,药留给比我更有需要的人吧。谢谢你们!我听到这段话,说不出的感动。患难时刻,每个陌生人都是连在一起的,那种社会责任感是不用言说的。

——《简单的言语,真切的感情》

上海中医药大学附属岳阳中西医结合医院 鲁冰

2020 年伊始,本应该与家人团聚在一起的日子,一场突如其来的疫情却无情地肆虐着神州大地,一切都被打乱了。疫情无情,人有情。中华儿女从不会被任何困难打败,一件件厚重的隔离服,一条条深深的口罩勒痕,一个个坚定的眼神,一个个感人的故事,我们的医护人员从未惧怕过!

在病毒以它的狡诈在人体放肆的时候,中医药的疗效之显著让人们纷纷投来赞许的目光。中国中医科学院仝小林院士、刘保延首席研究员及其团队在武汉现场通过对新冠肺炎患者和密切接触者的临床表现进行分析和总结后,提出了中医药干预新冠肺炎的"通治方",该方免费向武汉市各社区和方舱医院的密切接触、疑似患者以及轻型和普通型患者分发,已初步取得成效。很荣幸这次能够成为仝小林院士和刘保延院长创建的中医药防治新冠肺炎非接触式医患互动诊疗模式"武昌模式"团队的一分子。随访期间有开心,有苦衷,有自豪感,更收获了很多书本上学不到的东西。还记得有位奶奶因为知道自己确诊新冠肺炎后心情烦躁、沮丧,不愿意多说话。我每次与她沟通的时候都会很有耐心,不断鼓励她,对她的每个问题都详细解释,渐渐地奶奶也愿意打开心扉与我沟通,并按时地上报自己服用中药后的病情情况。当她痊愈即将出方舱的时候,与我通话时,除了连道数声"谢谢",还夸道:"小医生的工作做得很出色,以后一定是名好医生!"看着自己随访的患者病情一个个好转、痊愈,对自己的工作有成就感的同时更感受到中医药的神奇力量。

即使没有身处疫情一线,但与志愿者团队的每一个人在后方共同战"疫",齐心协力,贡献一份自己的力量,我感到无比的自豪。那些战"疫"的日子,那些将来难忘的日子,是我人生的一笔宝贵财富!

——《那些战"疫"的日子》

上海中医药大学附属普陀医院　徐朝辉

非常有幸能在"武昌模式"的尾声来临前加入了远程随访的工作,总算是在这场战"疫"中,贡献自己一份绵薄之力。

这十几天时间,我通过电话了解这个英雄城市武汉,通过语音连接远在武昌的一个个平凡的人和家庭。听过感谢与欣慰,也听过防备与误解……从开始需要做很长时间的记录,到慢慢能够流畅地回复每一个受访者,听他们的故事,去学会宽慰他人……此间,我收获了巨大的成长。

从稚嫩到年迈,我听到这场疫情里截然不同的故事,生活的酸甜苦辣于此刻集中,他们每一个人都如此平凡,又经历着人生不平凡的过程。我从他们的诉说里领悟理解,眼泪里明白坚强,笑声里学会乐观……原来感同身受,也适用于相隔千里的人,电话连起的心。

志愿团队的指导,受访者的理解,给了我很多鼓励。无论是我们还是他们,有太多励志故事,太多感动,无法枚举。他们温暖了我随访的工作,让这份志愿更有温度,也照亮了我成长的路,让我更加坚定了自己想要在这中医药行业做一束光的理想。尽管现在这光芒微弱,也希望能够带给人们一点点温暖与光亮。

这场疫情让各地的志愿者们团结在一起,也让我们与武汉的人民心连心。爝火微光凝聚在一起,也有撕破黑夜的力量,我们终于迎来黎明。

最后一次进行随访确认,我听到许多对于"武昌模式"和医护人员的称赞与感谢,心中的自豪更胜于感动。自豪能够见证中医药现代化的进步,参与中医药与互联网＋有机结合的这种创新模式,感谢"武昌模式"将我们的光集结起来,照亮了一方天地。

——《愿做一束光》

天津中医药大学　董李晋川

前方医护资源严重不足,仝小林院士和刘保延院长提出利用移动互联网技术,建立隔离区内外前线医护人员与后方医护志愿者团队人员相互配合、协同推进的"非接触式医患互动诊疗模式"。志愿者招募一经发出,得到了积极的响应,身为医学生的我们,都迫不及待地想为抗击疫情做出自己的贡献,既然去不了一线,就在后方,为前线助力,争取减轻一线医护人员的负担。

随着最后一名患者随访的结束,为期将近3个月的志愿者工作也暂时告一段落。未来的医疗过程,包括患者结束治疗后的康复预后工作中,互联网的作用越来越重要,或许,有些患者不需要再来医院,即可远程复诊,医生也可以全程指导患者的康复预后工作。这次志愿者活动,让我大受裨益,我相信,中西医结合,再加上现代化手段的加持,离我们彻底消灭疫情不远了。

——《互联网下的"武昌模式"》

上海中医药大学附属岳阳中西医结合医院　陈炳力

我作为此次抗疫的志愿者,荣幸参与其中,践行了"武昌模式"。在参与践行的过程历历在目,百感交集,难以言表。感受特别强烈的有两大方面:

一是充分彰显了互联网诊疗咨询服务的重要性和必要性,这是在2003年SARS期间所不具备的。通过互联网来进行咨询服务,能够及时、远程,本身疫情防控的一项重要措施就是要求隔离,而在武汉当地交通停滞的状态下,医疗资源又严重不足,这种依托互联网诊疗咨询服务的"非接触式医患互动"就显得非常重要和必要了。互联网、大数据、人工智能、区块链等新一代信息技术,在此次疫情防控中发挥了重要的作用。

在电话和微信等形式的沟通中,很多患者和患者家属、亲友,由于住院、检测,特别是被每天急剧上升的数据笼罩着时,心理恐惧莫可名状。这里面,有医学背景的执业医师志愿者团队就发挥了重要作用。在专家组的医疗方案具体措施实施的前提下,通过"调饮食、畅情志"等因人制宜,远程及时沟通,答疑,有效地缓解了大批群众的心理压力,对疫情的防控起到了提前干预、预防治疗的关键作用。让群众感受到有专业的医疗咨询团队在及时服务他们,感受到踏实;不良情绪及时得到纾解,不会盲从,不会被大量不良信息放大和误导。

二是参与其中,亲历了这场抗疫阻击战而深受感动。被武汉人民的坚强互助,作出巨大牺牲的英雄而感动;被仝小林院士等最美逆行到武汉临床一线的医护人员而感动;也为全国各地、各行各业用各种方法支援武汉而感动,包括我自己在内,也做了力所能及的一些工作。

在疫情面前,谁也不是旁观者。疫情防控是一场阻击战,也是一场总体战。志愿者参与、社会力量支持,是打赢疫情防控阻击战的重要一环,也是政府疫情防控的重要补充。每个人都以自己的方式同心抗疫,滴水成河、粒米成箩,再微小的贡献合起来都能聚焦成爱的燃点。正是这些奋战在我们身边的平凡人,万众一心、休戚与共,铸就了一块巨大无比的健康盾牌，经受住了这场百年疫情大考！

祝愿"武昌模式"为人类命运共同体下的疫情做出更多贡献，也可以更好地应用于慢病管理中，为更多患者服务！

——《践行武昌模式，感动万众一心》

执业中医师　龚骏剑

访谈实录——仝小林:
在实践中深化对新冠肺炎的认知

从武汉大规模疫情暴发到如今各地的零散疫情,需把握新冠肺炎的核心病机,辨别新冠肺炎的寒温属性,以中医思维指导临床诊疗。

新发疫病对中医认知带来挑战

摘要:新冠肺炎具有广泛性、变异性、隐匿性、复杂性等特点,给中医认识和治疗新冠肺炎带来了诸多挑战。

问:从中医角度如何认识新冠肺炎?

仝小林: 明末吴又可在《温疫论》中指出:"夫瘟疫之为病,非风、非寒、非暑、非湿,乃天地间别有一种异气所感。"清代《时病论》也载:"时病者,乃感四时六气为病之证也,非时疫之时也。"

可以看出,古人已经意识到,疫病与时病不同,时病主要与"六淫"(风、寒、暑、湿、燥、火六种异常的气候变化现象)有关,是一类"因四时不正之气"引起的季节性疾病,如伤风、风寒、风热、中暑、暑泻、秋燥、冬温等。而疫病与时病不同,疫病因感染"异气"(也称"戾气")所致,具有极强的传染性。《黄帝内经》中称"五疫之至,皆相染易,无问大小,病状相似",可见古人对于疫病的特点早有认识。

新冠肺炎具有很强的传染性,无论老少强弱,触之者即染病,因此当属疫病。

在古人看来,疫病多为时疫,也就是古人认为疫病的发生多具有季节性。古代限于人口密度和交通条件,疫病的发生常具有地域性和季节性的特点,故中医常从时疫的角度辨治疫病。

但目前看来,新冠肺炎与古人认为的"时疫"有所不同。"时疫"的季节性很强,与"六淫"有密切关系,而新冠肺炎却是一年四季皆在流行。并且"六淫"也不是新冠肺炎发生的必要条件。如有些密接、次密接人群,由于没有单独的隔离房间,和无症状新冠病人处在同一房间而感染,这说明疫病的发生与"六淫"没有直接关系。

因此,新冠肺炎是"疫"但又区别于"时疫",一年四季皆可发生。这样我们就搞清了新冠肺炎的基本属性。

问:您先后到过湖北、吉林、河南等多地抗疫,在您看来,此次新冠疫情与以往发生的传染病相比有什么特点? 对比以往发生的传染病,能有助于我们进一步认识新冠肺炎吗?

仝小林: 通过两年多的抗疫实践经历,目前看来,我认为新冠肺炎具有广泛性、变异性、隐匿性、复杂性等特点,这些新出现的疫病特征在既往的大规模传染病中是没有的,也给我们中医认识和治疗新冠肺炎带来了诸多挑战。

　　首先是广泛性。新冠肺炎在短短的 3 个月内即波及了全球百余个国家和地区,比历史上任何一次大瘟疫都传播得更快、更广。纵观全球及我国的疫病史,从来没有哪一次瘟疫的传播有如此的广泛性。这就要求我们中医在看待这次疫情时,必须是全球视野、全方位关照,要从中医药视角系统全面地分析世界各地新冠肺炎的特点,找出差异,总结世界各地中医抗疫经验。只有这样,才能客观、实事求是地从中医角度为新冠肺炎定论。

　　二是隐匿性。新冠肺炎传播有极强的隐匿性,无症状感染者占比较高,这给中医提出了新的课题:没有症状,这样的新冠感染者怎么防、怎么治?在大范围集中暴发时,如何迅速判清疫病的发展主线,如何抓住核心病机,制订适合广大人群的综合防治方案?需要进一步探索和研究。

　　三是变异性。从我在三省九市诊治过的新冠肺炎患者来看,阿尔法、德尔塔、奥密克戎毒株感染人群的临床表现有同亦有异。与 2020 年武汉病人的寒湿俱显相比,2022 年吉林通化和长春的病人则寒多湿少,2022 年河南的奥密克戎患者则化热化燥较多、较快,胃肠道症状少。这些差异的出现,除了发病地域不同、发病人群不同外,病毒毒株的变异亦是重要因素。

　　四是复杂性。与主要发生在冬春的流行性出血热(黑线姬鼠传播)和主要发生在夏秋的乙型脑炎和疟疾(蚊虫传播)相比(主要是因为病原体或传播媒介的活跃程度受气候影响较大),新冠肺炎的流行在地域上遍布全球,在季节上横贯四季。与 SARS 和 MERS 发病急、体温高、传变快相比,新冠肺炎的起病相对较缓,无热、低热患者较多,高热患者较少,传变较慢,累的脏器较多。另外,随着时间的推移,新冠病毒的毒力渐低、传染性渐强。

　　对于新冠肺炎的中医认识,随着时间的推移和每次经验的总结,必然会不断深化、更加全面。由于发病地域、发病季节,以及感染毒株的不同,患者表现出了不同的证候,进而产生不同的学术观点,这是"百家争鸣,百花齐放"的正常表现。待整个疫情结束之后才能进行全面系统的总结,目前还不是下最终结论的时候。

四个要素判定疫病病性

　　摘要:辨别疫病的寒温属性,对于疫病初始治法的确定尤为关键。

　　问:新冠肺炎定性为"疫",学界已达成共识,在武汉您提出将新冠肺炎命名为"寒湿疫",为其进一步定性,当时,您是如何辨别新冠肺炎的寒温属性的?这个属性在后来病毒变异的情况下有改变吗?

　　仝小林:总结两年多的抗疫实践,我提出一个新的概念,也即"戾嗜"。既然"戾气"(现代可称之为病原微生物)是疫病的病因,其"非风、非寒、非暑、非湿",那么"戾气"就具有不同的最佳生存条件(温度、湿度等)。我们把"戾气"对环境的亲嗜性称为"戾嗜"。当外环境的温度、湿度与"戾嗜"相吻合时,就会表现出高活性、高传染性、高流行性。反之,"戾气"将处于不活跃状态。例如,乙脑病毒在蚊体内繁殖复制的适宜温度在 20℃ 以上,

25℃左右的温度最适合疟原虫在蚊体内繁殖，所以乙脑和疟疾主要发于夏秋季，表现为温疫或湿瘟。再如携带汉坦病毒的野鼠，其在寒冷的季节就会聚于室内，而将病毒传染于人，故流行性出血热常高发于冬春季，表现为寒疫。张仲景所记载的伤寒，从其发病的季节及传变规律看，与流行性出血热很相似。因此，"戾嗜"对于我们判断疫病的寒温属性，或许是一个重要的维度。

因此，我们可以根据四个要素来判定疫病的病性，即临床表现、"六气"（风、寒、暑、湿、燥、火六种正常的气候变化现象）或"六淫"（风、寒、暑、湿、燥、火六种异常的气候变化现象）、内环境（禀赋、体质等）、戾嗜，我将其称为"四维定性"。"戾嗜"是病原微生物所嗜好的气候环境，其在疫病寒温属性的判定上起着重要的，甚至是决定性的作用；"六气"或"六淫"对疫病寒温属性的判断是一个辅助条件；内环境决定疫病感染后的寒热从化方向；而临床表现则是诸因素综合展现的结果，是辨证论治的抓手。四者合参，四维定性，对疫病寒温主线的把握就会更加自信。我们也正是因为抓住了新冠的"寒湿"属性和演变规律，才敢于在到达武汉后率先采用万人一方的通治方——"寒湿疫方"（武汉抗疫1号方）来控制疫情传播。

2020年1月武汉疫情暴发之时，正值冬季，南方以湿冷环境为主，而新冠病毒之"戾嗜"亦为低温（9℃左右），故此期新冠患者的"寒湿"征象非常明显。2021年1月、2022年1月我分别在吉林长春、通化和河南郑州、安阳诊治了感染阿尔法、德尔塔和奥密克戎的患者，我认为虽然病毒毒株不同，患者证候表现亦有不同，但依然可以在发病初起看到"寒湿"这个基本特点。比如很多患者舌苔虽淡黄厚腻但舌体并不红或暗红，虽有发热但热度不高，这符合寒湿郁闭化热、化燥的特点。另外，这个特点似乎并不是局限在特定地区和特定季节。因为我在不同季节诊治过来自不同国家的新冠肺炎病人，比如丹麦、美国、加拿大、俄罗斯和泰国、伊朗等世界多地的患者，虽然他们来自不同国家，发病于不同的季节，感染不同的变异毒株，但我发现只要紧紧抓住"寒湿"这条主线，再针对化热、化燥等变化，在"寒湿疫方"基础上加以化裁，都取得了显著疗效；清肺排毒汤在治疗不同国家、不同地域、不同季节、不同变异毒株引起的新冠时，也取得了显著疗效，这种疗效就是对新冠肺炎"寒湿"属性的有力证据。"寒湿疫"的传变，由于体质和禀赋的不同，可以有寒化和热化两种倾向，从而导致临床证候出现了差异。一项发表于国际知名期刊《环境科学学报》的研究为我们提供了一些参考。这项基于190个国家的探究气象因素和COVID - 19发病率的观察性研究显示：COVID - 19的发病率随着温度的升高而降低。这表明，COVID - 19的传播在夏季可能会放缓，但在冬季可能会增加，这与中医的判断是吻合的。

问：辨别寒温病性对于新发疫病有何意义？

仝小林：辨别疫病的寒温属性，对于疫病初始治法的确定尤为关键。疫病初治，虽均宜发表透邪，但寒疫宜辛温，温疫宜辛凉，治法迥异。伤寒有六经辨证，温病有卫气营血辨证；伤寒以伤阳为主线，温病以伤阴为主线；伤寒"下不厌迟"，温病"下不厌早"，这些基本的辨治规律都是前人留下的宝贵经验。曾有人提出"寒温统一论"，试图将伤寒与温病放在一个整体的理论框架中，一元化、一体化考证，实现一体化治疗。但寒温真的能统一吗？我个人认为，寒温有能统一之处，有不能统一之处。能统一之处，是伤寒由太阳传至阳明、温病从卫分传到气分，伤寒阳明阶段的许多方剂在温病的气分及营血分阶段应用甚广，如白虎汤类方、承气汤类方等。诚如宋代陆九渊所说："阳明为成温之薮。"不能统一之处，是二者的初治手法，伤寒辛温解表，温病辛凉解表，治法迥别。古人的这些宝贵经验，对疫病的治疗，仍然具有很强的指导意义。我们团队曾经对新冠初期隔离点病人做过温散法和凉散法的疗效对比，结果证实了温散优于凉散，研究结果《藿香正气滴丸联合连花清瘟颗粒治疗新冠肺炎的随机对照试验》发表在《药理学研究》上，这也从科学角度证实了新冠肺炎当属"寒湿疫"。

但是，由于疫情时间长、跨度大、地域广，集中患病人群差异较大等各方面原因，使新冠肺炎初治手法变得模糊不清，寒温互相矛盾，各执一词。目前对于新冠肺炎的疾病过程认识还不统一，辨治方法也不统一，还缺乏更多治法之间的疗效对比等，这些都需要我们在今后的研究中进一步总结、完善。

中医对于新发疫病的认知是不断深入的

摘要：中医疫病学是一门专门而且复杂的学科，对于新发疫病的认知必然会有一个逐步深入并逐步完善、趋向统一的过程。

问：中医药在此次抗击新冠肺炎疫情中发挥了重要作用，您认为中医药在治疗新冠肺炎上还需要注意什么？

仝小林：对于新冠肺炎这一全年皆发的传染病，由于发病的季节不同、区域不同、气候不同等，患者的证候也会有所差异。因此，中医治疗就需要因时因地因人治宜，灵活处置。但我认为强调"三因治宜"还不够，要"四因治宜"。新冠肺炎在短短两年多的流行中，有两次较大的变异，一次是德尔塔，一次是奥密克戎。尤其是发生在天津和河南安阳的奥密克戎表现出了与武汉阿尔法不同的临床特征，即隐匿性强、毒力强、症状轻，消化道症状不明显，而且感染人群以儿童及青少年为主，化热、化燥迅速。这就提示我们除了"因时、因地、因人"之外，还要重视戾气之变，即"因戾"治宜。

求机审因，知常达变，方为至治。中医治病有四个层次：一曰对症，二曰辨证，三曰求机，四曰审因。当新的疫病出现时，很难在短时间内找到对因的"特效药"，新冠肺炎疫情就是如此。因此，求机（核心病机）、辨证、对症论治十分重要。事实证明，在新中国成立后，有中医参战的 4 次较大的疫情（20 世纪 50 年代的乙脑疫情，20 世纪七八十年代的流行性出血热疫情，以及 21 世纪初的 SARS 和此次的新冠肺炎），中医药都发挥出了杰出的抗疫防疫作用。但我们还不能够满足于此，更不能止步不前。审因论治，找到"抗戾"的特效药、精准打击，这更是我们努力的方向。屠呦呦发现青蒿素治疗疟疾，精准打击疟原虫治疗疟疾，就是为广大中医药人做出了榜样。

现代医学对于新发疾病的认知是在研究中不断进步的。中医学在阴阳五行理论指导下，从动态整体角度研究人体生理病理与自然环境关系，寻求防治疾病最有效方法的学问。作为一种与时俱进的医学，中医学在继承古人经验基础上，不断创新。中医疫病学是一门专门而且复杂的学科，对于新发疫病的认知必然会有一个逐步深入并逐步完善、趋向统一的过程。在抗击新冠肺炎疫情的过程中，中医药的疗效实实在在、有依有据，已形成"中国方案"，被世界认可。我们既学好用好前人的宝贵经验，也用科学数据说话。这次疫情也告诉我们，中医人有责任不断总结、继承、发展、创新中医药，用现代科学技术手段阐明中医药疗效，用科学易懂的语言让普通百姓进一步认识和了解中医药，让中医药为维护人类健康发挥更大作用。

致 谢

　　在本书即将付梓之际，笔者要特别感谢武汉市武昌区政府和湖北省中医院给予的大力支持，在他们的支持下，中医药应对重大新发突发公共卫生实践"武昌模式"得以形成和推广；特别感谢湖北省，尤其是武汉市、武昌区各级基层社区卫生服务机构的积极响应，形成了联防联控、群防群控的强大力量；特别感谢中国中医科学院首席研究员、中医药数据中心主任刘保延教授团队牵头搭建的互联网信息平台及提供的技术支持服务；感谢来自祖国各地的志愿者团队，为打通前线与后方的医疗支援渠道，解决患者各类健康、心理、生活问题等方面做出了贡献；特别感谢临床、统计、医疗管理等各领域专家组的研究团队，为"武昌模式"中各项研究所做出的艰辛努力和卓有成效的工作；特别感谢九州通药业、康缘药业、天士力医药集团、以岭药业等各大优秀中药企业鼎力相助，在危急时刻调动产能和运输能力，确保了通治方药物和大量急需药物及时送达抗疫前线。

　　特别感谢为本书撰序的王琦院士、邬堂春院士，感谢他们对本书给予的肯定和提出的宝贵意见及建议；特别感谢本书的发起人周水平教授、徐述湘教授，以及上海科学技术出版社的大力支持；特别感谢本书主创团队全体成员在工作中的团结协作和刻苦钻研。

　　最后，还要特别感谢疫情期间始终坚守一线的医务工作者和志愿者们，感谢为抗疫前线提供各类后勤保障服务的广大劳动者。

　　艰难困苦，玉汝于成，在党的领导下，我们伟大的祖国必将在新时代的征途中奋勇向前！

2022 年 3 月